天然痘根絶史

近代医学勃興期の人びと

深瀬泰旦著

思文閣出版

目次

I　問題の所在

はじめに

本書のキーワードは牛痘接種法とお玉ヶ池種痘所である。一七八九年にイギリスのエドワード・ジェンナーが発明した牛痘接種法は、医学の歴史における画期的な技術の開発であるばかりでなく、これが今日の免疫学の先駆的業績となって、その後の人類の歴史にはかりしれない恩恵をもたらした。

その技術の実践的な場としてのお玉ヶ池種痘所は、ただたんに牛痘接種という医療技術を実践する施術所としてばかりでなく、この技術を強力な尖兵として蘭学という斬新な学問を普及させる上での確固たる拠点となったのである。この両者を中心としてわが国の近代医学が誕生し、さらには躍進の契機となって、今日の医学・医療の興隆がもたらされたといっても過言ではない。そうであればこの時期こそ近代医学の勃興期とよぶことができようし、この時期こそ現代医学の胎動期ということができるであろう。この時期に医学や医療の場で活躍した人びとに目をむけることによって、現代医学の興隆を考える縁になるものと思うのである。

夏目漱石のアバタ

医史学の道を歩みはじめてからかれこれ三〇年になる。当時のわたくしは、川崎市医師会公衆衛生担当理事として種痘の副作用問題に忙殺されていた。市内の某保健所でおこなった種痘によって死亡事故が発生したのである。規定の手続きに従って形のごとく接種したにもかかわらず、予期しない結果が生じてしまった。

そのころ、予防接種の副作用、とくに種痘の副作用は、ジャーナリズムの意欲的なキャンペーンによって全国民の注目するところとなり、予防接種そのものの否定論さえ出現する始末であった。このような致命的な副作用を内包する種痘が、いかに創出され、いかに普及したかをしるのも副作用問題を正しく理解する上になんらかの役にたつのではないかと考えて、手近なところから手にすることができる種痘史の文献に目をとおしはじめた。

そのような出発であったにもかかわらず関心は次第にうつって、たんに種痘関連の文献ばかりではなく、われわれの先人たちが歩んできた医学の足跡をたどる文献を渉猟する仕事を自らに課していった。しかし医史学にずぶの素人では、手にはいる文献もかぎられてしまう。やはりおおくの先輩から教えをこうのが近道であろう、と日本医史学会に入会した。

それは一九七三年一月のころであった。毎月第四土曜日におこなわれる月例会や、年一回の学術総会には可能なかぎり出席して、目から、耳から、できうるかぎりの知識を吸収する方策を講じた。限られた時間にいかにおおくの情報を発信しようかと苦心している小児科学会の学術集会や地方会での発表を見なれていたわたくしにとっては、医史学会の暖かい雰囲気はいかにも学問の香り高い聖域という感じをあたえてくれた。

夏目漱石が自らの顔にできた天然痘のアバタを気に病んでいたことは、『吾輩は猫である』や「日記」、「断片」の各所にみられる。それに注目して、漱石の作品や日記からアバタに関連のある項目をあれこれ拾いあつめて読みはじめた。漱石にアバタができたのはいつのことか。『道草』にある「種痘が元で、本疱瘡を誘い出した」というのは本当だろうか。この記述が真実であるとすれば、その種痘をうけた場所はどこだろうか。そのような問題意識によってまとめたのが「漱石の痘痕」(Ⅲ―六)であり、そのころの種痘の状況に考察をくわえたのが「明治初年の種痘の状況」(Ⅲ―二)である。

川崎宿の種痘から太田東海へ

一九七七年九月に発刊された『神奈川県医師会史』が次の出発点となった。わたくしの現住地である川崎において、明治初年に種痘がおこなわれたことを『神奈川県史料』にみいだし、明治三年に川崎宿の本陣で宿場の人びとに実施した種痘の状況を探索していく経過でめぐりあったのが、太田東海という蘭方医であった。

　太田東海は川崎宿の医師ではなく、そこからおよそ一二㌔北西にあたる溝口村にすんでいる、牛痘接種という新技術を身につけた蘭方医であり、その界隈では牛痘医として名をはせていた。この東海の父にあたる道一は、伊予国西条藩主松平左京太夫の侍医である。伊予西条藩は三万石と石高はさして高くはないが、紀州徳川の流れをくむ格式ある大名である。大名の侍医としての権威を保つため、太田家の入口には立派な二脚門が厳然と建っていた。しかしこの二脚門も近年の道路拡張の煽りをうけて、屋敷ともども取り壊されてしまったのはなんとも寂しいことである。

　そのころ目にすることができた「当区医務取調書上」（明治六年）や「医者履歴明細書」（明治八年）によって、幕末から明治初年にかけて川崎市域がふくまれる神奈川県第五大区に在住した医師を解明して、現在いわれている「在村の蘭学」の状況を明らかにすることができた。これらの史料によって、それまで明らかでなかった太田氏の業績を解明したのが「川崎の蘭方医家太田家の事蹟」（II—五）である。専門誌としての性格をもたない雑誌への発表なので、天然痘の歴史や、その予防法としての人痘接種法や牛痘接種法にも言及し、さらには種痘と蘭学との関連などにも目配りした論文である。

手塚良仙という蘭方医

　手塚良仙という医師の名を耳にしたのは、その時が初めてであった。太田東海の孫にあたる良海氏が、自らの家の過去帳を繙きながら過去を語る言葉のなかに登場したのである。「これがどんな人物か、皆目見当がつかない」というのが良海氏の言葉であった。これを発端にして手塚という蘭方医の探索がはじまり、おおくの史料や文献に散見する手塚の家の人びとを拾いあげていった。手塚良仙が江戸小石川三百坂にすむ漢蘭折衷医であり、お玉ヶ池種痘所の開設に深くかかわっていることがおおくの史料から明確になってきた。さらにはその義弟にあたる手塚良斎の「医学所御用留」から、良仙も良斎も歩兵屯所附医師として医療活動に従事していることが明らかになった。

歩兵組そのものの歴史はすくないながらもいくつかの論考がみられるが、それに附属する医師である歩兵屯所附医師については、これまでまったく触れられていなかった。手塚氏の人びとを解明していく過程で成稿をえたのが「歩兵屯所医師取締手塚良斎と手塚良仙」(『日本医史学雑誌』二五巻三号)であり、さらにその後に渉猟しえた史料を追加して追補としてまとめた論文が「手塚良仙光亨知見補遺」(『日本医史学雑誌』二七巻一号)と、「歩兵屯所医師取締手塚良斎政富」(『日本医史学雑誌』三一巻四号)であった。今回本論文集に収録するにあたって、これら三編からそれぞれの該当個所を抽出するとともに、あらたな史料をくわえて補筆したのが「歩兵屯所医師取締手塚良仙光亨」(II—三)であり、「歩兵屯所医師取締手塚良斎政富」(II—四)である。この手塚良仙光亨こそ、わが国マンガ界の大御所であり、鉄腕アトムの生みの親でもある手塚治虫氏の曾祖父にあたる。

「歩兵屯所医師取締手塚良仙光亨」では平安時代にはじまる手塚氏の祖先から筆をおこし、常陸府中藩医としてはじめて関東の地をふんでから、良仙光亨にいたる系譜をしるした。良仙光亨については適塾時代、歩兵屯所時代、医学校時代、陸軍軍医官時代とそれぞれの時代における業績を明らかにした。さらに手塚本家につながる鮭延氏や手塚良運についても考察をくわえた。

「歩兵屯所医師取締手塚良斎政富」では、良斎が長崎留学によって牛痘種痘についての知識と手技を身につけた様子や、その帰途に京都において除痘館の開設に立会ったことをのべ、これが後年のお玉ヶ池種痘所の開設にあたっておおきな力になったこともものべた。

手塚良斎の業績を明らかにする上で貴重な史料となったのは、かれの歩兵屯所における勤務日誌である「医学所御用留」であった。医学所医師である良斎が、歩兵屯所出役を任命された文久三年三月一三日から筆をおこし、慶応四年四月までの満五年にわたる歩兵屯所における活動記録である。書名は「医学所御用留」であるが、実体は「歩兵屯所御用留」とよぶ方が内容に即しているといえよう。

この「医学所御用留」をとおしてここに勤務する医師の医療活動を再現しようとしたのが「歩兵屯所の医師たち――「医学所御用留」から――」（II―六）であり、それを敷衍してわが国の近代軍医の濫觴をさぐったのが「歩兵屯所附医師の医療活動――わが国軍医制度の濫觴――」（II―八）である。前稿においては歩兵屯所附医師の性格を厳格に規定することに成功しなかったが、それを発展、敷衍したのちの論考においては、将軍や藩主の侍医とはまったく性格を異にした、軍隊のすべての構成員の医療にかかわる医師としてとらえることに成功した。これによって歩兵屯所附医師こそ近代的軍隊における軍医の嚆矢であると規定した。

お玉ヶ池種痘所開設とその医学史上の意義

お玉ヶ池種痘所についてはおおくの先人の業績があり、その意義についても言及されていて、もはや追加すべきことはなにもないように思われているが、仔細に検討していくとかならずしもそうとばかりは言えないようである。この問題についての最高の論考ともいうべき山崎佐の「お玉ヶ池種痘所」は、教えられるところがおおい。

しかしその設立にあたって資金を拠出した蘭方医が八二名であると断定した箇所には再検討すべき問題があることを見出して、山崎佐によって八二名説が提唱された経緯を明らかにするとともに、これが誤植による瑕疵であって、実は八三名説が正しいことを指摘したのが「お玉ヶ池種痘所開設をめぐって」と題して『日本歴史』（三八八号）に発表した論文である。

さらにその創設にあたって政治的な支援と経済的な援助によって関与した二名の人物に言及したのが「お玉が池種痘所開設をめぐって　その二―川路聖謨と斎藤源蔵」で、これは『日本医史学会雑誌』（二六巻四号）に発表した。八三名の同志と勘定奉行川路左衛門尉聖謨を結びつけたのは箕作阮甫であり、姓名録にその名を見出すことはできないが、経済的な援助によって種痘所の開設に助力したのが斎藤源蔵であることを明らかにし、この二人のはたした役割について考察をくわえた。同一の表題をもつ二篇の論文を基礎にして、あらたに稿をおこしたのが「お玉ヶ池種痘所開設をめぐって」（II―二）である。

お玉ヶ池種痘所創設の最初から、その中心的存在であった伊東玄朴や大槻俊斎の補佐役として種痘所の運営にたずさわったのが玄朴の弟子である池田玄仲である。その後裔にあたる池田允彦家に保存されていた文書類が、いわゆる「池田文書」である。この文書は一九八六年以来、われわれ池田文書研究会のメンバーによって整理され、釈文されている。その成果にもとづいて玄仲の種痘所での役割を解明したのが「お玉が池種痘所留守居役池田玄仲」（II―九）である。このような玄仲の献身的な尽力があったからこそ、種痘所が牛痘接種の実施機関としてばかりでなく、オランダ医学の教育機関としても発展の基礎を盤石のものにしたといえよう。

これらの論考をふまえてお玉ヶ池種痘所の起立から、明治新政府への移管による発展的解体にいたる経過を概観しようとして、今回稿を新たにおこしたのが「お玉ヶ池種痘所の成立と発展」（II―一）である。これによって当初は牛痘接種の施術所として発足したお玉ヶ池種痘所が、崇高な理想をいだいた関係者たちの努力によって蘭方医学の教育機関として成長していく過程を描きだすことができた。さらには八三名の設立資金拠出者のなかにあって、その歴史に姓名のみを留めているにすぎなかった医師の何人かを、日のあたる舞台に登場させることができた。その最たるものは良仙や良斎をはじめ、太田東海などの手塚氏一族の人びとであり、奥山玄仲、添田玄春などもそれに属する人物である。

天然痘とその予防法としての種痘法の歴史

人類の歴史がはじまってから絶えず悩まされてきた伝染病はおおいが、その筆頭の疫病は天然痘である。本書のテーマはその天然痘の予防接種としての種痘の歴史なので、本来ならば天然痘についての論述がなければ書物としての体をなさないことは十分承知している。しかしそれはあまりにも大きなテーマであり、その論述にはそれ相当の知識が要求されるので、これに取組もうと思えば厖大な知識と長い年月を必要とする。そのため簡略ではあるが、本書においては「天然痘――その流行と終焉――」(Ⅲ―一)をもって代えることにした。本論は社会を変え、歴史を変え、さらには人びとの世界観を変えてきた数々の疫病をとりあげて一書とした『疫病の時代』(酒井シヅ編　大修館書店)によせた論考である。天然痘の脅威から説きおこし、人痘接種法の成果とその批判に言及し、天然痘の撲滅にはたした牛痘接種法の貢献について記述した。かぎられた紙数のため意をつくさない恨みはあるが、一つの病いが人類の英知によって撲滅された経緯をのべた。

天然痘は感染症であるという側面に目をむけて、それが伝染病であることを主張した橋本伯寿の画期的な論著『断毒論』の刊行年を中心に論考をすすめたのが「天然痘は人から人へ伝染する病いである――橋本伯寿の『断毒論』をよむ――」(Ⅲ―七)である。三種五冊の「断毒論」の流布本を比較検討してその出版の経緯に考察をくわえた。

人類の悲願である天然痘を撲滅しようとする先人の努力の長い道のりをのべたのが「天然痘撲滅の長い旅路」(Ⅲ―五)であり、その補遺として幕末・明治初期の横浜と長崎でおこなわれたイギリス海軍軍医ジョージ・ニュートンの感染症対策としての梅毒の検診と牛痘接種をのべたのが「幕末・明治初期の感染症対策――ジョージ・B・ニュートンの二大事業――」(Ⅲ―三)である。さらには神奈川県川崎という一地域での牛痘接種についてニュートンの活躍の一斑を披露しながら、明治政府からの指令を忠実に遵奉して、地域住民の健康を守ろうとする川崎宿の人びとの努力をえがいたのが「川崎宿種痘館」(Ⅲ—四)である。

史料との出会い

史料との出会いには一定の法則はないようである。綿密な計画にもとづいて史料を探索して成功することもある。その一方、まったく偶然の機会から、思いもかけなかった史料に巡りあって、思ってもみない収穫を手にいれたこともあった。ごくありふれた史料にたいしても常に鋭い嗅覚をはたらかせて、新たな事実をかぎわけようとする意欲の必要性を感じている。

「史料との出会い——歩兵屯所医師取締手塚良仙とその一族——」(Ⅱ—七)は、日本医史学会編集委員会から執筆の機会をあたえられた論文である。史料探索の旅を経時的に書き連ねた総説的要素をもった論文なので、他の論考との重複がみられる恨みはあるが、お玉ヶ池種痘所と手塚氏一族との関係を浮彫にした論文として捨てがたいものがあるので、重複をいとわずここに収録した。

添田玄春はお玉ヶ池種痘所設立基金を拠出した八三名の蘭方医の一人であり、種痘所、西洋医学所、さらには医学所に勤務した医師である。現存する「添田玄春日記」を主な史料として江戸時代の医師の日常生活の一端をえがいたのが「江戸幕府寄合医師添田玄春の日々の暮し」(Ⅱ—一〇)である。今後の研究によって解明される玄春の医師としての公的活動や医療活動から、お玉ヶ池種痘所の歴史が一層明らかになるにちがいないと思っている。

II お玉ケ池種痘所の成立と発展

一　お玉ケ池種痘所の成立と発展

はじめに

お玉ヶ池種痘所の医史学上の意義についておおくの先人の業績があるなかで、その流れを大局的に把握している最高の論文は、昭和一九年（一九四四）に発表された山崎佐の「お玉ヶ池種痘所」であろう。(1) その構想力の壮大さは、今日といえどもこれをこえる業績が著されていないという事実によっても証明できる。しかし半世紀以上をへだてた今日からみると、その後に発表されたおおくの研究成果によって、いくつかの瑕疵とともに訂正されなければならない個所も目につく。

わたくしはかねてから種痘史の研究に従事してきたが、とくにお玉ヶ池種痘所の開設にあたって、その設立資金を拠出した八三名の蘭方医たちの動向をとらえるべくおおくの史料を渉猟した。それらの過程で、それまでまったく不明であった数人の蘭方医の業績を明らかにし、お玉ヶ池種痘所の起立から、明治新政府への移管による発展的な解体にいたる経過についてあらためて考察をくわえた。(2)

モーニッケの来日と痘苗の移入

嘉永二年（一八四九）六月、オランダ商館医オットー・モーニッケによってバタビアから痘痂がもたらされた。その前年の嘉永元年に蘭館医として長崎の出島に初来日したモーニッケは天然痘の膿漿を持参したが、酷暑の熱帯の海をわたってくる長い航海によって完全に効果がうしなわれてしまい、これを用いて長崎の子ども達におこなった牛痘接種はものの見事に失敗してしまった。

その失敗を目の当たりにして、牛痘苗の入手を心待ちにしていた佐賀藩医楢林宗建は、モーニッケに来年はぜひ瘡蓋（痘痂）を持ってきてもらいたいと懇願した。モーニッケはこの助言にしたがい、バタビアの医務局主任ウィレム・ボッシュに要請して今度は幾粒かの瘡蓋をおくってもらった。

この痘痂を使用して宗建は牛痘接種に成功した。七月一七日、宗建は生後一〇ヶ月の実子建三郎をはじめ三人の子どもの腕に接種し、建三郎一人だけが見事に発痘したのである。モーニッケは長崎の町に種痘所を開設すべく長崎奉行に願いでたところ、七月二〇日に許可がおりて江戸町のオランダ通詞会所を種痘所として精力的に牛痘接種が開始された。

長崎での牛痘接種の成功は瞬く間に日本全国に報ぜられて、牛痘苗を渇望していた各地の蘭方医たちへ痘苗がおくられ牛痘接種がおこなわれるようになった。短時日の間に全国各地への伝播が可能であったのは、蘭方医たちが書物によって牛痘接種にたいして本質的な理解をもっていたことと、先行する人痘接種法によってその手技を身につけていたからに他ならない。

安政四年（一八五七）に蝦夷地にわたりアイヌの人びとに牛痘接種をおこなった桑田立斎も、嘉永二年一一月二五日に江戸で牛痘苗を手にいれる以前は、すでに人痘接種をおこなっていたことが「立斎年表」にみえる。

尤、人痘接種を専ら行ひ、既に自児嫡女、次女、嫡男三人は人痘接種なり、其外三四百人に施すの後なり(3)

とある。牛痘の「たね」を渇望していた蘭方医にとっては、先行する人痘接種によってその手技はすでに完全に身についた技術であったことがわかる。

日本各地への痘苗の伝播と除痘館の開設

嘉永二年八月六日に佐賀藩主鍋島直正は楢林宗建をよんで、藩医大石良英や牧春堂、島田南嶺の子どもに種痘をおこなわせ、さらには世子淳一郎（のちの直大）にも種痘をうけさせた。そして江戸の佐賀藩医である伊東玄朴の手許に痘苗がおくられ（一一月一一日）、ここから関東、東北の各地に分苗された。

一方京都の日野鼎哉のもとにおくられた痘苗は、笠原良策の手によって福井に、また大坂の緒方洪庵へも分苗されて、大坂を拠点として関西各地に伝播された。近隣の地域にひろく分苗された痘苗は、蘭方医たちの緊密なネットワークによって嘉永二年のうちに日本全国に伝達されて、各地に種痘所が開設された。しかし頑迷固陋な民衆は、牛痘接種法を心から歓迎したわけではなかった。牛痘接種医たちの行く手には、いくつかの障壁がたちはだかっていた。その一つ一つを丁寧にとりのぞいて、牛痘接種法の普及に尽力した蘭方医たちの行動は、新しい文明の担い手としての自覚にみちていたといえよう。

痘苗を簡便なガラス製毛細管に封じ込める技術のなかった当時にあっては、(4)「たね」を絶やさないで持続させるには、人から人へ植継いでいかなければならない。植継ぎの手法を簡単にのべると、天然痘に罹患した既往のない子どもの腕に牛痘をうえると、はじめはなんらの反応もなかった皮膚に二、三日たつと丘疹が生じ、それが水疱となり、七日前後で膿疱になる。さらに日がたつとこの表面が乾燥して痂皮が形成されて落屑する。この経過中に膿汁をとって他の子どもにうえるのがもっとも確実な方法なので、この日をえらんで再来させて膿汁を他の子どもにうえつけた。植えてもらった医師に膿をかえすので、この日を「膿かえしの日」と称していた地方もある。幕末になってある程度牛痘接種が普及すると、この日は接種の結果について判定をうける子どもと、その子からの接種をうけようとする子どもで、接種医の家はにぎわった。(5)

同じ土地で植継ぎをおこなう場合は比較的簡単だが、痘苗を移送しようとする場合には植えた子どもを帯同して移動し、七日目ごろにその膿を他の子どもに植えるという作業を繰返し継続していかなければならない。ちょうど駅伝でタスキを受けわたしていくように、子どもに植継いでいくのである。医師のほかに、接種をうけた子どもとその両親、さらにこれから接種をうけようとする子どもとその両親、発痘しない場合を考えるとこの組合わせは複数必要なので、これらの人びとを引連れての旅は大規模なものになる。季候のいい時期ならまだしも、酷暑のころや吹雪のふきつける極寒のころの旅行は並大抵の苦労ではない。

嘉永二年痘苗を手にいれた福井藩医の笠原良策は、京都から北国街道を北にめざした。京都で牛痘苗をうえてから途中までつれていく子ども二人を雇いいれた。一方福井からの幼児二人とその両親を京都に呼びよせ、京都の二人の子どもとその両親、さらには良策の都合一三人が京都を出発したのは一一月一九日のことであった。良策の「戦兢録」にはその模様が克明に記録されている。大津、米原とすぎて、降る雪はいよいよ激しくなり、疾風のような西風が吹きまくった。一一月二三日はいよいよ雪の難所の栃ノ木峠越えである。積雪は六、七尺にもおよんで行く手をはばみ、左右の断崖には雪の塊があとをたたず転がっていく。日は早、西にかたむき、道はますます険しく、暗くなってきた。一丁の道のりの間に、五回も、六回も転倒するという苦難の連続であった。そして二五日の昼下がり、ついに福井城下に到着したのである。悪戦苦闘の七日間の旅であった。(7)

このように苦心して手にいれた痘苗を使用して牛痘接種が各地でおこなわれたが、これにたいする民衆の反応はきわめて冷淡であった。牛痘をうえると頭に角が生えるとの風聞がひろがり、その効果を信ずるものは多くはなかった。植継ぎの日には金品をあたえて子どもを集めるという苦心もあった。

一方この施術をおこなう医師の技術水準も均一ではないので、その効果も不確実であった。そのためにこの手技にたいしていいわれなき中傷をあびせるものもあった。そのような非難に対抗するために、蘭方医たちは除痘館をつくって医師の技術の錬磨と、接種をうける子どもの確保をはかる必要があった。長崎にも、京都にも、福井にも、大坂にも除痘館が開設された。

江戸の状況

嘉永二年モーニッケによって長崎にもたらされた牛痘苗は、佐賀藩の手によって江戸にすむ藩医伊東玄朴のもとにとどけられた。そのころの江戸は漢方医の牙城である幕府医学館の勢力がつよく、オランダ医学禁止令が公布されていた状況では、蘭方医といえども手も足もでなかった。

安永三年（一七七四）『解体新書』の発刊に端をはっした蘭学の興隆は、医学館による多紀一派を総領とする漢方医たちにとっては侮りがたい存在として、次第に看過できない勢力をもつようになっていた。このままに放置すれば、漢方医学を窮地におとしいれる一大敵国になるにちがいないと感じていたのである。

奥医師として幕府要人の間に勢力を維持していた多紀氏は、幕閣をうごかして天保一一年（一八四〇）には、江戸市中の売薬の看板からオランダ語の使用を禁止する布達を発令させた。これを手始めとして蘭書翻訳の出版は町奉行の許可をうけることとし、嘉永二年三月七日にいたってついに老中阿部伊勢守正弘の名をもって蘭方医学禁止令が布達された。(8) 牛痘苗が長崎に到着した嘉永二年六月にはすでにオランダ医学は禁止されていたのである。これでは新興勢力の蘭方医としては、手も足もでなかった。

江戸の状況の変化

医学館勢力の衰退　そのころ毎年のように流行をくりかえす天然痘にたいしては、医学館も治療法を模索しており、その治療に秀でた池田瑞仙を痘科教授にあげてなんとかしてこの業病を克服しようと努力はしていた。池田氏は代々痘科教授として重きをなしていたが、生命の危険をともなう予防法としての人痘接種はけっして採用しようとはしなかった。池田霧渓の『種痘弁義』は徹頭徹尾、人痘接種はもとより、牛痘接種をも排斥する記事にみちている。

しかし安政四年になると状況は微妙に変化していた。医学館の総帥多紀元堅が二月一四日に死亡し、枢務にたずさわっていた辻元崧庵が三月六日に死亡してその支配力は頓に衰退した。大きな重石がとれたといっても過言ではない。

蝦夷の種痘と町医の派遣　安政四年三月には幕府自らが蝦夷地のアイヌにたいして強制的に牛痘接種の実施にのりだした。箱館奉行村垣淡路守範正より上申書が提出され、江戸の町医から蝦夷での牛痘接種に協力する医師を募集するとの触書が町年寄の名において布達された(9)。

江戸幕府は北辺の危急にそなえて蝦夷地を幕府直轄地とさだめ、安政元年（一八五四）に箱館に奉行所をおいた。この箱館奉行の支配のもとに日本海沿岸と石狩平野の開拓に力をそそいだが、そのための労働力はアイヌの力にたよらなければならなかった。しかし天然痘をはじめその他の伝染病の流行によってアイヌの生命は常に不安にさらされており、とくに天然痘の流行はアイヌにおおきな打撃をあたえていた。

安政四年の天然痘の流行は熾烈をきわめた。天然痘が流行すると、アイヌは家をすてて山中ににげこんでしまう。天然痘によるアイヌの労働力低下を阻止するためには、幕府自身が牛痘接種にたよらざるをえないという立場に追込まれた。幕府といえども牛痘接種の威力を認めないわけにはいかなくなった。これによって牛痘接種の背景にあるオランダ医学の優秀性をみとめたといえよう。

この募集にこたえた桑田立斎と深瀬洋春が蝦夷地にわたり、閏五月から九月までに六千四百人のアイヌに牛痘接種をおこなって、天然痘の流行を食止めたのである。痘苗を蝦夷地へ移送するにあたっては、さきにのべたような植継ぎ方法をとったことが、「立斎年表」にみえる(3)。

これによると立斎は安政四年五月晦日に江戸を出立し、植継ぎ地として白河、仙台、盛岡、田名部、箱舘の五ヶ所において、七、八人ずつに植えついだとある。箱舘到着の日についての記載はないが、村垣淡路守日記には閏五月二七日とあることによって、その旅程はおよそ一ヶ月であることがわかる。

松本良順の長崎留学　安政四年八月ハイセン・ファン・カッテンディーケを団長とするオランダ教師団の一員として医師ポンペ・ファン・メールデルホールトが長崎に来航して、第二次海軍伝習とともに医学伝習が開始された。このとき幕府は官医松本良順を海軍伝習生の一員としてポンペのもとに派遣して医学を学ばせた。官医が公然とオランダ医学を学ぶことを禁止されていたためにとられた苦肉の策であった。これにたいしてその真意を見抜いた多紀一派の漢方医たちは、蘭方禁止令をたてに猛然と反対をとなえたが、それは老中首座堀田備中守正睦を中心とする開明派の人びとによって取りあげられることはなかった。幕閣にもオランダ医学の優秀性をみとめようとする気運が、徐々に拡散していたのである。

種痘所発起の会合と幕府への願書の提出

このような時代背景に幸いされながら、好機到来とばかり江戸在住の蘭方医たちは安政四年八月に下谷練塀小路の大槻俊斎の家にあつまり、種痘所発起についての相談を開始した。この会合に参加したのは伊東玄朴、戸塚静海、箕作阮甫、竹内玄同、林洞海、三宅艮斎とほか四、五名である。(2a) この四、五名のなかには手塚良仙光照をはじめ、その嫡男良庵（のちの良仙光亨）や、養子良斎がふくまれていたのではなかろうか。さらには資金面でこの事業をささえた洋薬種商斎藤源蔵の名もみえる。

協議が開始されたのは八月というのが定説になっているが、明治六年に内務省に提出された手塚良仙光照の甥にあたる太田東海の履歴書によると、これは六月であることがわかる。(10) 二ヶ月にわたる協議の結果、勘定奉行川路左衛門尉聖謨の拝領地（神田お玉ヶ池松枝町続元誓願寺前の下屋敷）を借りうけることにして、八月になって川路聖謨の名において願書を提出したという方が自然の成行きであろう。

勘定奉行という幕府高官を味方にひきいれ、その名を借りて願書を提出するという高度に政治的な計画を思いついたのは伊東玄朴であったにちがいない。機をみるに敏、目的のためには手段をえらばない政治的手腕にたけた伊東玄朴なればこそ、このような手段を思いついたのだとおもう。いつの時代でも政治家を巻き込むことによって、ことの成否は自ずからきまってくる。

しかしこの計画におおきな力を発揮したのは箕作阮甫であった。箕作はロシアとの外交交渉のため嘉永六年に長崎におもむいたことがある。その時の上司が川路であり、川路との交情の有様は箕作のあらわした『西征紀行』にくわしい。[11] それ以前から親しく交際していた箕作は、この長崎行によってさらに交友の度を深めた。そのときの伝をもとめて、川路をこの計画に引きいれたのは箕作であったことは間違いない。[12]

川路は牛痘接種にたいして少なからぬ関心をもっていた。嘉永三年二月二七日に川路の実弟井上清直の紹介によって、佐倉藩医鏑木仙庵の手から川路の嫡孫太郎が接種をうけたことがある。[13] 外国の事情にたいして正しい認識をもっていた川路は、外国の文物にたいしても的確な評価をもっていたといえよう。

種痘所建設の許可とその後の動向

安政五年（一八五八）という年は徳川時代において内政・外交ともにとくに重要な事件が相次いでおこった年であり、日本の歴史において特筆にあたいする年である。これは医学の歴史においても例外ではない。

さきの願書にたいして翌安政五年正月一五日に許可がおりた。この知らせは川路聖謨から大槻俊斎のもとにもたらされた。早速普請にかかろうということになって、その相談のために池田玄仲がよびだされた。大槻俊斎の

玄仲あて書状には

扨種痘館伺済ニ相成候段、川路公より御達ニ相成候ニ付、右普請早々取掛申度、御手透き次第伊東之方か拙宅え御出被下度奉願候(14)

とあって、素早い動きをみることができる。一方資金調達のための回状が蘭方医たちの間に送達され、その呼びかけに応じて江戸にすむ八三人の蘭方医たちが設立人名簿に署名して、建設資金として五八〇両の拠出金をあつめることができた。

正月二一日には老中首座堀田備中守正睦が日米修好通商条約の勅許をえるために、岩瀬忠震と川路聖謨をともなって上洛した。この上洛にさきだって建設許可が決定されたからよかったものの、もしこの時点で許可になっていなかったなら、その後の政局の推移からみてお玉ヶ池種痘所の開設はありえなかったと思われる。京にのぼった堀田正睦は、条約の勅許を手にすることができずむなしく帰府した。その失意に追い打ちをかけるように、四月二三日に大老に就任していた井伊直弼によって六月二三日に老中を罷免されてしまう。川路とても同様で、五月六日に勘定奉行の要職から西丸留守居役に左遷されてしまった。井伊はとくに川路にたいしては憎悪の念さえもっていたといわれているので、(15)川路の名で提出された種痘所の建設などは、いとも簡単に握りつぶされてしまったにちがいない。井伊が大老に就任する以前、「蘭癖」と綽名されたほどオランダの文物に興味をひかれていた堀田正睦が要路にあったからこそ、許可がおりたといえよう。なんとも幸運であったといわざるをえない。

この名簿に署名した蘭方医たちは、師弟関係、姻戚関係といろいろな絆で結ばれた同士である。その面々はそのころ江戸の蘭方医の大家と称される人物として、現在では立派な伝記があらわされている大槻俊斎や伊東玄朴、箕作阮甫のような蘭方医もいる。その一方で、この名簿に名があがっているだけで、これまでに管見した史料のどこにも見出すことのできない人物もいる。医史学の先人達の努力によって、その業績が明らかになっている人物もおおいが、名前がしられているだけで、その出自や生没年などまったく判明していない人物もみられる。

わたくしがお玉ヶ池種痘所の研究に手をそめたころ、後者のグループに属すると思われる医師は医史学の先人達の絶え間ない努力によっても、その業績はもとより、生没年も住所すらも判明していなかった。[16] それ以後折にふれて文献の収集につとめた結果、手塚良仙ら四名についてはまがりなりにもその人物像を描くことができたので、その成果についてはすでに発表した。[17]

お玉ヶ池種痘所の創立にさいして、その資金を拠出したのは八二名であるとする学者もいる。それを強く主張

	生没年	安政五年の年齢
43)杉田杏斎＊ #		
44)杉田玄端	1818-1889	41
45)鈴木玄岱 #		
46)添田玄春 #	1826-1869	33
47)高須松亭 #	1814-1902	45
48)高橋順益 #	1831-1865	28
49)竹内玄同 #	1795-1870	64
50)田村泰造		
51)津田為春＊		
52)坪井信道 #	1832-1867	27
53)坪井信良 #	1823-1904	33
54)手塚良庵＊ #	1827-1877	32
55)手塚良斎＊ #	1824-1875	35
56)戸塚静甫＊ #	1822-1884	37
57)戸塚静海	1799-1876	60
58)永田宗見 #		
59)中村静寿＊ #		
60)西川玄泰 #		
61)乃木文迪		
62)野中玄英 #		
63)林　洞海 #	1813-1895	46
64)平野元敬 #		
65)藤井方策 #	1815-1864	44
66)程田玄悦＊		
67)牧山修卿 #	1834-1903	25
68)益木良斎		
69)益城良甫		
70)松本良甫 #	1806-1877	53
71)三宅艮斎 #	1817-1868	42
72)三浦有恒 #	1812-1890	47
73)三沢良益 #	1817-1868	42
74)溝口聖民		
75)箕作阮甫	1799-1863	60
76)美濃部浩庵 #		
77)村板玄竜		
78)柳　見仙	1829-1901	30
79)山本長安＊ #	1822-1902	37
80)吉田収庵		
81)吉田淳庵 #		
82)渡辺栄仙		
83)渡辺春汀 #		

＊：歩兵屯所附医師
#：「解屍会同盟姓字録」にのる医師

表1　お玉ケ池種痘発起人の連名簿

		生没年	安政五年の年齢
1）赤城良伯	#	1797-1884	62
2）足立梅栄			
3）綾部善達			
4）安藤玄昌	#	1827-1876	32
5）池田多仲	#	1820-1872	39
6）石井宗謙	#	1796-1861	63
7）石川玄貞	#	1835-1882	24
8）伊東玄晁＊	#		
9）伊東玄朴	#	1800-1871	59
10）伊東玄民＊	#		
11）伊東南洋	#	1804-1884	55
12）入沢貞意	#	1800-1860	59
13）岩井元敬			
14）岩名昌山			58
15）大熊良達			
16）太田拙斎			
17）太田東海	#	1829-1875	30
18）大高元俊			
19）大槻玄俊	#	1841-1908	18
20）大槻俊斎	#	1806-1862	53
21）大野松斎	#	1819-1888	40
22）岡田元琳			
23）岡部同直			
24）奥山玄仲		1810-1905	49
25）織田研斎	#	1824-1908	35
26）甲斐田孝斎	#		
27）片山秀亭	#	1827-1900	32
28）桂川甫周		1826-1881	33
29）川本幸民		1810-1871	49
30）川島元成		1827-1873	32
31）川島宗端	#		
32）菊地海準			
33）桑田立斎		1811-1868	48
34）呉　黄石＊	#	1811-1879	48
35）上坂良庵	#		
36）小島俊貞	#	1822-1871	37
37）小菅純盛	#		
38）小林玄同			
39）榊原玄辰	#	1844-	15
40）篠田元順			
41）島村鼎甫	#	1830-1881	29
42）菅野道順		1810-1867	49

しているのは、さきの論文の著者山崎佐である。山崎はさきの論文において、三浦義彰の『文久航海記』が「安政四年八月伊東玄朴、戸塚静海、竹内阮同、箕作阮甫、大槻俊斎、林洞海、坪井信良等の八十三名の蘭方医家は協力して神田お玉ヶ池種痘所を設立した」[18]と記述しているのは明らかに誤りであって、実は八二名が正しいとのべている。[1]

山崎が八二名説をとなえた根拠について、わたくしはそれが校正の誤りから生じた重大な誤植にあることを考証した。[19] 山崎は誤植によって一見重複しているようにみえる戸塚静海の一方を消し去って八二名にしてしまったというのがことの真相である。その結果本来この名簿にのるべき戸塚静甫が欠落してしまった。これは戸塚静甫にとっては譬えようのない痛恨事であるといえよう。八三名の蘭方医をしめたのが表1である。八三名のうち生没年が判明している四六名について、種痘所発足時の年齢をみるとその平均は四一・五歳である。

開設にさいしての蘭方医の拠金

種痘所発起にあたって会合に参加した顔ぶれのなかに斎藤源蔵の名がみえる。この人物は洋薬種商長崎屋の第二代当主であり、蘭学者や蘭方医たちのよきスポンサーであった。高野長英や大槻俊斎にも資金援助をしており、時代を先取りした気宇壮大な商人らしからぬ侠気にみちた人物である。

医療というおおくの支出をともない、いきおい不採算になりがちな事業は、これに従事する医師の力だけでは成就しがたいものがある。お玉ヶ池種痘所の火災後の再建にさいしては、義侠心の厚い浜口梧陵が七百両という大金を惜しげもなく提供したことは、山崎論文でおおくの筆をついやしてその美挙を顕彰している。安政五年緒方洪庵が大坂除痘館を開設するにあたっては、大和屋喜兵衛に依頼して古手町の貸家を借りうけ、のち尼崎町に移転するときにも、高池清之助や脇屋文介の世話によって土地を手にいれている。[20] さらに長崎医学所の創業にあたっても、土地の豪商小曽根乾堂が、長崎の人びとの幸福をねがってその所有する土地を寄贈している。小曽根家は長崎きっての旧家で、乾堂はその一三代目にあたり幕末の侠商として有名であった。[21] このような事業に力をかすという美挙に参加した斎藤源蔵はじめこれらの人びとは、歴史にのこる人物といってよいであろう。

種痘所開設にあたっての拠金者名簿の中に斎藤源蔵の名前を見出すことはできず、源蔵が種痘所に資金援助をしたという史料もないが、上にのべたいくつかの例をみれば設立当初から、医師でないにもかかわらずその議にくわわっていた源蔵の役割は自ずから明らかであろう。[12]

お玉ヶ池種痘所は安政五年五月七日に開所した。その前夜の五月六日に大槻俊斎は、翌日の開所にあたって来会する人々のもてなしをどうしたらいいだろうか、と伊東玄朴に相談した。その書状によると「明日集会之節、茶漬飯指出候方可然旨」と思うのだが、人手不足の折柄不行届きの点もあろうから、「夫よりは幕之内と申様な握飯ニ煮染香の物杯折に入、壱人前ツツ指出候方如何有之哉ニ奉存候」とあって、大槻俊斎の懇切丁寧な心配りのにじみ出た様子がうかがえる。(22)

相談をうけた伊東玄朴も、俊斎同様に翌日の準備におさおさ怠りなかった。俊斎のアドバイスもあって小田原町にある弁松（弁当屋松五郎）の折詰を四〇人前用意することにして、池田玄仲に直接でむいて注文するようにとの指示をあたえている。玄仲からの依頼によって俊斎は花瓶や毛氈を種痘所にとどけたが、玄朴も同様に「毛氈弐枚、火鉢弐ツ」をとどけた。

俊斎は明日の会合は「来客の御心得ニて生花等被成候ニハ及申間敷、程能き御取計いニて宜敷奉存候」(22)と玄仲に書きおくっている。一方玄朴も「燭台は不用也、花池も御無用、余り花美成ル事ハ御無用」(23)と、俊斎同様、華美にわたらぬようにとの注意をあたえている。万事控えめの俊斎の言葉は十分うなずけるが、何ごとも派手にわたる性格の玄朴までがこのような意向をもっていたとはいささか奇異に感ぜられる。漸くの思いで種痘所建設という大事業をここまでこぎつけた両人にすれば、あまりに華美にわたる会合をもつことによって世間——とくに漢方医側——にいらざる刺激をあたえたくないとの思いがあったのであろう。

五月七日に無事開所にこぎつけた種痘所であったが、その日までに公印である種痘所印が出来ていなかった。数日たった五月一二日になって刻師に頼んであった印章がようやく出来上がり、その夜、留守居役の池田玄仲の手許にとどけられた。(24)

種痘所には伊東玄朴の門人である池田玄仲が留守居役として住みこみ、開設当初から蘭方医たちが手分けして接種、診察、鑑定などの役割を分担して、四日目ごとに種痘を実施した。

開所から二ヶ月、将軍家定が病いの床についた。奥医師たち——このころはすべて漢方医であった——の懸命の治療にもかかわらず、病状は一向に好転しなかった。そこで大老井伊直弼によって伊東玄朴と戸塚静海が奥医師に推挙された。オランダ医学の禁令をまず解除して、(25)七月三日に奥医師に任ぜられ診療に八方手をつくしたが効なく、さらに七月七日に竹内玄同や坪井信良、林洞海、伊東貫斎が奥医師に追加されて診療にあたった。

このときあらたに奥医師にあげられたのは玄朴や静海などの蘭方医のみではなく、漢方医の遠田澄庵や青木春岱も同時に任命されたが、将軍の病状はいかなる手をつくしても回復の見込みのない状態であり、家定はその日七月七日に死亡した。

嘉永二年のオランダ医学禁止令を解除させることに成功し、さらに蘭方医が奥医師として権力の中枢に食いこんだという事実は、牛痘接種の施術所としてのお玉ヶ池種痘所の開設という実績とともに、オランダ医学を世間に認めさせる上で大きな功績であったということができよう。オランダ医学を普及して民衆にその恩恵をおよぼしたいという蘭方医たちの熱い思いが結集された結果であるが、その先頭にたって奔走した伊東玄朴の計り知れない知略の結実であった。

種痘所の火災と移転

牛痘接種を順調におこなっていた種痘所は、安政五年一一月一五日神田界隈の火災によって類焼の厄にあった。種痘事業は一日といえども休むわけにはいかないので、神田川対岸にある和泉橋通りの伊東玄朴宅と下谷練塀小路の大槻俊斎宅を仮種痘所として再開した。

半年前に種痘所建設のために多額の資金を提供した蘭方医たちには、再建のための資金を調達する余力はなかった。そこで三宅艮斎は下総国銚子の豪商浜口梧陵に助力をあおいだ。梧陵は青年時代に佐藤泰然や三宅艮斎を先輩友人にもっていたので、オランダ医学に興味を抱いていたのは当然であった。艮斎の申入れを受けいれて、梧陵はよろこんで三百両を寄附した。(26) これが誘い水となり、その他有志の寄附があって種痘所再建のめどがたったので、和泉橋通り付近に適当な地所を探し求めたところ、大御番内田主殿頭組白井謙太郎屋敷地二四〇坪と、小普請組初鹿野河内守組山本嘉兵衛屋敷地一七〇坪を種痘所敷地として池田多仲名義で借用して建築にかかり、安政六年（一八五九）九月に竣工して移転した。(27)

建物は建ったがそこで利用する図書や機械類が不足していたので、さらに梧陵はその資金として四百両を追加支援した。これはこのころの種痘所がただたんに種痘を実施する施設ではなく、次第にオランダ医学の教育や研究に従事するようになったことをしめすものである。

再建にあたっては焼失前と同じ土地をもとめることをしなかった。大老井伊直弼によって勘定奉行を罷免されていた川路の拝領地を再度借りうけることは、井伊によって奥医師に取りたてられていた伊東玄朴には思いもよらぬことであったにちがいない。もっとも再建時にこの土地は、失脚した川路の手をはなれていたという事情もある。

種痘所には江戸市中の子どもたちが種痘をうけに出かけてきたが、往診による種痘を依頼されることもあった。その一、二をあげると、時期は不明ながら、下谷七軒町にある宇都宮藩主戸田因幡守忠恕の依頼によって、七月二九日の夕方伊東玄朴は池田玄仲をともなってその上屋敷に出向いて種痘をおこなった。(28)

大槻俊斎も種痘にでかけている。二月二一日に俊斎は、小石川あたりの江戸川にかかる中ノ橋畔にある斎藤伊豆守利時（五千石　中奥小姓）の居屋敷にでむき、その子どもに種痘をおこなったが、二八日になっても二顆だけしか善感しなかった。これでは完全な予防効果が期待できないと判断して、再度出向いて種痘をおこないたいので種痘方によろしく頼んでほしいと池田玄仲に依頼した。同じ二一日に俊斎が接種した深川木場の万和という材木商の子どもの判定には、本来ならば自分が行うべきだが、拠所ない用事のために林洞海に代わってもらうように依頼してほしいと、これも池田玄仲にたのんでいる。(29) 的確な技術に裏打ちされた、活発な種痘事業の一斑を垣間見る思いである。

牛痘接種の施術所からオランダ医学の教育機関へ

和泉橋通りに移転後、種痘所は以前にもましてその内容が充実して、さかんに牛痘接種をおこなうかたわら町医たちにもオランダ医学を教授するようになった。

種痘所の発足当初は、創建にあたって協議の座についた数名の主立った医師たちの合議制によってことを運んでいた。箕作の知謀、伊東の政治力は運営にあたってもその力量を発揮したにちがいないが、蘭方医たちの衆望は自ずと温厚な大槻俊斎にあつまったので、万延元年一〇月一四日に俊斎が頭取の地位につき、あわせて御番医師に任ぜられた。

同じ日幕府はこれを直轄の種痘所として運営することになった。蘭方医たちが私立として開設した種痘所が、ここに官立の種痘所としての地位を獲得したのである。幕府もいよいよ種痘所の存在意義を積極的にみとめたのである。種痘所をただたんに牛痘接種の施術所に留めておくのではなく、オランダ医学の教育機関として充実させることこそが、大槻俊斎をはじめすべての蘭方医の望みであった。そのために解剖教育の充実をはかり、種痘所医師の長崎への留学を実現させるべく努力をかさねた。

文久元年八月、俊斎は幕府にたいして「医術解剖儀ニ付奉願候書付」を提出した。(30) その内容を要約すると、人体解剖は西洋医学の基礎なので、内科外科を問わず少なくとも年に二、三回は親しく解剖しなければ医学の研究には不十分である。そこで在来から解剖用として刑死者の屍体が下賜され、小塚原回向院の下屋敷において解剖をおこなってきたが、近年は種痘所の医師も数がふえたので直接種痘所へ屍体を下賜してもらいたい、というのがこの願書のねらいであった。

しかし同年一〇月にこの願書の主目的については却下され、解剖は従前どおり回向院下屋敷においておこなうようにということであった。ただし従前とは異なって種痘所の責任で解剖するものの氏名をあらかじめ申しでれば、役人の立会は廃止するという一歩前進した内容に変更された。種痘所として独立して解剖したいという希望は、これによって叶えられたといってよいであろう。

種痘所から長崎へ医師を留学させることに成功したのは、種痘所がオランダ医学の教育機関としての実績を認められたからにほかならない。幕府は蘭方医家の子弟を長崎に留学させるべく、その人選を種痘所頭取である大槻俊斎に命じた。そこで俊斎は伊東玄朴の養子玄伯と林洞海の嗣子研海の二人を推薦した。文久元年九月五日のことである。(31)幕府はこの両名に長崎遊学を命じ、当時長崎でオランダ医学を系統的に教育していたポンペのもとに留学させた。この二人は翌文久二年、ポンペの帰国にさいして、海軍の赤松則良や榎本武揚とともにオランダへ留学した。これがわが国において公式にヨーロッパに派遣された留学生の嚆矢である。

それまでは医師たちがつとめていた事務方の仕事は、文久元年三月三日にはじめて種痘所俗事役として月岡勝次郎と貝島嘉左衛門が任命されて専任の事務官がうまれた。さらに九月九日には、それまで二名であった俗事役の定員が五名に増員され、遠藤安兵衛、星野直次郎、徳屋兼助が任命された。事業の拡大によって事務がますます輻輳してきた証拠であろう。

三月一九日には目付神保伯耆守長興、徒目付浅岡清左衛門と畑藤三郎、そして小人目付小倉房蔵ほか一人が諸入費調査のために種痘所にでむいてきた。官立に移管されて公金によって運営されるようになったので、当然の措置といえよう。このとき薬品の購入を種痘所の名義でおこなうのは適切ではない、との指示があった。種痘所という名称からいえば、実験をおこなったり、患者に投薬したりする薬品が必要であるはずがないというのが役人たちの言い分であったが、これをみるとオランダ医学の教育や治療が行われていたということができよう。

文久二年（一八六二）五月一三日には山本嘉兵衛宅にあった仮製薬所から出火して、その一棟が焼失した。(32)さきの大火とは異なって、この夜はさしたる被害はなかったようだが、その責任を問われて当夜の当直であった遠藤安兵衛と星野直次郎の二人が謹慎を命ぜられた。

種痘所の教授陣も整備されて学科別に分担することになり、内科は伊東玄朴、竹内玄同、林洞海、外科は戸塚静海、伊東貫斎が担当した。

時を同じくして種痘所の存在をひろく江戸市民にしらせるために、「種痘論文」を配布した。官立の種痘所となって半年足らずの文久元年三月に出されたこのパンフレットは、お玉ヶ池種痘所の簡単な歴史がしるされており、

官の種痘所となれるにより御府内其外近在近郷の小児一人たりとも痘斑畸形夭折のうれひなからしめん事御仁恵の厚き御主意に協はんことをこひねかうのみ(33)

として、生後百日前後にうえるのがもっとも良いので、ぜひ接種をうけるようにと奨励している。種痘所の所在地図も刷り込まれていて、なかなか親切な編集ぶりである。種痘所は伊東玄朴邸がある街区のおよそ四分の一をしめる敷地であることがわかる。

大槻俊斎が文久二年正月から胃硬結腫に罹患し、頭取としての任務を十分にはたすことができなくなった。そこで三月四日になって伊東玄朴を医学所取締に、林洞海を取締手伝に、(34)さらには俊斎の長男玄俊を頭取見習に任命して、病床の俊斎と協議して運営にあたることになった。

ここで種痘所の役職名をみると、頭取、取締、取締手伝、頭取見習、あるいは頭取助、頭取助手伝、預などが

ある。最高責任者は頭取であり、就任している人物の顔ぶれからみると次席は取締であろうが、これと頭取助などの役職との上下関係はかならずしも明らかではない。「預り」という役職は、平安中期以後、令外の官の次官の職員をさす呼び名であり、はじめは一年限りの臨時の官職であった。のちに常設の職になった院庁や侍従所におかれ、一般に長官の下にある官職であったが、ときに部門担当者である場合もあった。これを準用すれば種痘所の副頭取に準ずる官職といえようが、さりとてナンバー二というわけでもないようである。池田多仲が預りに就任したのは、文久二年閏八月七日である。

西洋医学所から医学所へ

種痘所の名称はそのまま継続していたが、その内容はもやは種痘のみをおこなう施設ではなく、実態は種痘とともに解剖、教育の三科が平行しておこなわれ、いわばオランダ医学の教育機関に変貌していた。

次第に実績をつみかさねていた種痘所の存在をこころよく思っていなかった漢方医たちは、そのころ医学館督事に就任していた多紀元佶の名において、種痘所と称しながら西洋医学を教育しているのは実態に則していない、よろしく名称を変更するようにと抗議したので、文久元年一〇月二五日の

種痘所之儀以来、西洋医学所
右之通相唱候事(35)

との布達によって、これ以後は西洋医学所とよばれることになった。医学館の抗議は名称変更を促進し、その結果は西洋医学所が医学館に対抗する力をもった医育機関に成長した、と漢方医たち自らもみとめる結果になった。医学館の目論見は裏目に出たといえよう。

文久二年正月から体調をくずしていた大槻俊斎は四月九日に死亡した。その死後まず頭取の候補にあがったの

は、大坂で適々斎塾（適塾）を主宰して天下に名声が喧伝されていた緒方洪庵であった。しかし洪庵は健康を理由に、再三の要請にもかかわらず就任を受諾しようとはしなかった。

そこで俊斎の死後西洋医学所をあづかっていた伊東玄朴と林洞海は、頭取候補として長州藩医青木周弼に白羽の矢をたてた。周弼はちょうどこのころ藩主毛利敬親にしたがって江戸に滞在していたので、玄朴らは執拗に就任を懇請したが周弼もがんとしてこれを受けようとはしなかった。その表向の理由は老齢であり、また長州藩を去りがたい事情があるというものであるが、京都にいる弟の研蔵あての書状（文久二年五月二五日付）によれば、

……御承知之通四十前後ニ御座候へハ為斯道一奮励と申事も有之候へ共、老衰三百（里）外へ転居真ニ江戸之鬼と相成候迄ニ御座候、大辟易ニ候……如此老懶ニ而ハ最早多年御側勤も申上候事ニ御座候へハ、程能退隠読書養老悠然、就木之外ハ無他願候(36)

とあって、老齢というのが唯一の理由のようである。六〇歳という高齢をむかえて体力の限界を感じていた青木周弼は、西洋医学所頭取のような超多忙な地位につくことは、「江戸の鬼と相成候迄」との予感があったのであえて受諾しなかったのであろう。

青木周弼がかたく辞退した結果、話はふたたび洪庵のもとにもちこまれた。洪庵もこのさらなる懇望には抗することができず、「討死を覚悟」で江戸に乗りこんできたのである。内部昇格が困難なほど西洋医学所に人材が払底していたわけではなかったにもかかわらず、幕府がなぜこれ程までに洪庵の頭取就任に執着したのだろうか。この点については山崎佐の推測によれば、その前年に将軍家茂に降嫁した和宮親子内親王の拝診が目的であったろうとする。和宮の拝診をうけもつ奥医師は、京都の朝廷側が納得する医師でなければならなかったのであるという。(1)傾聴に値する見解というべきであろう。

洪庵は自らが主宰する適塾を養子の拙斎にまかせ、四郎（のちの惟孝）ただ一人をつれて文久二年八月一九日

に江戸に到着した。まず奥医師となり、ついで西洋医学所頭取となって多忙な生活をおくるようになった。お城での将軍の拝診や当番、西洋医学所での種痘や教育、歩兵屯所への出役医師の人選など、その多忙な様子は「勤仕向日記」から伺うことができる。(37)

文久二年一〇月には林洞海にかわって、竹内玄同が西洋医学所取締に昇格して頭取の洪庵を助けた。

文久三年二月二五日に「西洋」の二字を省いて、単に医学所と名称が変更された。これによって医学所の存在はさらに重さをくわえて、名称においても、実体においても、まさに医学館と対等に渡合える地位についたといってよいであろう。

名称の変更によって医学所の相対的な地位の向上はみられたが、教育機関としての内容はけっして充実していたとはいえない状態であった。洪庵が留守居役の池田玄仲にあてた書状によると、

医学所ニは是迄御書籍甚乏敷、教導方大ニ差支、難渋仕罷在候間、何卒字典類医書類御下ケ相成候様、此度就中ボムホフ和蘭字典

右は別て必用之品に御座候ニ付、是非共五部丈ケ、医学所え御下ケニ相成候様仕度、依之懸リ御目付申談、此段奉願候(38)

とあって、書籍の収集に力をいれている様子がみられる。これは洪庵が大坂の適塾でおこなっていた語学中心の教育が、医学所においてもおこなわれていたことをしめすものである。

文久三年（一八六三）三月妻八重の出府によって洪庵の単身赴任生活は解消されたが、超多忙の公務の重圧はかならずしも頑健でなかった洪庵の肉体を蝕んだにちがいない。六月一〇日頭取屋敷で坪井信良からの書状をよんでいる最中に、突然の大喀血によって急死した。五四歳の生涯であった。自身の健康を危惧しながらも就任を受諾せざるをえなかった洪庵は、青木周弼の予言どおりわずか一〇ヶ月で急死してしまった。

蘭方医たちの結束

解屍会同盟の結成　蘭方医たちの結束の固さには見事なものがある。解屍会同盟の名簿にもそれがみえるし、歩兵屯所への出役にあたってもそれまでの交友を大切にしながら勤務を遂行している様子がうかがえる。

お玉ヶ池種痘所の設立が、牛痘接種法の修得と普及を目的としたものであることはさきにみたとおりである。その後この性格に変更がくわえられて、オランダ医学の教育機関としての色彩をおびるようになった。そこでオランダ医学の基礎ともいうべき解剖学に重点がおかれ、人体解剖を種痘所でもおこないたいとの希望のもとに、大槻俊斎の名において願書が提出されたことはさきにのべた。

西洋医学には解剖学こそ医学の基礎であるとの認識が長い歴史の中に認められ、オランダ医学もその例にもれなかった。江戸の蘭方医仲間も屍体を解剖して、医学の研鑽に資する目的で一つの団体を組織した。それが「解屍会同盟」である。その名簿である「解屍会同盟姓字録」が現在につたえられている(39)。名簿の書式は上段に住所をしるし、下段に姓名がしるされている。この書式からみると、この名簿は解剖がおこなわれるにあたっての連絡簿といってよいであろう。とくに太田東海の項には「玉川溝之口　手塚良斎へ相達べき事」とある。これは太田東海が武蔵国橘樹郡玉川溝の口に住んでおり、下谷練塀小路の手塚良斎に知らせれば太田東海に連絡がとれることをしめしている。

この姓字録に名をつらねている医師は六六名をかぞえる。そのうちお玉ヶ池種痘所の設立拠金者名簿にみえる医師は四九名で、実に七四%におよんでいることによって、設立拠金者が中心になってこの解屍会同盟が結成されたということができる。しかし解屍会同盟が結成された時期を、この姓字録から特定することは困難である。

キユンストレーキの寄贈　大槻俊斎の解剖願いが提出されても、死体解剖の機会が増加したわけではなく、西洋医学所としては解剖の機会不足に不満を感じていた。その間隙をぬうように文久三年一月一六日に、勘定奉行兼外国奉行竹内下野守保徳、外国奉行兼神奈川奉行松平石見守康直、目付京極能登守高朗の三名からキュンストレーキ一箱が寄贈された。

その内容は紙製人体と男性生殖器、女性生殖器、胎児之形、眼球などで、箕作秋坪が立ちあってくみたてをおわり、人体解剖実習の代わりに教材として利用された(40)。文久元年に、江戸・大坂の開市、兵庫・新潟の開港を五年間延期し、貿易制限を撤廃することを交渉するためヨーロッパに派遣された竹内下野守らが持ち帰ったものである。

歩兵屯所附医師の派遣　幕末、内外の情勢があわただしく変化し、幕府はそれまでの行政組織では対応できなくなったので、安政五年に外交交渉をつかさどる外国奉行を新設したのを手始めとして、兵制の上にも大改革をくわえた。その一環として文久二年暮に歩兵組が新設された。江戸城の周囲四ヶ所に歩兵屯所がもうけられ、そこへ常駐させる医師を、西洋医学所から出役させることにして、その人選を頭取緒方洪庵に依頼した。

洪庵が江戸城で陸軍奉行大関肥後守忠裕とはじめて面会して、西洋医学所から歩兵屯所への医師派遣のことを議したのは文久三年正月二七日のことであった。洪庵は医学所内部でも林洞海や竹内玄同と協議をかさねて、一ヶ月後の二月二七日に手塚良斎ほか六名の医師を推薦した。これが三月一二日に発令されて、これらの医師は歩兵屯所附医師として赴任した。これを手始めとして医学所から続々と医師が派遣されたのである。

五月一八日に第一次増員がおこなわれ、新たに任用された医師一九名のうち五名が医学所からの出役医師であり、その後の増員によって屯所附医師の総数は九九名を数えるようになったので、医学所からの出役医師のしめる割合はごく少数になってしまったが、取締や取締介などの要職に就任した医師は八名中半数の四名をかぞえる。医学所出役医師は歩兵屯所においてもその中核としてめざましい活躍をしていたといえよう(41)。その一人手塚良斎の「医学所御用留」から、屯所附医師の医療活動の一斑をうかがうことができる(42)。

医学所と歩兵屯所の密接な関係は、屯所で重病人がでた場合には医学所がそれを引きうけるという構想のもとに、計画が進められていたことによってもうかがい知ることができる。(43)

種痘所出張所の開設　地道ながら医学所の種痘事業は江戸市民の認めるところとなり、牛痘接種をうけようとするものも次第に増加してきたので、和泉橋通りの医学所一ヶ所ではおおくの市民の需要に応えることが困難になってきた。そこで慶応二年（一八六六）五月二三日につぎのような布達が、老中水野和泉守忠精より町奉行に発せられた。

種痘出張所之儀ニ付御触書

和泉守殿御渡

種痘之儀望之もの者医学所江罷出候様兼而相触置候処、其後小石川三百坂下、赤坂田町一丁目、麻布十番真木河岸、京橋三十間堀三町目、深川万年橋、浅草三間町江出張所出来同様施行相成候間、望之もの ハ右出張所之内江も罷出候様可致候

右之趣可被相触候

五月(44)

医学所と同様に、六ヶ所の出張所においても牛痘接種をおこなうことを布達したわけである。これによって江戸市民はもっとも便利な最寄の出張所に出向いて、牛痘接種をうけることが可能になった。

これを明治二年（一八六九）六月二二日の触書と照らしあわせてみると、(45)小石川三百坂下は手塚良仙、赤坂田町一丁目は生田良順、麻布十番真木河岸、(46)京橋三十間堀三丁目は渡辺春汀、深川万年橋は桑田立斎、浅草三間町は大野松斎の屋敷が出張所になっていたことがわかる。

しかし「立斎年表」文久二年三月の条に

一、文久二壬戌年三月、西洋医学所種痘出張新被仰付、酒井右京亮殿御達、初種日、御小人目付并俗事役池田太冲酒職祝儀出す(3)

とあることによって、種痘所出張所が設置されたのはさらに四年さかのぼることができるのではないかと考えている。開所の日については不明ながら、出張所として初めての接種日に小人目付と、西洋医学所俗事役の池田太冲（玄仲）が出向いてきたので酒肴を出してもてなしたという。このとき他に同様な出張所が設けられたことについての言及はないが、その後の経過から考えて他に数ヶ所の出張所が開設されたことはありうることである。このように数ヶ所の出張所が設けられたということは、牛痘接種にたいする庶民の要望がますます増大していることをしめすものである。

明治維新後にもこれらの出張所は引きつづき種痘所としての機能をはたしていた。「明治三年　諸規則」には種痘館幹事名義による「種痘施行之仕方」があるが、これによると本館である美倉橋種痘館の外、三拾間堀三丁目、芝赤羽根、小石川三百坂、浅草三間町、深川高橋の五ヶ所の種痘所出張所があげられており、その受持区域が明記されている。(47)旧幕時代の六ヶ所とは幾分の相違があるが、これはたとえば深川万年橋の桑田立斎のように死亡による異動と考えられる。

出張所を開設して被接種者の利便をはかるとともに接種者の技術を一定のレベルに保つために、種痘術に熟達した医師にたいして医学所の認定によって種痘免状を交付したことをうかがわせる書状がある。それは伊東玄朴から池田玄仲にあてたもので、

私門人杉田泰順差上申候間種痘免状御遣被下度奉願上候、且新痘種出来次第奉願候、此段急度御取計可被下候、不一

正月晦日(48)

杉田泰順は武蔵国鎌形の出身で、元治二年四月一三日に玄朴の象先堂に入門したので、この書状は慶応二年以降のものであり、医学所から種痘術の練達者にたいして種痘免状が交付されていたことをしめしている。江戸時代には現今いうところの医師の免許制度や、免許証にあたる認可状は存在しなかったが、新しい技術としての種痘術の普及のためには免許制度の必要性を痛感していたことの現れであろう。

松本良順の頭取就任

長崎のポンペのもとに留学していた松本良順は、文久二年にポンペの帰国とともに江戸にかえって、頭取に就任したばかりの緒方洪庵の下で頭取助として補佐し、同時に奥詰医師も兼任した。文久二年閏八月八日のことである。(49) 医学所への転任は洪庵も良順も時を同じくしていたといえよう。

翌文久三年洪庵急死の後をうけて七月に良順は医学所頭取に昇格し、一一月には伊東貫斎が取締に就任した。良順は長崎の医学所でポンペから伝授された医学教育の方式をとりいれて、洪庵時代のオランダ語そのものの習得に力をいれた教育とはまったく異なった方法を採用した。ポンペの方式に則って、物理、化学、解剖、生理、病理、内科、外科を「医学七科」とし、ポンペの講義録にしたがってオランダ医学そのものを教育する講義がすすめられた。

頭取は松本良順、教授は坪井為春（薬剤学）、島村鼎甫（生理学）、石井謙道（病理学）、桐原真節（解剖学）、助教授には足立寛（蘭学理化学）、田代基徳（蘭学数学）、渋谷彦一郎、福原代一郎がいた、と慶応元年ころに医学所に入学した石黒忠悳の『懐旧九十年』にある。(50) ほかに池田玄仲が医学所附となって所内に居住して、事務方万般を取仕切っていた。

文久年間になると幕府の行政において医学所の存在はますます重きを加えて、若年寄や目付のなかに「医学所掛」という存在がみとめられるようになった。すなわち文久三年八月池田玄仲が医学所頭取手伝に就任したおりのお礼廻勤のさいには、月番老中井上河内守正直や月番若年寄田沼玄蕃頭意尊のほかに、医学所掛若年寄平岡丹波守道弘と医学所目付杉浦正一郎、池田修理のもとにお礼廻勤をおこなっている。さらに医学所掛として高木幸次郎、北角十郎兵衛、西尾錦之助の三名の名がみえる。(51) 医学所の機構がそれだけ肥大化してきたことを物語るものであろう。

さきの大槻俊斎が解屍の願書を提出してからも、医学所としては解剖が順調におこなわれていたわけではないことは、『懐旧九十年』に「人体の実地解剖は、私の在学中ただ一度しかなかったので、いつも犬や猫で間に合わせました」とあることによってわかる。(52) 俊斎の嘆願も功を奏していたわけではない。解剖用の屍体の入手が思うにまかせないため、それにかわるイヌなどの動物を使用して勉学の補いとしていたことは、お玉ヶ池種痘所の創立に合力した添田玄春の日記にもみえる。(53)

池田玄仲が医学教育にたずさわっていたか、という問題には確たる結論がえられていないようであるが、医学所留守居役として所内の事務長的存在として明治維新まで医学所を取仕切っていたという記録はおおい。しかし一方では舎密学の講義を担当したとの文書ものこっているので、(54) その可能性をまったくすてさることはできない。

慶応四年三月一六日に医学所は海陸軍病院と改称された。しかしこのころの混乱に災いされて、その手続きが円滑に運ばなかったので改称が周知徹底されていなかったようである。そのおなじ日、松本良順は海陸軍病院長に任命され、あわせて歩兵頭格を兼任した。(55)

戊辰戦争の勃発によって、慶応四年四月一二日松本良順は渡辺洪基や太田雄寧をひきつれて会津方面に脱走して幕府軍に投じたので、この日林洞海が後任として頭取欠員のまま取締に任命された。ついで四月一六日には竹内玄庵（のちの正信）が頭取助に任命されて林洞海を補佐した。この二人は、六月九日に医学所が新政府に引渡されるまでこの地位にあった。

幕府の瓦解と新政府への移管

幕府の瓦解によって医学所はその終焉をむかえるが、オランダ医学という新しい医学や医療を普及させる上に果たした功績にはおおきいものがあった。そのさい強力な武器となったのは、牛痘接種という新技術であった。この新しい技術を高々とかかげて、古い体質の医療界に新風をふきこんだ。

時代がかわって古い体制が消滅しても、新しい局面で成果をあげるためには、新しい技術を身につけた蘭方医たちに期待するところがおおきかった。新政府はテクノクラートしての蘭方医たちに依存しなければ、医療関係の仕事を推進するのは難しいことを十分承知していた。旧幕時代に活躍していた蘭方医たちは、その後の情勢の変化によって互に敵味方にわかれてしまったとはいえ、本来同じオランダ医学を学ぶ学徒としての絆には強固なものがあったので、新しい時代を建設する尖兵としての役割を課せられて続々と新政府のポストに採用されたのである。

慶応四年（一八六八）鳥羽・伏見の戦いに端を発した戊辰戦争は、官軍優勢のうちに戦線は北上して拡大の一途をたどった。それによって生ずる負傷兵や病兵も増加するので、傷病兵を収容するための病院が明治新政府によって横浜に新設された。慶応四年閏四月一八日に横浜・野毛の脩文館内にもうけられた横浜軍陣病院である。ここでイギリス人医師ウィリアム・ウィリスを中心にしたジョン・ダンウッディーやジョセフ・シドルなどの外国人医師団のもとで、新政府の医師たちの活躍があった。(56)

戦局が東北地方に拡大するにしたがってこの病院が手狭になったので、横浜から東京下谷に移転することになった。これが下谷の旧藤堂邸に新設された大病院である。順次患者が転送され、大病院への移送が完了したのは明治元年（九月八日に改元された）一〇月七日のことであった。明治二年二月には医学所が旧藤堂邸に移転して大病院と合併し、医学校兼病院となった。

医学所を新政府に引渡すようにとの指令にもとづいて、慶応四年六月九日阿波藩尾形力之進と鹿児島藩前田杏斎（信輔）が来所して医学所を接収した。これによって医学所は幕府との関係を完全に断絶して、江戸時代からのお玉ヶ池種痘所はここに終焉をつげた。しかし池田玄仲と月岡勝次郎は、これまでの通り医学所に勤務するようにとの指令によって医学所内にとどまった。玄仲が職を退いて医学所をはなれたのは慶応四年八月一日である。

明治新政府は六月二六日に医学所を再興し、翌二七日前田杏斎が頭取役宅に引移った。同じ日月岡勝次郎ほか三名に、医学所に引きつづき勤務するようにとの指示があった。月岡勝次郎は万延元年一〇月以来、種痘所俗事役として事務方の最高責任者をつとめていた有能な官僚である。人材不足の新政府にあっては、医師ばかりでなく、長年の経験を有する熟達した能吏についても継続して勤務させなければ、諸機関の運営が困難であったことを物語っている。

七月八日に杏斎は医学館、医学所、御薬園、病院御用取締役に就任して、これら四ヶ所の施設長としておおきな権限を発揮した。混乱の最中にあっても、種痘は定期的に継続しておこなわれていた。「明治初年医史料　日記」(57)によると医学所においておこなわれていたと考えられる。

八月一五日には医学館が種痘館と改称された(58)。改称後はここで種痘がおこなわれたと思われるが、さきの「日記」にはそのような記述はない。八月一五日には種痘館出張所が開設されて、桑田立斎以下六名がそこの勤務を命ぜられた(59)。これは旧幕時代から存在していた出張所が、新政府によって牛痘接種を継続しておこなうことを公認されたといってよいであろう。さらに本館である種痘館は大野松斎が世話役となり、鑑定診療掛、種痘師、取漿師などの職掌がきめられ、定期的に種痘がおこなわれている。種痘の強制接種制度が実施される以前の時期ながら、かなり精力的に種痘がおこなわれていることがわかる。

このころ種痘館における種痘は、なにがしかの謝金を徴収していた。さきの「日記」一〇月四日の条に「種痘館より痘児謝義相納候事」とあり、また九月二一日の条にも「大野松斎種痘出張所六人江上納銀之義申達し候事」とあってこれを知ることができる。

前田杏斎は九月四日に明治と改元されたのちの一〇月二四日に、医学所知事の職をとかれた。戊辰の戦乱が治まるや、医学校兼病院は平時の中心的医療機関としての機能とともに、医学教育の拠点としても活躍する。新政府の行政機構が目まぐるしく変更されるなかで、その後も幾度かの名称変更をせまられた。医学校兼病院、大学東校、ついで東校、第一大学区医学校、東京医学校、東京大学医学部、帝国大学医学部、東京帝国大学医科大学、東京帝国大学医学部と変遷して、戦後の学制改革にともなって現在の東京大学医学部（新制）となったのである。

おわりに

お玉ヶ池種痘所の歴史は、ただたんに東京大学医学部の歴史にとどまらず、わが国の近代医学の隆盛をもたらした原点ともいうべき、オランダ医学の興隆と発展をあとづけるものである。お玉ヶ池種痘所の発起から隆盛の跡をたどることによって、今日われわれが享受している現代医学の源流を知ることができる。これにたずさわったおおくの医師たちの業績を解明することが、とりもなおさずわれわれの医学の歴史であろうと思う。

（1）山崎佐「お玉ヶ池種痘所」『日本医史学雑誌』一三一九号　一五九～一六六頁、一三三〇号　一八六～一九五頁、一三三一号　二〇三～二〇九頁、一三三二号　二三四～二四一頁、一三三三号　二五六～二六四頁、昭和一九年

（2）本稿を草するにあたって基本文献として参照にしたのは、文献（1）のほかに、つぎの史料がある。

（2a）「江戸種痘所始末」『中外医事新報』三八八号、三八～四二頁、明治二九年
（2b）「西洋医学所来歴」『刀圭新報』四巻、一五～一七頁、四三～四四頁、大正元年
（3）桑田立斎「立斎年表」『日本医史学雑誌』四五巻、八五～九八頁、平成一一年
（4）痘苗の保存や運搬にガラス製毛細管が使用されるようになったのは、明治七年の「種痘規則」（一〇月三〇日）からである。「種痘規則」は『医制百年史』資料編、二三四頁、昭和五十一年に収載されている。
（5）お玉ヶ池種痘所の設立に参加した太田東海は、武蔵国橘樹郡溝口村の父のもとにかえって牛痘接種をおこなった。「膿かえしの日」の模様は、その孫にあたる太田良海氏からの直話である。
（6）笠原良策「戦兢録第五巻」『福井県医学史』五二七～五三九頁、昭和四三年
（7）深瀬泰旦「雪の栃ノ木峠をこえて牛痘苗を福井にはこんだ笠原良策」『ＪＭＳ』一三号、八八～八九頁、一九九五年。これは「天然痘の長い旅路」（III―五）の一部として本論集に収録した。
（8）『徳川禁令考』第五帙、巻四九、五九二頁、昭和七年
　蘭学医師之儀ニ付御書付　嘉永二酉年三月七日
近来蘭学医師追々相増し世上ニ而も信用致候者数多有之哉ニ相聞候、右ハ風土も違候事ニ付御医師中ハ蘭学相用候儀御制禁被仰出候間、得其意堅可被相守候
　但外科眼科等外治之儀ハ蘭方参用致し不苦候
　達しの主旨は後段の幕府医官がオランダ医学を学ぶことを固く禁ずるものであるが、このころの世情の様子を的確にとらえて、「御医師」以外の医師へも無言の圧力を加えているといえよう。
（9）『徳川禁令考』第五帙、巻四九、五九二頁、昭和七年
　種痘心得候町医名前可書出旨（安政四巳年三月）
蝦夷人共儀疱瘡ニ而傷候者多候ニ付種痘之御沙汰有之、右ハ是迄も少々ハ取行候得共心得候もの少く、一体蝦夷地ハ医師甚稀之儀ニ付全種痘之ため東西蝦夷地江三人宛六人夏秋之内別段被遣候ニ付、町医之内右医術出精志之ものハ早々南御番所江可願出候、勿論町々名主共相調相当之ものハ名前書上可申候

右之通従町御奉行所被仰渡候間、町中不洩様早々可相触候

三月八日

町年寄役所

この時蝦夷地へ派遣されたのは桑田立斎とその門人の西村文石、秋山玄潭、井上元長と、深瀬洋春とその門人の合計六名である。

(10)「川崎の蘭方医家太田家の事蹟」『文化かわさき』六号、八〇～九二頁、昭和五五年

開設の協議をいつ開始したかについては定説がない。現在は山崎佐の安政四年八月説がもっとも流布されている。「西洋医学所来歴」には「安政四巳年五月中元幕府勘定奉　行川路左衛門尉別邸神田お玉が池松枝町続におゐて種痘致度旨同人より出願済」とある。これは安政四年五月中に出願したとよめるが、協議開始の時期についてはふれていない。「同年(安政四年)六月より右医学所社中ニ入」という太田東海の履歴書から、あるいは東海もこの協議にくわわっていたかもしれないと考えている。さらに新たな史料の出現がまたれるところである。

(11) 箕作阮甫『西征紀行』津山洋学資料館友の会、平成三年

(12) 深瀬泰旦「お玉ヶ池種痘所開設をめぐって　その二――川路聖謨と斎藤源蔵」『日本医史学雑誌』二六巻、四二〇～四三〇頁、昭和五五年

(13) 川田貞男『川路聖謨』吉川弘文館、二六七頁、平成九年

(14) 池田文書第六六六号文書、大槻俊斎書簡、「池田文書の研究(三)」『日本医史学雑誌』三六巻、一六三～一六八頁、平成二年

(15) 松岡英夫『安政の大獄　井伊直弼と長野主膳』中央公論新社、一〇四～一〇五頁、二〇〇一年

安政三年一二月に越前敦賀と琵琶湖間の新堀開削計画が表沙汰になり、これによって経済的権益をおかされることをおそれた彦根藩主井伊直弼は、幕府にたいして猛烈な反対の陳情をくりかえした。この計画の背後に勘定奉行川路聖謨がいることを知った井伊は、川路にたいして恨みをいだいていたという。

(16) 後者のグループに属する人びと一六名はつぎのように分類できる。

綾部善達、太田拙斎、岡田元琳、菊池海準、篠田元順、田村泰造、益木良斎、村板玄竜の六名については姓名の

み、甲斐田孝斎、吉田淳庵については住所のみしか判明していない。当初不明グループに属していた手塚良庵、手塚良斎、太田東海、奥山玄仲、添田玄春についてはその後の調査によって詳しい出自や閲歴が判明した。これらについてはいずれもすでに報告したところである。なお西川玄泰については、伊東玄朴の弟子として添田玄春の実母のもとに往診している事実を『法圜院病中日記』に見出したので、いずれあらためて報告する予定である。

(17) 深瀬泰旦「史料との出会い――歩兵屯所医師取締手塚良仙とその一族――」『日本医史学雑誌』三六巻、四一三～四三三頁、平成二年　これは本論集（II―七）に収録した。

東京大学医学部の起源としてのお玉ケ池種痘所を語る場合に、比較的容易に参照できる『東京大学医学部百年史』からの引用がおおいので、八二名説が流布されたものとおもわれる。さきの山崎論文には八二名の名簿がのっており、『東京大学医学部百年史』はこれを引用している。

(18) 三浦義彰『文久航海記』冬至書林、一七頁、昭和一六年

(19) 深瀬泰旦「校正畏るべし」『川崎市小児科医会会誌』一二号、九一～九七頁、昭和五五年

(20) 緒方富雄『緒方洪庵伝』岩波書店、六〇頁、七〇頁、一九七七年

(21) 小川鼎三・酒井シヅ校注『松本順自伝・長与専斎自伝』平凡社、二一頁、一九八〇年

(22) 池田文書第六七五号文書、大槻俊斎書状「池田文書の研究(三)」『日本医史学雑誌』三六巻、一六三～一六八頁、平成二年

(23) 池田文書第一二八六号文書、伊東玄朴書状「池田文書の研究(二)」『日本医史学雑誌』三五巻、四三九～四四三頁、平成元年

(24) 池田文書第二〇四号文書、伊東玄朴書状「池田文書の研究(一)」『日本医史学雑誌』三五巻、三〇八～三一五頁、平成元年

(25) 『徳川禁令考』第二帙、巻一七、三七九～三八〇頁、昭和六年

和蘭医術兼学ノ儀ニ付達

和蘭医術之儀先年被仰出之趣も有之候得共、当時席々万国之所長を御採用被遊候折柄ニ付、御医師中も有志之者

ハ和蘭医術兼学いたし候共不苦候／七月

(26)杉村広太郎『浜口梧陵伝』一六〇～一六四頁、大正九年

(27)伊東栄『伊東玄朴伝』玄文社、九六頁、大正五年

本書にはこのような記載があるが、「江戸種痘所始末」には「下谷和泉橋通御徒町横町小普請組小笠原駟太郎支配安井甚右衛門山本嘉兵衛拝領屋敷」とあり、また「西洋医学所来歴」には「下谷和泉橋通藤堂家より北へ二ツ目横町角続安井釜次郎其外地処」とあり、「種痘所発起」は「江戸種痘所始末」と同じ記述である。

(27a)富士川游「種痘所発起」『中外医事新報』一二〇七号、二〇七～二〇八頁、昭和九年

(28)池田文書第二〇一号文書、伊東玄朴書状「池田文書の研究(一)」『日本医史学雑誌』三五巻、三〇八～三一五頁、平成元年

(29)池田文書第六七一号文書、大槻俊斎書状「池田文書の研究(三)」『日本医史学雑誌』三六巻、一六三～一六八頁、平成二年

(30)『徳川禁令考』後聚、第六帙、巻三六、三三八～三四〇頁、昭和七年

(31)伊東栄、前掲書、一三一頁

(32)『武江年表』には「五月一二日明方、和泉橋種痘所焼亡」とある。これをみると種痘所が全焼したようにみえるが、その後の活動からみて仮製薬所だけが焼失したと考えた方が妥当であろう。

(33)種痘諭文(文久元年三月)順天堂大学医学部山崎文庫蔵

これは漢字に大和言葉でふりがなをつけて、庶民にも読みやすいように配慮されている。末尾の印は「散花済生」とよめる。「天花(天然痘)を散らして、時代の弊を正し、民の困難を救う」という意味であろう。このとき印刷された論文は、すくなくとも千枚を下らないと思われる記述が林洞海の書状にみえる。

(33a)池田文書第二四九九号文書、林洞海書状「池田文書の研究(四)」『日本医史学雑誌』三六巻、三〇五～三一〇頁、平成二年

(34)「江戸種痘所始末」や「西洋医学所来歴」には、林洞海は医学所取締に任命されたとある。

(35)『徳川禁令考』第三帙、巻二七、四三二頁、昭和六年
(36)青木周弼先生顕彰会『青木周弼』四六八頁、昭和一六年
(37)緒方洪庵「勤仕向日記」、緒方富雄『緒方洪庵伝』第二版増補版、岩波書店、三七一～五一一頁、一九七七年
(38)池田文書第六四五号文書、緒方洪庵書状「池田文書の研究(四)」『日本医史学雑誌』三六巻、三〇五～三一〇頁、平成二年
(39)田口和美「徳川氏末世に於ける解剖に就いて」『医談』八〇号、一～七頁、八一号、一～一〇頁、八二号、一～一三頁、明治三六年
(40)緒方洪庵「勤仕向日記」、緒方富雄『緒方洪庵伝』四八四～四八五頁、一九七七年、なおキュンストレーキについては石田純郎『江戸のオランダ医』三省堂、一四五～一五二頁、一九八八年にくわしい。
(41)深瀬泰旦「歩兵屯所の医師たち――『医学所御用留』から――」『日本医史学雑誌』三一巻、三七二～三九一頁、昭和六〇年　これは本論集（II―六）に収録した。
(42)手塚良斎「医学所御用留」順天堂大学医学部山崎文庫蔵
(43)池田文書第六五一号文書、緒方洪庵書状「池田文書の研究(四)」『日本医史学雑誌』三六巻、三〇五～三一〇頁、平成二年
(44)『徳川禁令考』第三帙、巻二七、四三一～四三二頁、昭和六年
(45)山崎佐『日本疫史及防疫史』克誠堂、二九七～三〇〇頁、昭和六年
(46)麻布十番真木河岸については、その種痘医の姓名を明らかにすることはできなかった。また芝赤羽根の出張所は奥山玄仲が担当していたものと思われる。奥山玄仲については簡単ながら「海軍大医監奥山虎炳」『日本医史学雑誌』四一巻、三二一～三四八頁、平成七年において報告した。
(47)「東京大学医学部　明治三年　諸規則」東京大学医学部附属図書館蔵
夏目漱石は明治三年四月から八月の間に浅草三間町の種痘出張所で牛痘接種をうけている。これについては、深瀬泰旦「漱石の痘痕」『日本医史学雑誌』二三巻、五一～六九頁、昭和五二年、にくわしい。本論集（III―六）に

収録した。

(48) 池田文書第二一一号文書、伊東玄朴書状「池田文書の研究(一)」『日本医史学雑誌』三五巻、三〇八～三一五頁、平成元年

(49) 「西洋医学所来歴」では、松本良順が奥詰医師と西洋医学所頭取助に任命されたのは文久二年七月のこととしている。しかし洪庵の「勤仕向日記」によれば、これは閏八月八日のことであるという。ここでは直属上司である洪庵の記録により信憑性があると思われる。

(50) 石黒忠悳、前掲書、一三四～一三五頁

(51) 池田玄仲「備忘録」池田文書研究会蔵、文久三年八月六日条

(52) 石黒忠悳、前掲書、一三五頁

(53) 「添田玄春日記」順天堂大学医学部山崎文庫蔵

この日記の安政五年一二月四日の条に「殿様並ニ藤井、表之もの共、犬のふわけ致す」とあって、人体の解剖が思うに任せなかった当時にあっては、動物をもちいてそれに代えていた様子をうかがうことができる。添田玄春をはじめ弟子の藤井玄洋はじめその他の弟子たちがイヌを解剖したのである。

(54) 藤浪剛一「幕府江戸医学館の一補遺に就いて(添田家記録から)『日本医史学雑誌』一二八八号、三三～四一頁、昭和一六年

(55) 文久二年に新たに編成された歩兵組の組織については、勝海舟の『陸軍歴史』によれば、歩兵奉行―歩兵頭―歩兵頭並(以下略)とつづく。歩兵頭はおおよそ西洋の軍隊の大佐に相当する官職である。『陸軍歴史』には「歩兵頭格」という官職はないが、歩兵頭と同格といえるであろう。医師がこのような官職に就任するのは破格のことである。これについては、勝海舟「陸軍歴史」『勝海舟全集』一七巻　四九～五三頁、勁草書房、昭和五二年にくわしい。

(56) 「横浜軍陣病院の日記」『中外医事新報』付録、思文閣出版、一～八二頁、昭和一九年

(57) 「明治初年医史料　日記」『中外医事新報』付録、思文閣出版、三七～一一三頁、昭和一八年。この項に記述はこ

の「日記」に負うところがおおい。

(58)『東京大学百年史』では八月一五日としているが、「明治初年医史料　日記」では八月一一日の条に「医学館改種痘館」とある。

(59) このとき出張所勤務となったのは桑田立斎のほか、渡辺春汀、生田良順、手塚良仙、奥山玄仲、大野松斎の六名である。大野松斎は種痘館本館の世話役も兼務した。生田良順以外は、お玉ヶ池種痘所設立に参加した医師である。しかし桑田立斎は七月七日に死亡しているので、出張所勤務の事実については再考すべきものと思われる。

《お玉ヶ池種痘所関係年表》

天保一一年（一八四〇）
五月二七日　江戸市中の売薬看板の蘭字使用を禁ずる

天保一三年（一八四二）
六月一〇日　蘭書の翻訳出版は医学館の検閲を要し町奉行所の許可が必要となる

嘉永二年（一八四九）
三月七日　幕府医官にたいして外科・眼科以外の蘭方医学禁止令が布達される

安政四年（一八五七）
三月八日　蝦夷地へ派遣する牛痘種痘医を募集する旨を布達する
八月　大槻俊斎宅に集合して種痘所の建設を協議し（六月）願書を提出する
一一月一五日　松本良順が長崎に留学する

安政五年（一八五八）
一月一五日　お玉ヶ池種痘所の開設が許可される
五月七日　種痘所が開設する
七月三日　嘉永二年制定の蘭方禁止令を解く
伊東玄朴ら奥医師にあげられる
一一月一五日　種痘所が焼失したので伊東玄朴・大槻俊斎宅を仮種痘所とする

安政六年（一八五九）
九月　下谷和泉橋通の安井甚左衛門・山本嘉兵衛屋敷地に新種痘所が竣工する

万延元年（一八六〇）

七月一〇日　町奉行所が種痘奨励の触書を江戸府内にだす
一〇月一四日　種痘所が官立となる
　大槻俊斎が種痘所頭取になる
文久元年（一八六一）
三月三日　種痘所に俗事役がおかれ、月岡勝次郎・貝島嘉左衛門が任命される
三月　種痘諭文を配布する
八月　大槻俊斎が解剖願を提出する
九月九日　俗事役が三名増員されて五名となる
一〇月八日　伊東玄伯・林研海を長崎に留学させる
一〇月二五日　種痘所を西洋医学所と改称する
文久二年（一八六二）
三月四日　伊東玄朴が取締に、林洞海が取締手伝に、大槻玄俊が頭取見習になる
四月九日　大槻俊斎が病死する
五月一三日　西洋医学所仮製薬所が焼失する
八月二一日　緒方洪庵が奥医師になる
閏八月四日　緒方洪庵が頭取になる
閏八月七日　池田玄仲が西洋医学所預になる
閏八月八日　松本良順が奥詰医師・西洋医学所頭取助になる
一〇月　竹内玄同が林洞海にかわって取締になる
一一月二三日　伊東玄朴が奥医師を罷免される
一二月二日　役宅の増築が完成し俗吏二名がひきうつる
一二月　大槻玄俊が長崎医学伝習に出発する
文久三年（一八六三）
一月一六日　西洋医学所にキュンストレーキを収納する
二月二五日　西洋医学所を医学所と改称する
六月一〇日　緒方洪庵が病死する
七月　松本良順が奥医師・医学所頭取になる
八月二六日　池田玄仲が医学所頭取助手伝になる
一一月　伊東貫斎が取締になる
慶応二年（一八六六）
五月二三日　江戸府内六ヶ所に種痘所出張所が新設される
慶応四年・明治元年（一八六八）
三月一六日　医学所を海陸軍病院と改称する
　松本良順が歩兵頭格・海陸軍病院頭取になる
四月一二日　松本良順が奥羽へ脱走する

四月一六日　林洞海が取締になる
閏四月一八日　竹内玄庵が頭取助になる
　横浜野毛脩文館に横浜軍陣病院を開設する
六月九日　医学所を明治新政府へ引渡す
六月一〇日　小石川・目黒両薬園を新政府へ引渡す
六月二六日　新政府が旧幕府医学所を復興して医学所をおく
六月二七日　前田杏斎が頭取になる
七月一二日　下谷旧藤堂邸に病院を開設する（のちに大病院となる）
八月一日　池田玄仲が免職となる
八月一五日　医学館が種痘館となり医学所に附属する
一〇月七日　横浜軍陣病院患者の大病院への移送が完了する
一〇月二四日　医学所知事前田杏斎が解任される
一〇月二五日　緒方惟準が医学所知事になる
一〇月二六日　佐藤嘉七郎・水田謙吾が病院頭取になる

明治二年（一八六九）
一月一七日　石神良策が取締助になる
二月　医学所は旧藤堂邸へ移り大病院と合併して医学校兼病院になる
二月二九日　医学所が東京府の管轄となる
　渡辺大輔が大病院頭取になる
　石神良策が医員取締助心得になる
八月二四日　松平春嶽が大学別当になる
一二月一七日　医学校を大学東校と改称する

明治四年（一八七一）
八月　大学東校を東校と改称する
一一月一〇日　種痘館が廃止され東校に種痘局がおかれる

明治五年（一八七二）
八月三日　東校を第一大学区医学校と改称する

明治七年（一八七四）
五月七日　第一大学区医学校を東京医学校と改称する

明治一〇年（一八七七）
四月　東京医学校を東京大学医学部と改称する

二　お玉ヶ池種痘所開設をめぐって

昭和三三年（一九五八）五月七日、東京大学医学部は創立百周年をむかえ、その記念式典が盛大におこなわれた。これは安政五年（一八五八）五月七日のお玉ヶ池種痘所開設の日をもって、その創立の日とさだめていることによる。このお玉ヶ池種痘所の設立準備からはじまり、これが東京大学医学部に成長する過程については、山崎佐の論文をはじめとしておおくの論述が発表されており、すでにその全貌はあきらかにされているといっても過言ではない。しかしこれらの記述を比較検討してみると、かならずしも一致を見出せないところもあり、また明らかに誤りであるといわざるをえない文字もみられる。

川崎市高津区梶ヶ谷の田村家が旧蔵した田村家文書にある「当区医務取調書上」（明治六年）に、種痘所設立に関する新しい記述を見出し、在来の史料との関連で、二、三の新しい知見をうることができた。

種痘所設立について協議をはじめたのはいつか

嘉永二年（一八四九）六月、オットー・モーニッケによってわが国にもたらされた牛痘苗は急速にひろまり、各地に種痘所の開設をみるにいたったが、ひとり江戸においては幕府の医育機関である医学館の総帥多紀氏の反対のため、牛痘法は採用され難い状況にあった。しかし多紀元堅や、多紀氏とともに医学館の枢務にたずさわっていた辻元崧庵などがあいついで死亡し、一方幕府自らがアイヌ人にたいする強制種痘事業にのりだすなど、情勢は微妙に変化してきたのである。

江戸在住の蘭方医家のなかに、この期をのがさず江戸にも種痘所を設立しようとする気運がうまれた。嘉永二年の蘭方禁止令により、外科、眼科をのぞく蘭方医術は禁止されているとはいえ、牛痘接種法については暗黙のうちに流布されていたので、これをスプリング・ボードにして蘭方医術興隆の契機をつかもうとしたのである。下谷練塀小路の大槻俊斎の屋敷に、蘭方医の有力者である伊東玄朴、戸塚静海、箕作阮甫などがあつまって協議し、勘定奉行川路左衛門尉聖謨の名において、安政四年（一八五七）八月幕府にたいして開設許可願を提出した。この願書提出の時期については諸種の文献により安政四年八月とされているが、大槻俊斎宅に会合して、協議を開始した時期については明らかにされていない。山崎の論文では、幕府瓦解後、医学所より明治新政府への引渡しのさいに提出した種痘所の由来記(1)を引用して、

安政四年五月に協議したとも考えられるが、いずれが正しいか決すべき他の史料がないので、ここでは通説の如く、八月として置く(2)

とのべている。しかし「西洋医学所来歴」の本文には、

種痘の義は、諸藩町医等銘々自宅にて施行致し居候処社中一同申合之上安政四巳年五月中元幕府勘定奉行川路左衛門尉別邸神田お玉が池松枝町続におゐて種痘致度旨同人より出願済(3)

とあって、山崎のいうごとく、五月中に協議を開始したとは認められず、五月中に願書を提出したと解せざるをえない。ここではむしろ五月の願書提出にさきだって、「社中一同申合」をおこなったとも解釈できる文書である。八月に願書を提出するためには、それにさきだって社中が結成され、幾度か協議をかさねて結論がだされるというのが常識的な考え方であり、それにどの位の期間を要するかは事の性質によって長短があろうが、八月に協議を開始し、八月に願書を提出したと考えるのはいささか無理があろう。しかし在来の文献ではこれを明示し

たものはない。

一方この協議に参加したのは誰か。これについて山崎は「伊東玄朴、戸塚静海、竹内玄同、林洞海、箕作阮甫、三宅艮斎外四名と仙台藩水沢出身の斎藤源蔵」の名をあげており、「江戸種痘所始末」も同様であるものの、「外四名」にあたる部分を「其外社中四五輩」と記している。(5)

明治新政府は医制の制定を前にして、全国の医師の数やその所在を把握する目的で、明治六年六月文部省達として各府県にたいし医師の履歴書提出方を通達した。その際、履歴書の雛形をしめして書式を統一しているが、これによって医学修業の年限や専攻科目、開業年数、禄高などをしることができる。

神奈川県第五大区に居住する医師一八名の履歴書を一綴にしたのが「当区医務取調書上」である。当時の第五大区長であった田村義員のもとに保存され、これが「田村家文書」として今につたえられている。ここに医学所頭取大槻俊斎の妻、海香の母(手塚良仙光照の妻)の実家にあたる、武蔵国橘樹郡溝口村太田家の出身である太田東海の履歴書をみることができる。

神奈川県管下平民
無高　本籍　道一男　太田資啓
旧通称　東海
当酉六月四十四歳五ヶ月

一天保十四年癸卯三月ヨリ嘉永二年己酉十一月迄実父道一ニ従ヒ同年十一月ヨリ安政四年丁巳五月迄元西洋医学所頭取役下谷煉塀小路大槻俊斎ニ従ヒ同年六月より右医学所社中ニ入都合十四年三ヶ月修行扶歇蘭度氏速篤氏内科訳書及訶倫産科訳書并手術研究仕当今合信氏婦嬰新説抱独英氏訳書及東校医院治験書等研究中ニ御座候

一安政四年丁巳八月ヨリ武蔵国橘樹郡下作延村ニ於テ実父道一ト共発業同六年己未十二月同国同郡溝口村へ移転開業

右之通相違無御座此段奉申上候也

明治六年七月十九日

右　太田資啓

神奈川県権令大江卓殿(6)

この「当区医務取調書上」は提出の年、すなわち明治六年を基準にして肩書その他が記述されているのに注意しなければならない。すなわち大槻俊斎は明治六年からみて「元西洋医学所頭取」であって、安政五年五月には西洋医学所は影も形もない。史実をなぞってみると、安政五年五月に開設されたお玉ヶ池種痘所は、万延元年（一八六〇）一〇月一四日に幕府直轄の「種痘所」となって俊斎がその頭取にあげられ、文久二年（一八六二）四月九日の死亡の日までその地位にあった。「西洋医学所」と改称されたのは文久元年（一八六一）一〇月二五日であり、さらに西洋に二字がとれて「医学所」となったのは文久三年（一八六三）二月二五日である。

これらの史実をふまえてさきの履歴書を解釈してみると、「同年（安政四年＝深瀬注）六月ヨリ右医学所社中ニ入」の「右医学所」とは、安政五年に開設されるお玉ヶ池種痘所をさしており、「社中ニ入」とはさきにのべた伊東玄朴、大槻俊斎らが種痘所を建設すべく協議したというその社中をさすのではあるまいか。

太田東海は師でもあり、義理の従兄弟でもある大槻俊斎の推薦によってお玉ヶ池種痘所設立を協議するための社中にくわわった。その社中は安政四年六月に、すでにできていたかもしれないし、そのとき成立したのかもしれない。とにかく安政四年六月に社中が存在していたことは明らかである。いまだ実在しない種痘所の社中にくわわったということは、その社中において医学の修業をしたのではなく、むしろ設立準備のための社中と考えた方が妥当であろう。事実種痘所が医育機関としての色彩をおびてくるのは、安政五年一一月の火災後、下谷和泉橋通に移転後のことである。お玉ヶ池種痘所の設立について、安政四年六月に協議を開始し、二ヶ月にわたる準備ののち、八月に願書が提出されたということができる。

太田東海の叔母の嫁ぎ先である手塚良仙光照を中心に、その姻戚関係にはお玉ヶ池種痘所開設にさいしての資金拠出者として大槻俊斎をはじめ大槻玄俊、手塚良庵（のちの良仙光亨）、手塚良斎、太田東海、伊東玄晁の六名をかぞえることができる。またその中心人物である大槻俊斎とは師弟関係、婚姻関係ともに深い関係があることをかんがえると、さきの「其外社中四五輩」のなかに手塚良庵や手塚良斎がふくまれていたのではなかろうかと推測している。

種痘所設立資金拠出者は八二名か八三名か

種痘所の経過について記述する文献は、さきにあげた山崎論文をふくめ次の六編をかぞえる。

Aグループ

「江戸種痘所始末」（『中外医事新報』明治二九年）(5)

「西洋医学所来歴」（『刀圭新報』大正元年）(3)

『箕作阮甫』（呉秀三　大正三年）(7)

Bグループ

『伊東玄朴伝』（伊東栄　大正五年）(8)

「お玉ヶ池種痘所」（山崎佐　昭和一九年）(1)

『東京大学医学部百年史』（昭和四二年）(9)

これら各論著にのる設立資金拠出者名簿についてふれてみたい。

さきにあげたBグループにのる人名簿は、おそらく誤植とおもわれるわずかの相違をのぞいては、人名と、その配列および人数とも一致している。発表の年次からかんがえて、さきにあげた順序で引用されたものであろう。これとAグループに属する文献の人名簿とを比較すると、いくつかの点で相違を見出すことができる。

その第一はAグループにのる戸塚静甫の名が、Bグループの名簿には見られないという事実である。戸塚静甫は掛川藩医戸塚隆珀（戸塚静海の長兄）の次男で、叔父静海の養子となって医学を学んだ。種痘所開設の安政五年は三七歳という、年齢からも、門閥からも拠金に参加しうる資格は充分もっていたと考えられる人物である。「江戸種痘所始末」の名簿には、川本幸民の次と、手塚良斎の次の二ヶ所に戸塚静海の名があるので、どちらか一方は静甫の誤植であろうと推測していたところ、『箕作阮甫』によって手塚良斎につづく戸塚静海が、静甫の誤植であることを確認することができた。

呉秀三はその著『箕作阮甫』の著述にあたって「大槻俊斎方に残った連名帳によ」ってこの拠金者名簿を記載したので静甫の名を逸することはなかったが、伊東栄は原本を直接参照せず、おそらく「江戸種痘所始末」にのる人名簿を引用したため、重複している戸塚静海の一方を削除して、結果として戸塚静甫を欠落させて八二名としたと推定される。Bグループの他の二書は、この『伊東玄朴伝』からの引用であるためか、当然のことながら戸塚静甫の名を逸している。お玉ヶ池種痘所の歴史を記述するにあたっては、『伊東玄朴伝』や『東京大学医学部百年史』を引用することがおおいためか、ほとんどの論文において資金拠出者は八二名と記している。山崎自身もさきの論文で、三浦義彰の『文久航海記』(10)にある八三名説にたいして、〝「八十三名云々」とあるが、是は「八十二名」であり〟と念をおして否定しているが、実は戸塚静甫をくわえて八三名が正しいのである。

Bグループにのる人名簿は、誤植と思われるわずかの相違をのぞいては、人名も、その配列や人数もまったく同一である。『伊東玄朴伝』において明らかに誤りであると思われる河本幸民や千塚良庵がそっくりそのまま「お玉ヶ池種痘所」にひきつがれ、これがまたそのまま『東京大学医学部百年史』にうつされている。発表の年次から考えて、さきにあげた順序で引用されたものであろう。

お玉ヶ池種痘所について記述するさいには、参照するのに困難な明治二九年発行の『中外医事新報』や大正三年発行の『箕作阮甫』から引用するのではなく、『伊東玄朴伝』や『東京大学医学部百年史』、とくに『東京大学医学部百年史』を参照にして記述をすすめていくことがおおいので、八二名説がひろく流布してしまったものと思われる。とくにわが国の医学の歴史を概観するにあたって、もっとも手軽に利用できる『医学の歴史』（中公新書）に八二名説が採用されているので[(11)]、この誤りにさらに拍車がかけられたといっても過言ではない。

次にAグループの「江戸種痘所始末」と『箕作阮甫』、Bグループの『伊東玄朴伝』の三著について人名を比較してみると、八三名中一三名に相違がみられる。その二、三についてのべてみたい。

Bグループにある千塚良庵は、手塚良斎の義兄であり、のちに歩兵屯所医師取締に栄進した良庵改め手塚良仙光亨であることは、本論集において論じている[(12)]。

「江戸種痘所始末」では鈴木玄岱、『箕作阮甫』では鈴木立岱となっているが、伊東玄朴門人姓名録に武蔵府中出身の鈴木玄岱がある。人名簿八三名中に玄朴の門人は九名をかぞえるが、発起人の中心人物の一人であり、江戸蘭方医の旗頭である玄朴の地位からみて首肯しうるところである。これはやはり玄岱が正しいというべきであろう。

これと逆の誤りが牧山修卿にみられる。文久二年閏八月二七日、石川玄貞の後任として西洋医学所肝煎を申しわたされ、後年咸臨丸で勝海舟とともにアメリカに使したのは牧山修卿である。「江戸種痘所始末」の誤植ともおもわれる。

小菅純盛については三著とも音読みにすれば「コスゲ・ジュンセイ」であるが、表記については三著三様である。さらに緒方洪庵の「勤仕向日記」には小菅純清なる医学所医師の記載があり、これはおそらく同一人物ではあろうが正しい氏名の表記についてはいずれともきめがたい。

岡田元琳と山田玄琳、村板玄龍と村松玄龍については、これが同一人物であるか否か、きめるべき史料をもっていない。

さらに『箕作阮甫』にのる人名簿にふされている生没年について言及しよう。拠金者八三名中、生没年が判明しているものは四一名である。考証の綿密、正確をもって知られる呉秀三の面目を目のあたりにする思いであるが、二、三の瑕疵を指摘したい。

坪井信道　寛政七年～嘉永元年（正しくは天保三年～慶応三年）

種痘所の設立が許可されたのは安政五年一月一五日のことである。この許可をえて募金が開始されたと考えられるので、本名簿がつくられたのはそのころであろう。嘉永元年に死亡したのは初代信道（誠軒）であり、ここにのる信道は初代信道の嗣子信友が襲名した二代信道なので、その生没年は天保三年（一八三二）～慶応三年（一八六七）が正しい。

手塚良庵　享和元年～文久二年（正しくは文政一〇年～明治一〇年）

良庵は良仙光照の長男で諱を光亨といい、父の死後良仙を襲名した。緒方洪庵の門人（適塾姓名録第三五九番）であり、のちに歩兵屯所医師となり取締に昇進した。維新後は医学校試補、一等軍医副（中尉相当官）となり、明治七年には軍医（大尉相当官）に昇進している。明治一〇年の西南の役には第二旅団中央包帯所附として活躍したが、明治一〇年一〇月一〇日赤痢のため病没した。よってこの生没年は父良仙光照にかかわるもので、文政一〇年（一八二七）〜明治一〇年（一八七七）と訂正されなければならない。

三浦有恒　文政一四年〜明治二三年（正しくは文化九年〜明治二三年）

文政は一三年一二月一〇日をもって天保に改元された。文政一四年という年はない。帝国大学医科大学第一内科の教授になった三浦謹之助の伯父にあたる三浦有恒の生年は文化九年（一八一二）と判明した。

竹内玄同　寛政七年〜明治三年（正しくは文化二年〜明治一三年）

この生没年を西暦をもってあらわすと、一七九五〜一八七〇となるが、生没年ともそれぞれ一〇年ずつ繰りさげた文化二年（一八〇五）〜明治一三年（一八八〇）が正しい。このような誤りが生じた理由については詳らかにしえない。

この人名簿の原本の所在については、呉秀三が「大槻俊斎方に残った連名帳(13)」であるとのべているように、大槻家の所蔵にかかる文書である。

明治二九年二月富士川游の大槻俊斎小伝の末尾に、「此伝ノ材料及ヒ像ハ君（俊斎の嗣子玄俊＝深瀬注）ノ厚意ニヨリ之ヲ得タルナリ(14)」との記述があり、同じ富士川の「種痘所発起」にも「この種痘所記録残欠は発起人の一人大槻玄俊氏の家に蔵するところ(15)」であって、明治二九年五月に「借りて写」したことを明記している。「江戸種痘所始末」は無署名の記事であり、それにのる人名簿の出所は明らかにされてはいないが、この執筆者もおそらく富士川であろうと考えられるので、さきに呉が引用したと同一の大槻家につたわる人名簿であることはまちがいない。

現在までの調査では、これ以外に名簿の所在を明らかにしていない。(16) 三浦義彰は三宅艮斎の遺品のなかに「種痘所寄附姓名録」を見出しているが、残念ながら趣意書のみで姓名録の部分は失われてみつからなかった、とのべている。(10) おそらく趣意書と姓名録が一綴になっていたものが、いつのころか姓名録のみが失われてしまったのであろう。「官許種痘所寄附姓名録」と称する文書が順天堂大学山崎文庫に所蔵されているが、これは安政六年の再建時の文書であり、これも趣意書のみで姓名録を欠くことを付記しておく。

川路聖謨のはたした役割はなにか

お玉ヶ池種痘所の設立にあたって、蘭方医たちに強力な支援をあたえた人物として川路左衛門尉聖謨と斎藤源蔵があげられる。この二人が設立時にはたした役割については従来からあまり注目されていないので、これについて考察をくわえたい。

「江戸種痘所始末」は、設立協議が開始された時期と、それに参加した蘭方医の顔ぶれからはじまる。

安政丁巳八月大槻俊斎宅へ集会
伊東玄朴　戸塚静海　竹内玄同　林洞海　箕作阮甫　三宅艮斎
并ニ其外社中四五輩　斎藤源蔵
種痘所取建の義相談の上神田元誓願寺前　川路左衛門尉屋敷借地の事申入承知(5)

伊東玄朴らが種痘所設立を協議した結果、その建設場所として川路聖謨の拝領屋敷を借りうけることにきまったわけである。そこで玄朴は川路に借地の件を申しいれ、それをうけて川路は自らの名において種痘所開設の願書を幕府に提出した。(17)

当時川路聖謨は勘定奉行勝手方であった。幕府の枢要な地位にある勘定奉行を、設立社中のメンバーではないにしてもそれに準ずる立場にすえたことは、この事業が出願の時期からすでに成功が約束されていたといっても過言ではない。しかしこの間の事情にふれている論文はほとんどみられず、『東京大学医学部百年史』において「川路が……外国事情や洋学に理解ある人であった」とのべたあと、「そのような機縁で、川路聖謨はつぎのような願書を差し出した」と簡単にふれているだけである。[18] 幕末の開明政治家として、川路聖謨の名があまりにも有名であるため、至極当然のことと受けとられているのであろうか。

安政四年六月大槻俊斎宅に会合した蘭方医は一〇名前後であるが、これらのうち幕府と直接関わりをもっていたものは、蕃書調所教授の肩書きをもった箕作阮甫ただ一人である。伊東玄朴がすぐれた蘭方医として江戸にその名が喧伝されていたことは、その翌年（安政五年）に将軍家定が危篤におちいったさいに、急遽奥医師にあげられたことにもよくあらわれているが、当時その身分は一介の開業医であり、佐賀藩のお抱医師にすぎない。[19]

『洋学先哲碑文』にのる「故洋学教授箕作先生碑」によると、

安政癸丑俄羅斯国使節来長崎幕府遣筒井川路二公往接之先生奉命従行其明年再下田以定条約先生皆与其議[20]

とある。嘉永六年一〇月にロシアの使節プチャーチンが長崎に来航して和親通商をもとめたとき、幕府は筒井政憲と川路聖謨を派遣して応接談判にあたらせた。開明派の老中安部正弘は、筒井や川路、岩瀬忠震、永井尚志、井上清直、水野忠徳、堀利熙などの開明派官僚を登用して、新しい世界情勢に対処する態勢をととのえていたが、かれらは老中にこたえうる能力と見識を持ちあわせていた。

筒井と川路の両名が長崎におもむくにあたって、通訳としての任務ばかりでなく、その豊富な海外知識——とくにロシアについての知識は一頭地をぬいていたといわれる——をもったブレーンとして箕作阮甫に同行をもとめた。この長崎行は筒井が主席格であったが、かれは西丸留守居役という閑職から起用され、七六歳という老齢であったので、交渉の主役は川路にあったことは、川路の『長崎日記』[21]や、箕作の『西征紀行』[22]によってもしることができる。

さらに翌安政元年一二月に下田におけるロシアとの和親条約締結にさいして、筒井、川路がかの地におもむいたときも、箕作が同行している。川路と箕作の関係は主従というよりは、海防と列国との和親通商に心をくだく同志といった方が適切な関係にあった。このような関係が成立し、これが後年、箕作の蕃書取調教授職就任へとつながるわけであるが、しからば両者の関係が生まれたのはいつのことであろうか。

大久保利謙は次のようにのべてこれを長崎出張の時期としている。

川路の手付けとなるまで阮甫と川路は何ら交渉はなかったようである。……川路はすでに海防掛として外交事務に関係があったから、天文方の訳官の阮甫の名は知っていたかもしれない。……長崎出張ではじめて川路と交渉をもったものと思われる。[23]

しかし箕作が川路に随行して長崎におもむいたときの日誌『西征紀行』によると、

四時前、倉賀野に抵り、司農に謁し、談并西洋禁の事に及ひ、蘭書の価を減し、天下に公布するの策を論す（嘉永六年一一月二日）。

川路公に謁す。公曰く、戎人に接するは、重任なれば、夢忘るること能はすなと、語頗る機密に渉る（一一月八日）。

其説は耶蘇教の書十部計を翻訳せしめて、廟堂の人一見し給はは、哈氏教の是非は明らかなるへしといへと、これは行はれさるよしにて、耶蘇教に怪異あることなと、頻りに弁せられける（一一月二五日）[22]。

など相当つっこんだ会話が交わされていることをしる。箕作が川路にしたがって長崎行を命ぜられたのが嘉永六年一〇月二〇日、江戸を出発したのが一〇月三〇日である。はじめての交渉をもってからわずか一〇日乃至一ヶ月足らずの間に、このような会話が交わされるというのは理解しがたく、心から許しあった間柄であったればこそ、長崎への旅の途次で、心情を吐露した意見の交換がおこなわれたものと考えられる。

天保年間、渡辺崋山を中心とする、いわゆる蛮社グループを構成していたのは、親藩や譜代の為政者層の開明的分子と、幕府の開明派官僚にぞくする知識人たちであった。当時勘定吟味役であった川路もこれにくわわっていたので、一時は目付鳥居耀蔵の嫌疑をうけたが、証拠不十分のため幸にも連座をまぬがれている。

この時箕作が同藩の侍医野上玄博、島崎鳩卿によせた書状がある。

元来此度讒訴人有之、三宅侯用人渡辺登高野長英被召取、……就ては西学社中のもの大かた一応は御尋も可之抔と、眉をひそめ居候処、此度小弟天文台出役被仰付、社中一統安心いたし候(24)

この書状とともに、高野長英が捕らえられたときに、箕作は自宅の板塀に迷路をつくって捕吏にそなえたことや、門人に「高野が縛られた時オレは大変あわてた」と語っていることなど、蛮社との関係を積極的にしめす事実ではないが、何らかの交渉があったことを思わせる様子がうかがえる。またさきの書簡の末尾に、「崋山、長英両人も全く無実の事にて」とのべ、事件発覚わずか一ヶ月後の書簡で正しい判断をくだしているのは、確度の高い情報をにぎっていたというべきであろう。蛮社社中の一員であった川路とは何らかの交渉が存在していた、と考えるのもあながち無理なことではない。

老中安部正弘、堀田正睦に重用された川路は、その後次第に幕府の重職を歴任していく。さきにものべたように安政四年六月には、勘定奉行として、また海防掛として、老中とともに幕閣の一員として幕政におおきな発言力をもつ存在になっていた。

川路は蕃書調所の設立について建議した一人であり、のちに蕃書翻訳御用を命ぜられ、外国語に堪能な箕作もあげられて教授に就任した。箕作を推薦したのは頭取古賀謹一郎であるといわれているが、さきの長崎での箕作の活躍が川路ら御用掛の脳裏につよく刻まれていたことはまちがいない。

箕作は疱瘡や牛痘接種にたいしてつとに関心をもっていたが、安政四年のお玉ヶ池種痘所設立発議のころは、蕃書調所の教授としてもっぱら蕃書和解の御用むきに専念していて医術からは遠ざかっていた。このような状況にある箕作が種痘所設立発起人の一人にくわえられたのは、川路との関係をより密にする役割をあたえられたことにほかならない。川路に種痘所設立のシンパになってもらい、願書に署名してもらうためには、箕作の力をかりることがぜひとも必要だったのである。

このようなきわめて高度な政治的な配慮を意図したのは、伊東玄朴をおいて他に考えることはできない。『西説内科撰要』（寛政四年）は蘭医宇田川玄随の訳書であるが、漢方の多紀元簡が序文をよせている。このころ内科は漢方、外科は蘭方というように、おのおのその分をまもって相侵すことがなかったため両者の間に確執はなかった。だが天保年間になって玄朴らが公然とオランダ医学をとなえ、内科、外科の両科にわたって治療をおこなって実績をつむにしたがって、元簡やその子元堅は蘭医への圧迫をはかるため幕府をうごかして蘭方医学の禁止を発令させた。ときに玄朴は、その夜元簡の屋敷におもむき、束脩をおさめて門人の礼をつくしてあらためて外科医と称したといわれている。(25)このように機をみるに敏、目的のためには手段をえらばぬ強引さを身につけていた玄朴こそ、川路を自己の陣営にひきいれた軍師であったにちがいない。

安政五年五月七日に開所の運びとなった種痘所は、その半年後の一一月一五日の夜明けに神田相生町から発した火災によって類焼してしまう。(26)火災後といえども種痘は一日も休むわけにはいかないので、玄朴宅と俊斎宅を臨時の種痘所として業務をつづけた。その後本来ならば旧地である川路の拝領地に再建すべきところ、あえて旧地をえらばず、大御番内田主殿頭組臼井謙太郎と小普請組初鹿野河内守組山本嘉兵衛の屋敷を借りうけて、再建に着手したのである。(27)

川路は安政五年正月、老中堀田正睦とともに日米修好通商条約の勅許をこうため上洛したが、目的をはたさず失意のうちに江戸にかえり、すでに大老に就任していた井伊直弼によって五月六日には西丸留守居に左遷されてしまう。種痘所再建は川路がすでに勘定奉行を解任され、失脚した後のことであり、川路の拝領地はすでに幕府に公収されていたので、その土地を借りうけることは不可能であったといえよう。[28] 白井、山本の両名は種痘所関係者とくに関係はなく、ただ玄朴邸に近いというだけの理由であろう。

斎藤源蔵はどのような助力をしたか

発起人の最後に斎藤源蔵なる人物が名をつらねているが、管見するところこの人物について言及した論文はほとんどみられない。

高野長英が養父玄斎の許しをえて、笈をおうて江戸に出たのは文政三年(一八二〇)の春である。江戸についてまず旅装をといたのが、日本橋堀留町の神崎屋源蔵の家であった。神崎屋源蔵は長英とおなじ水沢の出身で斎藤氏を称し、早くから江戸にでて薬舗をひらいて蘭方医の間で名のとおった人物であった。間口わずか三間半の薬種商ながら、安房、上総はおろか郡山から遠く奥州路まで取引があったという。[29] 一度引きうけたことは身体をはってもやりとげるという義侠心にとんだ男である。玄斎とは古くからの知り合いで、かなり親しい間柄であったので、長英の有力な後援者となったのである。長英は長崎遊学にさいして、旅用金として一両の金を都合つけてもらった。[30] 長崎においても源蔵との縁によって、平戸藩主松浦侯が所蔵する蘭書を自由に閲覧する機会をうることができた。[31]

長英も源蔵の後援にたいして感謝の念をいだいており、学成って長崎から江戸にかえる途次で、数通の消息をつたえている。[32] その一つに源蔵宅も類焼した文政一二年三月の江戸大火のさいの見舞状がのこっている。江戸に家塾をひらいたのちは、その蘊蓄をかたむけて種々の薬品の製法を伝授したので、源蔵もおおいに利益をあげることができたという。(33)

神崎屋源蔵に世話をうけたのは、高野長英ばかりではない。小関三英も然り、(34)大槻俊斎もまた然りである。大槻俊斎が高橋尚斎の紹介で手塚良仙光照の門にはいって医学をおさめたが、神崎屋源蔵の世話をうけて書籍の購入などおおくの便宜をえた、と関場不二彦はのべている。(35)俊斎が長崎に留学するにあたっては、師の良仙が学資を給したことはひろくみとめられているが、この際源蔵の支援もあったと考えることも無理ではない。

天保一二年（一八四二）俊斎が高島秋帆から痘痂をうけて、浅草蔵前の伊勢屋幾次郎に接種して良好な結果をえた。富士川游はこれを江戸における牛痘接種の始まりとのべているが、(36)実は人痘接種であったのであろう。その論議はしばらくおくとして、この伊勢屋幾次郎は神崎屋源蔵の姉の子、すなわち甥にあたるといわれている。(14)これも源蔵の後援にたいする感謝の現れといってよいであろう。

神崎屋源蔵は諱を春周、字を士旋といい、膽谷と号した。天保八年（一八三七）九月二八日に五六歳で没した。(37)その墓所は深川霊巌寺にある。(38)

富士川游によれば、源蔵は「江戸洋薬ヲ鬻クノ鼻祖」であるという。(14)長英、三英、俊斎などの蘭方医を経済的に支援し、それによってかれらは大をなすにいたった。しかし源蔵が目先の利益にのみ目をうばわれてこれら蘭方医を支援したのでないことは、かれの人柄から考えても明らかである。洋薬をあつかうという、時代を先取りした見識があったればこそ、おおくの蘭方医に心からの支援をあたえたとみるべきであろう。

この源蔵の跡をついだ二代目神崎屋源蔵も同じ心意気の人であったにちがいない。俊斎が種痘所設立を発議するや、その最初の会合から参加して、江戸蘭方医たちの多年の悲願であった種痘所建設の計画を支援した。すなわち斎藤源蔵とは二代目神崎屋源蔵なのである。

種痘所建設発議の席につらなったのはすべて蘭方医であった。源蔵だけが医師ではない。源蔵が江戸で名だたる洋薬舗であることが判明したいま、かれの役割は自ずから明らかになった。源蔵は俊斎らの計画に心から賛意をしめし、財政面からの援助を申出たのである。拠金者八三名の名簿のなかにかれの姓名が見いだせないではないかという反論はあろう。それにたいしては蘭方医たちのこの事業にかけた純粋な気持を踏みにじる愚をさけるため、源蔵自身があえて辞退したとみてよい、といえばよいであろう。(39)

種痘所の再建にさいしての浜口梧陵の義侠については、山崎佐が詳細にのべている。

種痘所の復興及びその内容の充実は、主として艮斎（三宅艮斎＝深瀬注）の熱心なる奔走と、梧陵の義侠とによるところ頗る大であるにも拘らず、従来この点が看過されてゐる遺憾がある……(26)

とあるが、これはそのまま斎藤源蔵にもいいうることである。源蔵が設立資金を拠出したとしるした記録は遇目するかぎり皆無であるが、当初より協議に参加した事実は、資金援助者と目しても誤りでないことをしめしている。設立資金として集まった五八〇余両のうち、なにがしかは源蔵の浄財であろう。

高野長英は長崎遊学中、初代源蔵から、松浦侯につかえる松原見朴はかつて江戸に於いて山田大円と名のって医業をひらいていたが、薬価四八両を未払いのまま江戸を立退いているのでこれを取りたてて学資にあててほしい、との書状をえている。(40) このような事実をふまえて推測すれば、種痘所設立にあたって源蔵が調達した金額は、百両をくだることはなかったのではないか。

高野長運は二代目「源造は長英入獄以来急に官を恐れ故意に長英と遠ざからんとするに至った」(41)とのべ、『水沢町史』にも同様の記事があって、(42)長英にたいする態度が初代とは異なってきわめて冷淡になったことを非難しているが、たとえ無実の罪とはいえ獄につながれているという長英の立場を考えれば、源蔵の態度には無理からぬものがあるといわなければならない。これをもって蘭学者一般にたいする態度も同様であったとみることは当をえていないし、二代目源蔵が種痘所設立にあたってなんらの合力もしなかったという証左にはならない。

二代目源蔵は、小川剣三郎によれば父の跡をついで洋薬舗をいとなみ、小児科に長じた蘭方医であり、しばしば長崎にも遊んで医学の考究をおこたらなかった。明治一五年八月に没したという。(43)二代目源蔵には八人の子があった。その末子片岡八蔵は済生学舎を卒業して小児科医を専門とし、明治一〇年二月に開業医として診療に従事した。(44)

種痘所建設にあたって斎藤源蔵がしめした心意気から、再建時に力をつくした浜口梧陵と同様、ただ利益のみを追求する商人ではなく、諸人の生活向上にその財を提供することをいとわぬ立派な人物であったことを知ることができる。川路聖謨といい、斎藤源蔵といい、牛痘接種法という先端的な技術にたいして正確な理解をもって、その普及に精一杯の努力をかたむけた。この両人こそ、今日の文明社会における現代医学をきずいた先駆者といっても過言ではない。

（1）山崎佐は「由来記」としるしているが、実はこれは「西洋医学所来歴」（欠名　本論の文献三）が正しい。

（2）山崎佐「お玉ヶ池種痘所」（其五）『日本医史学雑誌』一三三三号、昭和一九年、二五六～二六四頁
「西洋医学所来歴」において「川路から幕府への願書差出が同年「八月」付となってゐるので、聊か早く運び過ぎた感はあるが、と云って機が熟してゐたとすれば斯やうに　早く運ぶことも決して否むことも出来ぬ」とのべて、さきに引用した文言がつづいている。

（3）欠名「西洋医学所来歴」『刀圭新報』四巻一号、大正元年、一五～一七頁

（4）山崎佐「お玉ヶ池種痘所(其一)」『日本医史学雑誌』一三二九号、昭和一九年、一五九～一六六頁

（5）欠名「江戸種痘所始末」『中外医事新報』三八八号、明治二九年、三八～四二頁

（6）「当区医務取調書上」明治六年、田村家旧蔵、川崎市役所蔵

（7）呉秀三『箕作阮甫』思文閣出版、複刻版、昭和四六年

(8) 伊東栄『伊東玄朴伝』玄文社、大正五年
(9) 東京大学医学部創立百年記念会『東京大学医学部百年史』東京大学出版会、昭和四二年
(10) 三浦義彰『文久航海記』冬至書林、昭和一六年、一七頁
(11) 小川鼎三『医学の歴史』中央公論社、昭和三九年、一六三頁
「翌(安政)五年一月それ(種痘所)が許可された。そこで江戸の蘭方医八十二名の拠金により、五月七日、神田お玉ヶ池の勘定奉行川路聖謨の拝領地内に私設の種痘所ができた。」とある。この著者が『東京大学医学部百年史』の編集委員長であったことを考えれば、この誤謬は当然であるといえよう。
(12) これについては本論集の「歩兵屯所医師取締手塚良仙光亨」(Ⅲ-三)においてくわしく考察をくわえている。
(13) 呉秀三、前掲書、一五八頁
(14) 富士川游「大槻俊斎先生」『富士川游著作集』第七巻(伝記一)、思文閣出版、昭和五五年、二三五〜二三八頁
(15) 富士川游「種痘所発起」『中外医事新報』一二〇七号、昭和九年、二〇七〜二〇八頁
(16) わたくしはかつて富士川英郎氏(富士川游の四男)に連名簿について所有の有無を問合わせたことがあるが、富士川家には保存されていないとのご返事をいただいた。
(17) 「江戸種痘所始末」によると、その願書とはつぎのようなものである。
神田元誓願寺前我拝領屋敷の内松平肥前守家来伊東玄朴義借地仕度段申聞候につき肥前守家来へ問合候処相違も無之趣につき由緒御座候間貸遣し可申と奉存候右の場所に於て諸人救助の為蘭方医師共出張種痘施行致し候趣につき内意奉伺候以上

安政四巳年八月

川路左衛門尉

川路は牛痘接種法が長崎に伝わったことを知ってから、その施術の有効性について強い関心をしめし、自らの家族や親戚などにも接種をうけるようすすめていた。牛痘法にたいする正しい認識が、種痘所設立にさいして、むしろ積極的にこころよく出願の署名をひきうけてくれる結果になったわけである。種痘所設立を川路につげて、協力を仰いだのは大槻俊斎であった、と川路寛堂はのべている(川路寛堂『川路聖謨之生涯』六一五頁)が、川路との

接触の度合いは箕作阮甫の方がはるかに深いものがあった。
(18)『東京大学医学部百年史』四九頁
(19)伊東玄朴は佐賀藩、戸塚静海は薩摩藩、竹内玄同は越前丸岡藩、林洞海は小倉藩、三宅艮斎は佐倉藩、大槻俊斎は仙台藩のそれぞれ藩医であった。なお幕府の医官としては桂川甫周（奥医師）、松本良甫（寄合医師）、添田玄春（寄合医師）、川嶋宗端（小普請医師）がいる。
(20)北沢正誠「洋学先哲碑文」『蘭学者伝記資料』青史社、昭和五五年、八九頁
ここに「安政癸丑」とあるが、これは「嘉永六癸丑年」とするのが正しい。
(21)川路聖謨『長崎日記・下田日記』藤井貞文・川田貞夫校注、平凡社、昭和五一年
(22)箕作阮甫『西征紀行』木村岩治編『箕作阮甫　西征紀行　幕末の日露外交』津山洋学資料館友の会、平成三年
(23)大久保利謙「官学者・幕吏としての箕作阮甫」蘭学資料研究会編『箕作阮甫の研究』思文閣出版、昭和五三年、五九頁
(24)呉秀三『箕作阮甫』思文閣出版(複刻版)、昭和四六年、一一三～一一四頁より引用。
(25)佐藤栄七『日本洋学編年史』錦正社、昭和四〇年、五二四頁
(26)山崎佐「お玉ヶ池種痘所」『日本医史学雑誌』一三三〇号、昭和一九年、一八六頁
(27)再建の場所については諸書によってまちまちであるが、いまは山崎の前掲論文によった。
(28)川路寛堂『川路聖謨之生涯』明治三六年　六一五頁
「然るに、幾ばくもなくして、右の種痘館を設立せし邸地は、幕府にて所用あるにつき、差出せよとの命に接しけるゆゑ、聖謨は已むなく、その命に応じて、之を奉れり。」とあって、再建時にはすでに川路の手をはなれていた。
(29)高橋鎮一『洋学思想史論』新日本出版社、一九七二年、二五七頁
(30)高野長運『高野長英伝』第二増訂版、岩波書店、昭和四七年、一六四頁
(31)同書、一八三頁

(32) 同書、二一二頁
(33) 同書、二五四頁
(34) 山川章太郎「小関三英とその書簡(七)」『中外医事新報』一二六五号、昭和一四年、一〇三頁
(35) 関場不二彦『西医学東漸史話』下巻、吐鳳堂書店、昭和八年、三九八頁
(36) 富士川游『日本医学史』形成社、昭和四七年、五九四頁
(37) 高野長運、前掲書、四八四頁
(38) 森銑三「花井虎一の墓所一覧」『森銑三著作集』第九巻、中央公論社、昭和四九年、三〇九～三一三頁。深川霊巌寺(東京都江東区白河町一-三-三二)に源蔵の墓所をたずねたが、その所在については明らかにしえなかった。関東大震災と第二次世界大戦の戦災によって、おそらく無縁仏になったものと思われる。
(39) 初代神崎屋源蔵は、
幼より商家ニ成長シ書ヲ読ミ文ヲ玩フ事ヲ能セズ然共曽テ西洋医学ニ志アリ諸先生ノ講席ニ侍座其説ヲ聴ク事多年始ニ人身内景ノ梗概ヲ領シ之ヲ実物ニ照合シ次ニ薬品ハ動物植物山物ノ性能ヲ索リテ詳密ニシ其銷煉ニ関スル諸品ハ力ヲ尽シテ之ヲ考究シ既ニ其階梯ヲ得タ(大槻如電『新撰洋学年表』天保三年条)
という人物であった。このような西洋医学への関心が、その嗣子である二代源蔵にも受けつがれていたにちがいない。
(40) 高野長運、前掲書、一八七頁
(41) 同書、四八四頁
(42) 後藤広『水沢町史』水沢町役場、昭和六年、三六六頁
(43) 小川剣三郎「山田大円先生伝」『中外医事新報』一一六七号、昭和六年、一～一〇頁
(44) 近藤修之助『明治医家列伝』第三編、明治二五年、イ・一一七～一一九頁。
倉沢剛によると安政四年八月に、ホイスセン・ファン・カッテンディーケを指揮官とする第二次オランダ教師団によって、長崎において海軍伝習が開始されたが、その第三次伝習生二六名のなかに斎藤源蔵の名がある。この人

物は「蕃書調所勤番」であり、ポンペから舎密学の教授をうけたというが、ここにいう斎藤源蔵なる人物がはたして神崎屋源蔵と同一人物であろうか。さらなる追究を要するものとおもわれる。（倉沢剛『幕末教育史の研究』（二）吉川弘文館、昭和五九年、二〇七～二一七頁）

三、歩兵屯所医師取締手塚良仙光亨

お玉ヶ池種痘所の設立と手塚良仙

天然痘という業病をまぬがれる手段としての牛痘接種を民衆に広めようと、江戸においてもその活動は次第に盛りあがりをみせていたが、将軍のお膝元であり、その奥医師をつとめる漢方医の総帥多紀氏の勢力のもとにあっては、蘭方医たちの努力も思うに任せなかった。長崎をはじめ京都、大坂、福井においては嘉永二年（一八四九）の牛痘苗伝来のその年から種痘所が設立されて、牛痘接種を施行するにあたっての強力な拠点としての機能をはたしていたが、江戸に種痘所が設立されたのは伝来後九年を経過した安政五年（一八五八）のことである。

この設立にあたって資金を拠出した江戸に在住する八三名の蘭方医のなかに、手塚良庵（のちの良仙光亨）をはじめとする手塚一族の名がみえる。お玉ヶ池種痘所の設立には、師弟関係や姻戚関係によって同じ志をもつものを糾合したと思われるが、師弟関係では伊東玄朴を師とあおぐ一派が一大勢力を形成している一方、姻戚関係では大槻俊斎を中心にした手塚一族がおおきな勢力として存在した。

手塚氏一族の系譜

手塚氏の系図（図1）[1]によると、その祖は信濃国にはじまる。藤沢次郎清直は小県郡手塚郷（現在の上田市）からおこり、五代後の手塚太郎光盛が養和元年（一一八一）の木曽義仲の挙兵にあたって、その陣営に馳せ参じ

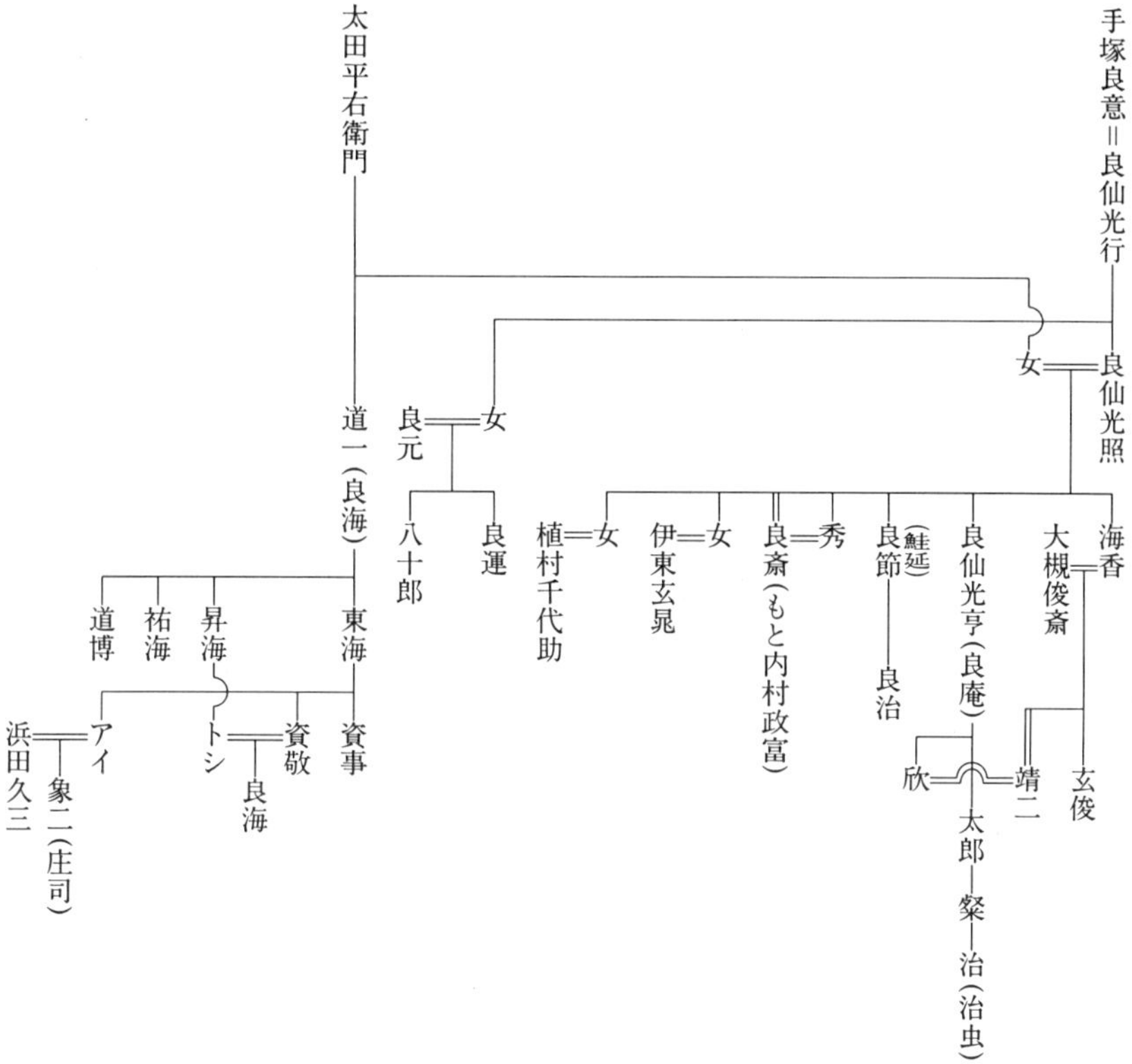

図1　手塚氏・太田氏系図

たことは『平家物語』や『源平盛衰記』にみえる。

　その後常陸国に移って、江戸時代の初期に手塚吉兵衛を名乗る人物が常陸府中藩につかえた。その子盛行の代から、おそらく藩医としての仕事がはじまったとおもわれる。以後手塚氏はおおくの医家同様、脈々として医師としての血が流れている。

　ついで盛方、東益とつづくが、これらの医師がどのような医方を学んだか、それをしめす史料はない。東益の娘婿として手塚の家に入ったのが良意である。良意は文化元年（一八〇四）に六四歳で病没したが、男子を残さなかったので、武蔵国大里村代村冨田与八郎の四男良仙光行が養子になった。良仙光行は明和六年（一七六九）の生まれで、諱を微という。良意の跡をおそって常陸府中藩医となったのち、文化八年（一八一一）に四三歳で原南陽に入門した。(2)常陸府中藩は水戸藩の支藩で、いわゆる参勤交代が課せられていない定府の大名なので、良仙光行は江戸・小石川三百坂下に内科を標榜して開業していたが、(3)文政一二年（一八二九）に六四歳で病没した。

原南陽は水戸藩医で、山脇東洋の子東門に学び、賀川玄迪子啓について産科学をおさめた。すなわち古医方を学んだわけだが、腑分けや西洋産科にも関心をしめしていた、いわゆる漢蘭折衷医として名をはせていた名医なので、良仙光行もこの系統の医学を身につけたといえよう。

良仙光行の嗣子が良仙光照である。享和元年（一八〇一）に光行の長男として生まれたが、医学の師についてはそれをしるす史料は見られない。家学としての漢蘭折衷医学を学んだものとおもわれる。父の跡をついで府中藩医となり、三百坂下で小児科・産科を開業していた。

大槻俊斎は文政四年（一八二一）に江戸へでて、高橋尚斎の紹介で良仙光照に入門した。俊斎の将来を属目した良仙光照は、自ら学費を給して俊斎を長崎に留学させた。天保一一年（一八四〇）江戸にかえった俊斎は、良仙光照の長女の海香をめとって下谷練塀小路に医師としてはじめて開業して、栄光の座への第一歩をふみだした。(4)俊斎の師として足立長雋についてはおおくの伝記にしるされているが、良仙光照についてふれているのはすくない。長崎遊学の費用を出資し、また岳父となった事情などを勘案すると、俊斎の師として第一にあげられるべき人物は良仙光照であるということができる。

良仙光照には二男四女があった。長男ははじめ良庵を名乗った良仙光亨である。次男良節は金沢藩医の鮭延家に養子にはいった。長女海香はさきに述べたように、大槻俊斎のもとに嫁して玄俊の母になった。次女秀は内村政富を婿養子としてむかえ、これが手塚良斎である。三女は永井肥前守の侍医、伊東玄晁に嫁した。四女は植村千代助の妻になった。これら六人兄弟の母、すなわち良仙光照の妻は、武蔵国橘樹郡溝口村の太田平右衛門美啓

の娘で、太田東海の叔母にあたる。(5)
良仙光照は文久二年（一八六二）五月二一日に六二歳で病没した。手塚家の墓域は菩提寺である松龍山摠禅寺（東京都豊島区巣鴨五―三三―二　曹洞宗）の一隅にある。

適塾の良仙光亨(6)

漢蘭折衷医学という家学の血をうけた良仙光亨は、文政一〇年（一八二七）に良仙光照の第二子長男として生まれた。姉には海香がいる。安政二年（一八五五）一一月二五日、二九歳にして大坂の適塾に入門した。「適々斎塾門人姓名録」には第三五九番の弟子として「常州府中手塚良仙倅　手塚良庵」の名がみえる。文久二年に父良仙が死亡するまでは、良庵を名のっていたのである。

このころ適塾には福沢諭吉がやはり弟子として学問にはげんでいた。その諭吉の良仙光亨にたいする評価は、かなり厳しいものであった。『福翁自伝』にはその様子が次のように描かれている。

其時江戸から来て居る手塚と云ふ書生があって、此男は或る徳川家の藩医の子であるから、親の拝領した葵の紋付を着て、頭は塾中流行の半髪で太刀作の刀を挟してると云ふ風だから、如何にも見栄があって立派な男であるが、如何も身持が善くない。(7)

良仙は北新地の遊廓に出入りして、勉学に身が入らなかった。諭吉が、「ほんとうに勉強する気があるのなら、僕は毎日でも講義をしてやる」と懇々と諭すと、良仙は心をいれかえて熱心に勉学にはげんだ。

しかしこれでは回りがおもしろくない。そこで同じ塾生の長州出身松岡勇記が、遊女からの偽手紙をかいて良仙のもとにとどけると、意志薄弱な良仙は諭吉との約束をほうりだして、また北新地へ遊びに出かけてしまった。これでは約束がちがう、約束をやぶれば髷をきるぞ、といって諭吉がせまると、良仙は平謝りにあやまるのでやっと許してやった、というエピソードが『福翁自伝』にえがかれている。とはいえその後の江戸での緒方洪庵との交流を考えれば、遊廓に入り浸って勉強を怠けてばかりいたわけではないことは明らかである。

種痘所の良仙光亨

良仙は適塾での勉学をおえて江戸にかえって、父良仙光照をたすけて開業医としての生活をはじめた。その日がいつかは明らかではないが、安政四年（一八五七）六月のお玉ヶ池種痘所開設の協議の席に参加したと思われるので、それ以前に三百坂の自宅にかえっていたはずである。適塾在塾は約二年間と推定される。

父良仙光照の名は、この挙に参加してその建設資金を拠出した八三名の名簿のなかに見出すことはできないが、種痘所設立の中心人物の一人である大槻俊斎の義父という立場を考えれば、年齢からも経験からも中心的存在であったことは十分考えられる。(8) 義兄大槻俊斎をたすけて設立当初から参加していたとおもわれる良仙が、種痘所の発足以来枢要な地位にあったと思われるが、具体的にどのような役割をはたしたかを教えてくれる文献を遇目する機会がない。

後年のことになるが、緒方洪庵の「勤仕向日記」によると、文久二年閏八月一五日医学所において四人の子どもに牛痘接種をおこなっているが、このとき良仙も洪庵や池田多仲らとともにその席に立会っている。またこの日、医学所に入門を希望した石川玄貞の門人某の入門試験官の一人として、これに許可をあたえている。(9) 適塾における師弟関係が江戸の医学所においても継続して、洪庵のよき弟子として師をたすけて活躍している様子をうかがい知ることができる。

歩兵屯所の良仙光亨

幕末内外の情勢があわただしく変化し、それまでの行政組織では対応できなくなった徳川幕府は、安政五年七月に外交交渉をつかさどる外国奉行を新設したのを手始めに、兵制の上でも大改革をくわえた。文久二年暮に歩兵組が新設されて、江戸市中四ヶ所に歩兵屯所がもうけられた。この屯所に常駐する医師が配属され、ここにわが国軍医の濫觴ともいえる屯所附医師が誕生した。歩兵組の軍事行動にあたっては、受傷兵の手当ばかりでなく、病兵の治療にもあたった。(10)

文久三年（一八六三）一月二七日、緒方洪庵は城中において陸軍奉行大関肥後守忠裕と会見して、二月に新設される予定の歩兵屯所の専任医師として、西洋医学所医師を派遣してほしいむねの依頼をうけた。(11)よく相談のうえ後日返事をすることを約してわかれたが、その二日後（二九日）に城中で林洞海と竹内玄同にあってこのことを話合っている。

二月一一日に洪庵は大関肥後守に出役医師のことをつげた。人選がほぼ内定したので、その結果についてのべたものと思われる。そして二月二三日に軍制懸塚原治左衛門とあって、屯所医師について取計らいをたずねたところ、早速申出るようにとの要請があったので、翌二四日に七名を推薦するむねの書面をしたためて、これを北角十郎兵衛をへて若年寄田沼玄蕃頭意尊に提出した。

「勤仕向日記」によると、それは戸塚静甫、千村礼庵、宮内潤亭、手塚良仙、伊藤玄晁、程田玄悦の七名であったが、三月一二日に発令されたときは、手塚良仙をのぞいた六名である。主君松平播磨守頼縄に扈従して上洛していた良仙は、江戸帰府の後に任命された。(12)その日について「勤仕向日記」には記載されていないが、「医学所御用留」によってそれが三月二八日であることを確定することができた。(13)

文久三年一二月将軍家茂は公武合体体制をかためるため、海路江戸を出発して京にのぼった。このとき西丸下屯所と大手前屯所所属の千六百名の歩兵組が、歩兵奉行溝口伊勢守勝如の指揮のもとに陸路上洛した。西丸下屯所附医師であった良仙は、この歩兵組の付添として進発している。前回（文久三年二月）の上洛では、尊攘派によって手痛い目にあい、不愉快な思いをしなければならなかった将軍家茂であったが、今回は朝廷から手厚い待遇をうけているのでこれにしたがう歩兵組も緊張を強いられることはなかったであろう。良仙もおそらく病兵の治療程度で終わったにちがいない。

家茂は翌元治元年五月、海路により江戸にかえったが、良仙がこれに従って帰府したかどうかは不明である。「医学所御用留」の元治二年三月九日の条に良仙が帰府した記事がみとめられるので、このときまで一年二ヶ月にわたって京師にとどまっていたかもしれない。(14)

元治二年（慶応元年）五月、良仙は山本長安らとともに御抱医師をおおせつけられ、ついで翌慶応二年一一月には歩兵屯所医師取締介となった。

このころの歩兵組は、京師守護もおおきな役目の一つで、交代で上洛して一定の期間任務についたのちに帰府している。慶応二年一二月、良仙は交代のために上洛する大手前屯所歩兵組二大隊につきそって江戸をたった。翌三年四月京都に滞在中に御番医師並、屯所医師取締に栄進した。

文久三年以降、良仙が歩兵屯所医師としてせわしい日々をおくっている様子は、「医学所御用留」のとぼしい記事の中からもうかがい知ることができる。江戸在府の折は、小石川三百坂の自宅で弟子を養っていた。その数などくわしいことは不明ながら、門人のうち岩田良伯、風間淡斎、種瀬俊安の三名が歩兵屯所医師手伝に任命されている。(15)

ほかに上総生まれの星合周治——のちに板坂茂泰の養子となって板坂姓をなのった——は慶応四年正月に良仙塾にはいり、一年間塾頭をつとめたという。(16)これによって良仙は屯所医師として公務にたずさわるかたわら、弟子を養っていたことがうかがえる。

医学校の良仙光亨

徳川幕府の瓦解によって良仙は慶応四年四月に辞表を提出して野にくだって、小石川三百坂の自宅においてふたたび開業医としての生活にはいった。

明治新政府は同年六月二六日に旧幕府の医学所を再興し、一方医学館を種痘館にあらためて本腰をいれて牛痘接種の普及にのりだした。八月一五日のことである。しかし種痘所が一ヶ所では広い江戸市中をカバーすることは到底不可能なので、六ヶ所に出張所をもうけて住民の便宜をはかった。良仙も小石川の自宅を種痘館出張所として、「麴町四ッ谷市ヶ谷牛込小石川駒込大塚巣鴨大久保」(17)界隈の子どもたちに牛痘接種をおこなった。(18)

明治二年三月に、良仙は医学校の産科教授方に就任した。新政府は人材不足から徳川幕府に仕えていたおおくの人物を登用し、技術系の分野、とくに医学畑においては積極的に旧幕府の医師を採用して、新政府としての施策を推進させる方策をとっている。大病院関係の名簿をみると良仙は五等医師以降におかれており「以下等級未被仰付」とあるように、まだ五等医師にもなっていない。(19)

ついで同年五月には、医学校三等教授試補並産科掛に就任した。(20)以後医学校において教鞭をとっていたが、その後軍医畑にすすんだ。これは墓碑銘によると明治四年とあり、大植四郎も明治四年ごろであるという。(21)

陸軍軍医官の良仙光亨

明治四年には、良仙にとって三度目の転身である軍医官としての生活がはじまった。まず陸軍二等軍医副（少尉相当官）から一等軍医副（中尉相当官）になり、同七年七月には軍医（大尉相当官）に昇進している。(22)

明治一〇年西南戦争が勃発するや、良仙は近衛歩兵第一連隊第二大隊附医官として出征し、第二旅団中央小包帯所附となって治療に参加した。この小包帯所というのは一時的な傷病兵の収容所で、病兵にあっては一週間以内に回復しないもの、傷兵にあっては二、三週間以内に回復しないものは、すべて後方の大包帯所へ転送された。すなわち大包帯所は、今日でいうところの野戦病院である。ほかに大坂に陸軍臨時病院をもうけて、戦地の重症患者すべてを収容して治療にあたった。(23)

西南戦争は明治一〇年二月一九日の鹿児島県暴徒征討の詔によってその幕がきられた。以来七ケ月の戦闘をへて、九月二四日城山にたてこもった西郷軍に最後の総攻撃をくわえて政府軍の勝利におわった。鹿児島城の旧諏訪の馬場にあった小包帯所に勤務していた良仙が発病したのは、戦火がすでにおさまった九月二六日のことである。「下痢ニ罹リ上圊数行、食嗜振ハス。身神安カラ(24)」ざる状態であった。ただちに海路により神戸港を経由して大阪にいたり、二九日に大阪城内にあった臨時病院士官室に入院した。入院時の現症は、「日夜上圊頻数、後重努責シ便意休止ナク大便中ニ粘液ノ多量ト血液トヲ混淆シ臭気劇甚、而シテ食嗜益益欠乏シ舌上白苔ヲ被ヒ頻ニ口渴ス(24)」る状態であった。赤痢であった。佐藤進軍医監、石黒忠悳一等軍医正、佐々木東洋一等軍医正、中泉正軍医(中泉行徳の養父)などの回診をうけ、精力的な治療をほどこされたが、病状は一進一退ののち、

十日上圊殆ト止ムニ似タリ、然レトモ腹肚稍膨満シ右腸骨部ニ疼痛アリテ堪フ可カラス、故ニ通宵吃逆淋漓、腹肚漸々膨大、乾嘔、苦悶、呼吸息迫、脈搏応シ難キヲ以テ亜的児ノ皮下注射ヲ施スニ一瞥時ナラスシテ忽チ脈搏発起スト雖モ復タ忽チ絶脈ス、而シテ衰憊骨立シ眼窩上竄、瞳孔散大、心動呼吸音共ニ沈衰シ、明治十年十月十日午前十一時二十分遂ニ昏睡ヲ以テ斃ル(24)

五一歳であった。この日は征討総督有栖川宮熾仁親王が東京に凱旋した日にあたるという戦火がまったく治まったのちの出来事であった。このとき甥の鮭延良治は軍医試補として臨時病院の病室勤務医として勤務していたので、伯父良仙の治療にくわわり、その臨終を見守っていたにちがいない。

西南戦争の戦死者は四、六五三名で、出征兵士四五、八一九名にたいし一〇・二%にあたる。ほかに病死した

ものが一、六六三名（三・六％）がおり、両者の合計は六、三二六名（一三・八％）に達した。病死者の内訳はコレラがもっとも多く八六〇名で、全病死者の五一・八％にあたる。患者のうちに死亡者のしめる割合（致命率）は、発疹チフスが五〇・〇％で第一位であり、ついでコレラが四六・一％、腸チフスが四〇・三％であった。赤痢の致命率は二一・一％と低いにもかかわらず、良仙がこの病いの犠牲になったのは不運としかいいようがない。

明治八年六月、適塾の人びとをあつめて、緒方洪庵の一三回忌が東京・駿河台の嗣子緒方惟準邸でひらかれた。八重未亡人を中心にして集まるもの三八名。石井信義、高松凌雲、長与専斎、佐野常民などにまじって、手塚良仙の顔もみえる。

堂に上て先生の影像を礼拝して坐に就く。斉しく追悼愛慕の念あり。席上酒撰陳列す。既に酔ひ既に飽き、各旧を話し今を論じて諱む所なく挟む所なく、満坐の和気洋々として同窓の歓情皆面に溢れ、夏昼半日尚其短を憾むに至る。実に尋常得難き盛会なり。(25)

出席者の一人坪井信良の手記である。師の威徳をしのび、級友との心温まる交流が、読むものに暖かい雰囲気をつたえてくれる。席上福沢諭吉がたって、毎年六月一〇日（洪庵の命日）と一一月一〇日の両日を恩師の記念日とさだめ、緒方家にあつまって洪庵の霊前にぬかずき、同窓の交誼をあたためようと提案して、集うものの全員から賛同をえた。

翌明治九年六月一〇日には前年の約束にしたがって、洪庵の一四回忌を期して旧塾生のうち東京在住の一部のものが、当時滞京していた八重を中心にしてふたたび緒方邸にあつまった。このときの記念写真が今につたわるが、ここに会するものは前年の一三回忌に参列したものよりすくなく、旧塾生は二五名をかぞえるにすぎない。陸軍軍医の制服を身につけた良仙は、前列中央に足を投げだして、くつろいだ姿ですわっている。良仙にとっては、あるいはこれが旧友との最後の交情であったかもしれない。(26)(27)(28)

良仙は松龍山總禅寺の手塚家塋域にねむっている。松本順の撰文になる墓碑銘がその墓面にみえる。

良仙諱光亨字良庵以医仕旧府中藩食十五人口慶応之初予為幕府侍医時愛其頗嗜武事擢為歩兵営医官賜二十人口米三年丁卯更賜百俵維新之際奉朝命従事種痘明治三年六月命大学出仕四年四月任中得業生尋命軍事病院出仕不幾転二等軍医副又任一等軍医副七年七月任陸軍軍医其十一月叙正七位十年西南之役起従軍于九州是役戦闘甚劇死傷日以千数良僊曰報国当在今日念豈暇愛身乎昼夜手刀圭奔走四方士卒負傷者依以得不死者不知其幾将卒頼焉以為安事平還到大坂罹痢病而歿以十月十日葬于駒込総禅寺先塋之側朝廷嘉其労厚賚其家良仙娶旧和歌山藩中村広人女生一男二女男即太郎今任健二叙従七位長女欣嫁陸軍一等軍医大槻靖二女孝夭予於稜線幕時既撰之充軍医維新後復薦之為陸軍軍医及西南事起予喜果不空其職能安将卒之心惜乎天不仮年不能展其才学至使予表其墓嗚呼哀哉乃係以銘銘曰

維手塚氏　世名方技　斯子英奇　能奉先軌　妙年有成　不墜家声

従軍西南　将士心傾　捐軀勉勗　将士之福　比之戦功　如輪與輻

明治十九年十月　陸軍軍医総監正五位勲二等　松本順撰

中根聞書　井亀泉雋

実弟鮭延良節と甥鮭延良治

さきにのべたように良仙は同朋六人（男二人、女四人）であった。姉海香は大槻俊斎の妻になって玄俊を生んだ。

弟良節は文政四年（一八二一）生まれ。節蔵と称した。二〇歳のときに金沢藩医鮭延秀庵義知の養子となって、鮭延姓をおかした。鮭延氏は出羽国石部郡鮭延出身の井上将監孝義に発し、故あって鮭延姓をなのるにいたった。その子元益義尚が医を志して、江戸で町医者をいとなみ、その孫周益義利の代になって、天明年間にはじめて町医から金沢藩医にあげられた。この義利が良節の祖父にあたる。

養父秀庵義知は寛政一三年（一八〇一）に、義利の跡をおそって藩医にあげられ、文政元年（一八一八）に法梁院(29)の病いにさいして拝診御用を命ぜられた。文政五年（一八二二）に御医師として二五人扶持をたまわり、それ以後奥医師として勤仕したが、弘化二年（一八四五）八月に病死した。秀庵は妻帯しなかったので、ここに良節が養子としてはいったわけである。

良節の略歴については自筆による経歴を引用しよう。

給禄高八拾八俵三斗三升弐合

本国出羽　生国武蔵　五拾歳

鮭延節蔵源義行

私儀実ハ松平播磨守殿手塚故良仙二男ニ御座候処、天保十一年奉願御医者鮭延故秀庵養子ニ罷成、弘化二年十二月十三日亡養父秀庵為跡目被召出弐拾五人扶持無相違拝領被仰付、嘉永二年十二月東京御広式部屋方病用被仰付……慶応元年四月東京定府被仰付家内共引越、明治元年二月金沢居住被仰付同年三月家内共引越、……同年六月越後路出張被仰付罷越、同八月御用相済罷帰申候、同年十一月十八日今度為官軍長之出陣大儀ニ思召候段御書立を以蒙御意、……

明治三年十月(30)

引用にあたっては省略した箇所には主君にあたる前田慶寧やその夫人崇子をはじめ、景徳院（慶寧の母偕子）などの拝診記事がみられる。

良節は妻の縁に薄かった。最初の妻は大槻俊斎の妹であるが、嘉永四年（一八五一）四月に病死し、第二の妻は小笠原左京太夫の家臣西村周右衛門の娘である。しかしこの妻も文久三年（一八六三）六月に病死したので、慶応元年（一八六五）八月に今井泉の妹を第三の妻としてむかえている。

良節には一男一女があり、嗣子は良治である。良治は嘉永三年（一八五〇）二月二〇日の生まれで、明治七年五月二二日に緒方惟準の主宰する東京の適々斎塾に入門した。[27] ついで軍医試補となり、西南戦争にさいしては大阪陸軍臨時病院に配属されて、病室勤務をつとめた。[31] さきにのべたように伯父良仙が赤痢のためこの病院で病没したとき、その治療に従事し、臨終にたちあったと考えられる。明治一二年には軍医補になり、明治一六年の官員録には剤官補として登載されているので、[32] このころ薬剤官に転じたものとおもわれる。翌一七年には三等剤官になったが、二年後にはふたたび軍医畑にもどって二等軍医、明治二三年には一等軍医に昇進した。この間、連隊附医官として金沢、姫路、佐倉の各連隊に勤務している。明治三三年に医術開業免状の下付をうけて、東京市麹町区飯田橋に開業した。

分家の石岡在住手塚良運

良仙光照の妹、すなわち良仙光亨の叔母は婿養子として良元をむかえた。良元もやはり常陸国府中藩医で小石川同心町にすんでいた。その長男良運は諱を貞といい、天保一〇年（一八三九）の生まれで、坪井信道の弟子となってオランダ医学を修めた。[33] 父の跡をついで府中藩医となり、明治二年（一八六九）の版籍奉還によって長年すみなれた江戸をはなれて、石岡県（現在の茨城県）石岡の鹿之子屋敷に移住した。明治六年七月一七日に四五

歳の若さで病没し、この地の清涼寺（石岡市国府六-二-三）に葬られた。(34)

良仙の後裔――マンガの神様手塚治虫

良仙の長男太郎は文久二年（一八六二）正月一六日に生まれた。祖父や父とは異なった道をえらんで明治九年司法省法学校に入学し、同校第二期生として司法官育成のエリート教育をうけて明治一七年七月に同校を卒業した。明治一九年七月に大阪始審裁判所に転じたおりに、先輩知友とはかって関西法律学校の創立に参加した。この法律学校は今日の関西大学の前身である。

大津や函館の地方裁判所検事正を歴任し、明治三一年七月には仙台地方裁判所長に就任した。明治三七年四月には名古屋控訴院検事長になり、大正二年四月に長崎控訴院長にすすみ、大正一四年一月に退官した。晩年は兵庫県宝塚に居をかまえ、昭和七年（一九三二）一一月一九日に没した。(35)

太郎の子は粲（ゆたか）、そしてその長男、すなわち良仙光亨の曾孫にあたるのが漫画家で有名な治（治虫）である。昭和三年（一九二八）一一月三日に宝塚市で生まれた治は、(36)大阪府立北野中学校を卒業して、戦後混乱期の昭和二一年に大阪帝国大学医学専門部に入学した。戦後になっていち早く学生の身分のまま漫画の道にはいり、「鉄腕アトム」や「ブラック・ジャック」をはじめ数々の名作を生みだしたことは周知のことである。漫画に、アニメーションにと溢れる才能を発揮して、わが国の漫画界におおくの足跡をのこしながらも、六〇歳という若さで平成元年（一九八九）二月九日に胃ガンのため没した。惜しみてもあまりある早い死であった。

一旦は医学の道にすすみながらも、さらに別天地をもとめておおきく羽ばたいた才能は、科学や医学にスタンスをおいたおおくの作品――その一例が「ブラック・ジャック」であろう――を描いたのは、手塚の家にながれる医師としての血のなせる業であろう。

手塚氏一族とお玉ヶ池種痘所

お玉ヶ池種痘所の発足にあたってはこれに参加した医師の顔ぶれをみると、まず気がつくのがオランダ医学の知識をもった、いわゆる蘭方医である。牛痘接種法という、いい意味でのオランダ渡りの秘法にたいして正しい認識をもつためには、オランダ医学についての正確な知識と理解が必要であったからである。

牛痘接種法に先行した人痘接種法にたいして、幕府医学館を中心とする漢方医たちは痘科教授である池田霧渓を先頭にたてて、これを排斥する立場をとっていた。天然痘という有史以来人類を苦しめてきた業病にたいして、適切な治療法が見いだせないままいたずらに時が経過しながら、一方ではそれを予防する方策としての人痘接種法を案出しながらも、その効果の不確実性と、これが感染源となって流行をひきおこすという経験的事実から、むしろ拒否的な立場をとっていたのである。この流れをくむ牛痘接種法にたいしてももちろん反対の立場であり、さらに牛痘という「四つ足」が罹患する疾患を基礎にした医療技術なので、民衆もふくめてそれへの拒否反応はすさまじいものがあった。

さらに牛痘接種法を武器としてオランダ医学の普及、拡大をはかろうとする蘭方医たちを、漢方医たちは一大敵国として認識する意識が次第に芽生えてきた。治療に手をやいている天然痘を予防してしまうという強力な手法を身につけた蘭方医たちにたいして、自らの権益をおびやかす存在として次第にその力が侮りがたく思われてきたのである。そのような危機感をいだいていた漢方医は、幕閣をうごかして蘭方禁止令を発令させたのである。漢方医たちの危機感はそれだけ大きかったといえよう。

このような状況におかれていただけに、蘭方医たちのこの挙にかける意気込みは並々ならぬものがあり、けっして失敗はゆるされるものではなかった。牛痘法にたいするゆるぎない信頼をいだいているとはいえ、これを実地に応用するにあたっては、慎重の上にも、慎重にことをはこぶ必要があった。

慎重な気配りのゆきとどいた大槻俊斎はもちろんのこと、(37)一見派手好みとも思える伊東玄朴すらその開所にあたっては、万事地味にことを運ぼうと配慮している様子は、留守居役に予定されている池田玄仲あての書状にもみえるところである。(38)

手塚一族の要にいる良仙光照は、年齢からみても――この年、かれは五八歳であった――経歴からみても、当然その連名帳の冒頭にすえられてもおかしくない人物である。しかしこの挙に参加した医師の連名簿にのっていないのはなぜであろうか。

かれ自身が蘭方医であることは自らも世間もみとめてはいるが、伊東玄朴や大槻俊斎などのようなバリバリの蘭方医ではなく、かれ自身には家学である漢蘭折衷医学を学んでいるにすぎないという負い目があったのではないだろうか。

しかし一家眷属を見廻すと、良仙光亨には婿養子や女婿に長崎留学をはたしている良斎や大槻俊斎がいる。また実子には蘭学塾の一方の雄ともいうべき適塾に学んだ良庵（良仙光亨）がいる。良仙光照は自らの年齢や経歴を考慮したうえで表面に立つことをせず、むしろ蔭のまとめ役に徹しようとしたのではないだろうか。時代の先端的な技法を駆使するためには、若者を先頭にたてて推進することこそ、事を成就させる最高の方策と考えたにちがいない。

お玉ヶ池種痘所の運営は、接種をうける子どもを確保し、あわせて自らの接種手技の向上をはかるための地道な努力をつみかさねるというように、けっして平坦な道のりではなかった。しかし次第にその予防効果が世間にみとめられるにしたがって、蘭方医たちの社会的地位はゆるぎないものとなった。お玉ヶ池種痘所における手塚一族の活躍は、現代日本医学の先駆けとしての任務をはたしていたといえよう。

（1）　この系図は「手塚家過去帳」にもとづいて作成した。

(2) 秋山高志『茨城県史の研究』常陸書房、昭和五五年、二〇二頁。
(3) 武井櫟涯、稲葉得斎「江戸今世医家人名録」初編、文政二年。
(4) 佐々木侑『大槻俊斎先生小伝』昭和一八年、五頁。
(5) 太田東海をはじめ、太田氏の事蹟については「川崎の蘭方医家太田家の事蹟」(『文化かわさき』六号、昭和五五年)において報告した。これは本論集(II―五)に収録されている。
(6) この項以降、とくにことわりのない場合の良仙は、すべて「良仙光亨」である。
(7) 福沢諭吉「福翁自伝」『福沢諭吉全集』七巻、岩波書店、昭和四五年、五八頁。
(8) 八三名の拠金者のうち、年齢が判明している四六名についての設立時(安政五年)の平均年齢は四一・五歳である。良仙光照はこの年は五八歳なので、この医師グループのなかでは長老格といえる。
(9) 緒方洪庵「勤仕向日記」緒方富雄『緒方洪庵伝』二版増補版、岩波書店、一九七七年、三九三~三九四頁。
(10) 歩兵屯所附医師の活躍については「歩兵屯所附医師の医療活動」(『東と西の医療文化』二〇〇一年)において論じ、本論集(II―八)にも収録した。
(11) 緒方洪庵「勤仕向日記」緒方富雄『緒方洪庵伝』第二版増補版、岩波書店、一九七七年、四八八頁。
(12) 緒方洪庵の「勤仕向日記」は昭和一七年から昭和一八年にかけて『科学史研究』(三号~六号)に連載されて活字本として利用しうるようになり、さらにこれが注(11)の文献に収録された。しかし洪庵自筆本とこれら二著を比較検討すると文久三年二月二三日から三月一二日にかけての記事にいくつかの異同がみられる。自筆本に徴して次のように表すのが正しい。

二月廿三日

一、御軍制懸り塚原次左衛門へ面会

一、右ニ付翌廿四日左之七人書面ニ認北角を以て玄蕃頭殿江差出ス

戸塚静甫／千村礼庵／宮内潤亭／手塚良斎／手塚良仙／伊藤玄晁／程田玄悦

三月十二日

歩兵屯所医師之方左之御書付出ル

千村礼庵／戸塚静甫／程田玄悦／手塚良斎／伊東玄晁／宮内潤亭

(13)「医学所御用留」は、文久三年から慶応四年にいたる五年間の歩兵屯所における動静をしるした文書である。屯所医師取締をつとめた手塚良斎が記述している。

(14)「医学所御用留」の元治二年三月九日の条には、「西丸下上京之病一大隊鋼太郎殿引率帰府ニ相成候、良仙、松庵之両子帰府之事」とある。これ以前に良仙が江戸をはなれたり、帰府したという記事を見出しえなかったので、この日にはじめて帰府したとかんがえられる。

(15) 歩兵屯所手伝医師については「歩兵屯所の医師たち――『医学所御用留』から――」において論じた。これは本論集（II―六）に収録されている。

(16) 近藤修之助『明治医家列伝』第三編、明治二五年、一一〜一三頁。

板坂周治は天保一三年に上総国市原郡姉ヶ崎に生まれ、「幼ニシテ蘭医法ヲ手塚良仙ニ学フ居ル七八年孜々トシテ怠」なかった。ここにいう良仙は光亨の父光照で、これによると板坂はまず父光照の門人となり、慶応四年になって良仙光亨の塾に再入門して塾頭をつとめたことになる。

(17) 山崎佐『日本疫史及防疫史』克誠堂書店、昭和六年、二九八〜三〇〇頁。

(18) 種痘館出張所が設立された時期については異論もある。山崎佐はこれを明治二年六月のこととしているが、「大病院日記」には明治元年九月二一日の条に「大野松斎種痘出張所六人江上納銀之義申達し候事」とあって、明らかにこの時期すでに出張所が開設されていることをしめしている。さらに桑田立斎の「立斎年表」には文久二年三月の条に立斎が「西洋医学所種痘出張被仰付」られて、この日が初種痘の日にあたっていたので、俗事役池田玄仲が立会にきたとの記事がみられる。このころすでに種痘所出張所がもうけられていたと思われる。六ヶ所の出張所とは手塚良仙（小石川三百坂）のほかに渡辺春汀（三十間堀三丁目）、奥山玄仲（芝赤羽橋）、大野松斎（浅草三間町）、桑田立斎（深川海辺大工町）、生田良順（赤坂田町三丁目）のそれぞれの自宅である。生田良順をのぞいて他の五名は、すべてお玉ヶ池種痘所設立拠金者である。

(19)「大病院医学校種痘所梅毒院医師姓名」「明治初年医史料」『日本医史学雑誌』昭和一八年(複刻版)思文閣出版、昭和五四年、五二頁。
(20)「医学校職員」「明治初年医史料」同書、二三頁。
(21)大植四郎『明治過去帳』東京美術、昭和四六年、一一三頁。
(22)明治初年の「軍医」という名称は、軍に勤務する医師全般をさすのではなく、医官の一つの階級をあらわす。そのため本論文では、軍医全般をしめす名称として「軍医官」をもちいている。
(23)西村文雄『明治十年西南戦役衛生小史』陸軍軍医団、大正元年、一八九頁。
(24)同書、一六六～一六八頁。
(25)浦上五六『適塾の人々』修文館、昭和一九年、三三二頁。
(26)石河幹明『福沢諭吉伝』第一巻、岩波書店、一九八一年、一四五頁。
(27)緒方銈次郎「東京に在りし適々斎塾」『日本医史学雑誌』一三二二号、昭和一八年、三八五～三九七頁。
(28)緒方銈次郎「東京に在りし適々斎塾」『医譚』一七号、昭和一九年、四五～六六頁。
(29)法梁院は加賀藩第一一代藩主前田治脩夫人正子である。支藩の大聖寺藩第五代藩主前田利道の次女で、文政二年に五八歳で病没した。
(30)鮭延節蔵「先祖由緒并一類附帳」明治三年、金沢市立図書館蔵。
(31)石黒忠悳『大阪陸軍臨時病院報告摘要』陸軍文庫、明治一一年、七一丁。
(32)『改正官員録』明治一六年、六六丁。
(33)青木一郎『坪井信道詩文及書簡集』岐阜県医師会、昭和五〇年、第一部、三三三頁。
(34)常陸国府中藩は徳川頼房の五男松平頼隆を藩祖とする二万石の小藩であるが、御三家水戸徳川家につらなる「御連枝」として高い官位と格式をあたえられていた。親藩同様、参勤交代から解放された常府制で、常州領である常陸国新治郡府中平村には二〇人程度の藩士が「府中勤番衆」として江戸から派遣されていたにすぎない。そのため土地との結びつきは希薄であり、清涼寺の手塚家の墓も良運が新仏である。常陸府中藩の歴史については、桜井明

「府中松平藩」石岡市文化財関係資料編纂会編『常府石岡の歴史』石岡市教育委員会、平成九年、二六七～三七九頁にくわしい。

(35) 湯川敏治「関西大学創立者手塚太郎と漫画家手塚治虫」『関西大学年史紀要』第一〇号、一九九八年、一～一二頁。

(36) 手塚治虫は生前、大正一五年生まれとしていたが、没後昭和三年生まれと訂正された。

(37) 池田文書第六七五号文書、大槻俊斎書状「池田文書の研究」(三)『日本医史学雑誌』三六巻、平成二年、一六三～一六八頁。この五月六日付の書状には「来客の御心得ニて生花等被成候ニハ及申間敷、程能き御取計ニて宜敷奉存候」とある。

(38) 池田文書第一二八六号文書、伊東玄朴書状「池田文書の研究」(一)『日本医史学雑誌』三五巻、平成元年、四三九～四四三頁。この五月六日付の書状には「燭台は不用也、花池も御無用、余り花美成ル事ハ御無用」とあって、その心遣いを知ることができる。注(37)の文献と比較してみると、玄朴の方がむしろ控気味である様子を知ることができる。

四、歩兵屯所医師取締手塚良斎政富

歩兵組と歩兵屯所附医師

幕末、内外の情勢があわただしく変化し、それまでの行政組織では対応できなくなった徳川幕府は、安政五年(一八五八)七月外交交渉をつかさどる外国奉行を新設したのをはじめ、兵制の上にも大改革をくわえた。「当今の時勢、古来の御備立ちにては不都合の儀もこれあるべく、御取捨ての上、御改正これあり然るべき旨思召され」て徳川斉昭に軍制改正の方案を詢うたのは、安政元年(一八五四)七月のことであった。(1) 同時に筒井肥前守政憲、川路左衛門尉聖謨なども、改正の御用をつとめるよう発令されたが、別になんらの調査活動をおこなうことなく空しく日をかさねていた。軍制の改正とは幕藩体制をささえている慶安軍役令を改革することなので、幕府存立の根幹にもかかわることである。その歩みが遅々として進まないのも当然のことであった。

しかし外に列強の重圧をうけ、内に諸藩の軍事力の増大にともなって、幕府もついに現実の問題として対処しないわけにはいかなくなった。文久元年(一八六一)小栗豊後守忠順、勝麟太郎など一二名が軍制取調御用を命ぜられ、それから一年後、文久二年六月に上申書が提出された。同年一二月、歩兵、騎兵、砲兵の三兵を統轄する陸軍奉行職が新設され、講武所奉行大関肥後守忠裕が初代の陸軍奉行に就任し、歩兵奉行には勘定奉行小栗豊後守が兼任のまま就任して、ここに近代的陸軍制度がはじめて体系づけられた。(2)

親衛常備軍のうち、歩兵は重歩兵と軽歩兵にわかれる。重歩兵は旗本の知行高五百石に一人、千石に三人、三千石に一〇人の割合で知行地に在住する一七歳から四五歳までの農民を選出してこれにあてた。ここに江川英龍、英敏父子の建議にもとづく、徳川三百年の歴史はじまって以来の農民兵の出現をみたわけである。しかしこれらの農民兵は、幕府の親衛隊としての意識にとぼしく、かなり質が悪かったので、江戸の治安を悪化させた要因の一つに歩兵組の存在を指摘しているものもいる。「本由」の名でしられる須藤由蔵の「藤岡屋日記」にもその一端がみられる。(3)

歩兵屯所は文久三年二月に西丸下と大手前の二ヶ所におかれ、五月には小川町に、七月には三番町に設置されて都合四ヶ所となった。江戸切絵図に屯所の位置をもとめると、江戸城を中心にしてそれをかこむように配置されている。これら歩兵組が、親衛隊としての地位と任務をあたえられていることをうかがい知ることができるとともに、本来親衛隊としての機能を有すべき旗本が、まったく頼むに足りない存在に脱してしまったことを物語っているといってよいであろう。

歩兵屯所附医師として、西洋医学所医師手塚良斎ら九名が出役を命ぜられて屯所詰となったのは文久三年三月一三日のことである。以後、数次にわたる増員がおこなわれ、手塚良斎の「医学所御用留」(4)によると九九名の医師をかぞえることができる。

軍と行動をともにして、その傷病兵の治療を担当する軍医の起源は、西洋においては遠くローマ時代にその源をたずねることができるが、(5)(6)わが国では戦傷兵を治療する金創医が室町時代に存在したことはしられているもの(7)の、軍と行動をともにしたり、病兵の治療を担当するものではなかった。歩兵屯所附医師の任務は「歩兵屯所規則書」によれば、

歩兵屯所附医師は、一屯所歩兵組の療治を司り候上は、自身見廻、診療念入れ、日々当番指図役へ病人容体申し述ぶべく、総て治療方粗略これなきよう致すべく候事(8)

とある。歩兵組の大隊、あるいは中隊附として、その軍事行動にともなって出動して受傷兵の手当ばかりでなく、病兵の治療にもあたっている。将軍上洛に扈従する歩兵組にも、附添出動している屯所附医師こそ、わが国における近代軍医の濫觴であり、この組織こそ軍医制度の基礎といっても過言ではない(9)。

「医学所御用留」

順天堂大学医学部山崎文庫に「医学所御用留」なる和綴本がある。本文一〇一丁、半紙本の写本で題簽には、「文久三―明治八年、手塚良斎／医学所御用留」とある。筆跡からみて山崎佐の筆になるものとおもわれる。表紙には題簽のほかにペン書きで「江戸幕府瓦解ニ付キ奥医師解雇マデノ顛末記」との記載がみられるが、これも山崎が記入したものであろう。扉には「文久三年亥年三月十三日ヨリ医学所御用留」とあって、筆をおこした日は明記されているが、題簽のような最後の日付の記載はない。

西洋医学所医師であった手塚良斎が、歩兵屯所出役を命ぜられた文久三年三月一三日から筆をおこし、慶応四年（一八六八）四月までの満五年にわたる活動記録である。題簽には末尾の日付は明治八年とあるが、実際に本文にあたってみると幕府瓦解の慶応四年四月でおわっているので、題簽の年号は誤りであることをしる。題簽、扉ともに「医学所御用留」となってはいるが、内容は専ら歩兵屯所附医師としての日記なので、「歩兵屯所御用留」とよんだ方がより適切である。

本文の前にふせられた三丁は、本書の性格を考える上でいろいろな手がかりをあたえてくれるので、すこしくわしくのべる。前付の第三丁は手塚良斎自身の記述による経歴であって、安政三年（一八五六）にはじまり、慶応四年四月歩兵屯所医師取締を最後にお役ご免になって、日本橋元大工町で開業医生活をおくるまでの記録である。「午歳　四十七」との年齢の記述から、これは明治三年に記したことを知りうる。

前付第二丁は医学所より発行された辞令の写しで、良斎の署名と花押をみる。

さて前付第一丁は注目すべき文字をふくんでいる。これも良斎の略歴であるが、出生からはじまり、第三丁に記載された記述と重複することなく死亡の日（明治八年九月六日没　五二歳）までをしるしている。

前付第一丁から本文の末尾にいたるまで、使用されている料紙はすべて同一であり、同一人の手跡になるものとおもわれる。第一丁が死亡の年を明記していることから良斎の自書でないことは明らかなので、この御用留は良斎の自筆本ではなく、後人が筆写した転写本であると考えることができる。この写本がいつ、誰によって書かれたのか、現在までの調査ではまったく不明であるが、あえて想像がゆるされるならば、良斎の子孫か、あるいは弟子が筆写したものであろうといえよう。その時期については第一丁にみられる「日本橋区」の文字から、郡区町村編成法の公布された明治一一年（一八七八）以降であることは明白であるが、その年を特定することは困難で、明治中期頃ではなかろうかといいうるだけである。

良斎出生の月日を不明であるとしたり、良仙の居宅のある「小石川三百坂」を「小石川三反坂」としたり、「今里村豪家」という言葉を使用しているところから、良斎とは直接面識のない、一世代後の人物が筆写したものであろう。

第一丁に「当符箋にては」とあるように、第三丁の良斎の履歴書は符箋の形で第四丁以下の本文にそえられていたと考えることができる。良斎の自筆本の所在については、現在のところまったく不明である。

手塚良斎の長崎遊学と京都除痘館

手塚良斎政富の経歴については「医学所御用留」によると、文政七年（一八二四）に信濃国更級郡川中島今里村に内村総兵衛政弘の子として生まれ、幼名を千吾といった。内村家は今里村の豪家で、代官をつとめたこともあるという。天保一二年（一八四二）一八歳にして医を志して江戸にでて、小石川三百坂の手塚良仙光照に入門した。弘化元年（一八四四）には良仙光照の次女秀と結婚して養子となって手塚姓をなのり、さらに坪井信道の日習堂にはいってオランダ医学の修業をつづけた。ついで嘉永元年（一八四八）には江戸をたって長崎におもむき、二年にわたって蘭学とオランダ医学を修めている。この年一一月に師の坪井信道が五四歳で没しているので、これが良斎をして長崎留学を思いたたせたのではなかろうか。

長崎滞在中の嘉永二年に、良斎は脚気をわずらいオットー・モーニッケの治療をうけるというエピソードがあった。その時の様子を、坪井信良が実兄佐渡三良にあてた嘉永三年の書状によると、

（モーニッケは）格別学力之アル様子テモナシ、ト申ハ、同人昨年長崎滞留中ニ小子ノ知己之人医生（元姓内村、信州之人也、手塚良斎事也。元稜子モ知ル人ナルベシ）長崎ニテ脚気ヲ患申候故、幸右等之治法新奇ナル事モヤト存シ施法相願申候、……(10)

とある。治療を依頼されたモーニッケは、日本流に煎薬だけを投与したので、その薬品の名称や病名をただしたところ、「病気直リサエスレハヨロシ、薬品病名等ハ知テモ益ナシ」といって、たいそう腹を立てたということである。さらに同じ質問をくりかえしたところ、病名は“verlamming”（麻痺）とのべただけで、薬品の名称については教えてくれなかったという。おそらく治療も功を奏さなかったのでないだろうか。

良斎は嘉永二年の晩秋に長崎遊学をおえて江戸への帰途につき、京都に到着したのは一〇月一二日のことであった。このころ長崎に牛痘苗を受取にいくために、福井をたって京都に滞在していた笠原良策とこの日に会っている。笠原良策の「戦兢録」に次のような記事がある。

十二日（嘉永二年一〇月）　晴……今日手塚良斎自下関到、曰長崎因台命而護白神痘苗甚厳……(11)

九月下旬に長崎をたった良斎は一〇月一二日に京都に到着して、その日のうちに良策と会った。この夏に長崎

に舶載された牛痘苗の管理については、きびしい処置をとっている様子を語っている。

十三日　晴……夜之錦洞遇手塚良斎云云　水戸藩中人也　歳三十余　随坪井氏四年在長崎二年　学崎陽及佐賀接白神法　且接蘭人モンニッキ三入唐館……妹嫁大月春斎今業成而帰也……往日安藤右近君在佐賀托痘苗者也、白神伝入之話、及モンニッキ接痘法詳記于後、其夜三更分袂而帰(12)

良斎が水戸藩医であると記録しているが、その事実はない。義父手塚良仙光照が水戸藩の支藩である常陸国府中藩主松平播磨守につかえていたので、このような記述をしたのであろう。この年良斎は二六歳であったが、良策には「歳三十余」にみえたのは、あるいは良斎が年よりも老けてみられていたからであろうか。

良斎が長崎において誰についてオランダ医学を学んだのかは不明である。この記述からは、あるいはモーニッケについたともいえようが、これは三度蘭館――唐館は蘭館の誤りと考えられる――におもむいて、モーニッケに教えをうけたと解釈した方がよいであろう。オランダ医学を学ぶとともに、長崎や佐賀において牛痘接種術を身につけたとある。この日は牛痘苗移入の苦心談や、モーニッケの牛痘接種法について話がはずみ、二人がわかれたのは夜中の一二時をまわっていた。

良斎が牛痘接種法に熟達していた様子は、半井元冲あての良策書状にも「手塚氏ハ崎陽ニて接スルヲモ見、又自ラ一両児ニ接試候由、万詳ニ領知ニ御座候(13)」とあることによって知ることができる。

このころ笠原良策はその師日野鼎哉とともに、京都除痘館の開設にいそがしかった。嘉永二年モーニッケによってもたらされた牛痘痂によって、楢林宗建が長崎で牛痘接種に成功し、以前から良策の依頼をうけていた頴川四郎八が、この牛痘痂を京都の日野鼎哉に早飛脚でおくった。たまたま藩命をおびて長崎に痘苗をもとめて旅立っていた良策が、京都の恩師を訪れて牛痘痂入手の朗報を耳にしたのである。

そこで鼎哉、良策らは痘苗を確保するために京都に除痘館を開くことを決意し、これが開設の運びになったのは一〇月一六日のことであった。[14] その翌日、良斎はふたたび良策にあって、人痘接種のさいの不善感者の取扱について解説して、豊富な経験の一端を披露している。

十七日……良斎氏曰接人痘而不感者　浴温湯而始発者屢有之　又曰　在崎陽与高嶋氏等謀訳「ヲーフルスタラーテンセーアルチヱルレリイ」勒シテ為十二巻又訳モスト梅毒篇一巻　右各東帰後写而贈申候……[15]

これによると長崎滞在中に医学についての勉学ばかりでなく、砲術書や医書の翻訳を手がけていることがわかる。その砲術書の原書は、J.P.C.van Overstraten が著した *Handleiding tot de kennis der artellerie* (1850) であると思われる。これは大鳥圭介が翻訳して『砲科新論』(文久元年刊) として出版され、一方同じタイトルの別の砲術書が、『砲術訓蒙』(木村軍太郎訳　安政元年刊)、『砲術新篇』(山中敬叟訳　慶応元年刊) として刊行された。良斎らもこれを一二巻本として翻訳したとあるが、兵書目録などにこれをみることはできない。

一方モスト梅毒篇は ドイツ人モスト Georg Friedrich Most があらわした *Encyklopadie des gesammten medizinischen und chirurgischen Praxis* (1836-1837) の蘭訳本である *Encyclopedisch woordenboek der practische genees-,heel-,en verloskunde* (1838) のうちの梅毒の項目を翻訳したものである。これらの蘭書を訳したとのべているのは、良斎がかなりオランダ語に堪能であった事実をしめすものである。

これを裏付けるように良策が半井元冲あての書状において良斎の語学力を賞賛している。すなわち、

水戸御藩中　坪井門人原書家　手塚良斎と申人、先年より奉其　君命候て、砲術書・兵書等為買入旁、長崎ニ二年斗滞留有之、当秋帰藩の期ニ相成候節、……右手塚氏ハ大槻俊斎の妻の弟ニて、原書学ハ頗相熟し、医業ニハ御座候へ共傍砲術も心懸居候由……[16]

とあって、医学のみならず、砲術学にも造詣が深いことをみとめている。

良斎が京都をたって江戸にむかったのは嘉永二年一〇月一九日であった。[17] 笠原良策、桐山元中連名で、良斎に

あてた一一月一六日付の書状に[18]「分抉以来屈指已二旬余」としめされているとともに、一〇月一八日の夜に良策が良斎を訪問したが会うことはできなかったとあり、この日を最後として良斎の名は「戦兢録」からきえてしまう。記念すべき京都除痘館開館の日には良斎はまだ京都に滞在しているので、その接種にまつわる厳粛な諸行事を自分の目で確かめているにちがいない。

この一一月一六日付の書状は、江戸にかえった良斎にたいし良策から牛痘苗にそえておくったもので、受取ったら早速接種して、その結果を報告してほしいと申しいれるとともに、さきに師の日野鼎哉が約束したとおり、この痘苗を伊東玄朴や竹内玄同、渡辺春汀にも分苗してほしいとのべている。痘苗が伊東玄朴の手にわたったのは、嘉永二年一一月鍋島侯出府のさいに島田南嶺が佐賀からもたらしたといわれているが[19]、これとは別のルートで、京都の日野鼎哉から玄朴に伝苗されたことをこの書状はおしえている。

この書状には、良斎が京都で勇み足をしでかしたことにたいし、笠原良策らが師家に面目がたつようにいてほしいと詰問している。すなわち、

……御面会ノ節、未越前へ伝苗不相済候俣、当地ニて御開之事ハ、必御無用と反覆申上候ニ、長柄家ニテ貴君其児に竊ニ接痘被成候由、菓舗小林安兵衛等申触レ候故、不佞等対師家、甚不行届之御対応を申賛シ候様ニて、殆困リ入申候、此義早速御糺シ被下、不佞等対師家申訳相達候様、御処置可被成下候……[20]

ここにある長柄家とは、のちに有信堂社中の人となる、三条通西洞院西入町にすむ長柄春龍をさすのであろう[21]。痘苗を越前へおくる以前に京都の長柄家でひそかに分苗してしまったことをなじっているのである。ちょっとしたトラブルがあったようであるが、良策らはそれにたいしてはあまり深く追求することなく、約束通りに痘苗を江戸の良斎のもとにおくった。「医学所御用留」では、良斎が長崎遊学から江戸にかえったのは嘉永三年であるとしているが、この書簡をみるかぎり、嘉永二年一一月初旬には江戸にたちもどったといえよう。

良斎はなんとかして自らの手で痘苗を江戸に持ち帰りたいという、並々ならぬ意欲をもっていた。その様子はいくつかの書状によって明らかである。

此度手塚良斎と申人、大塚春哉の御舎弟、同人も白神痘持登り被成候故、同人ニ幸イ頼申候(22)

これは安藤右近から兄の日野桂州にあてた書状の一節である。これを託された良斎は「無據用向到来」のため急使をたてて桂州のもとにおくったので、ガラス板にいれた痘苗とガラス瓶に入れた痘痂は一〇月三日に桂州の手許に安着した。頴川四郎八からの痘苗が日野鼎哉のもとに届いたのが九月一九日なので、それにおくれること約一〇日の後であった。

尚又手塚良斎と申人、無據小生懇意の人ニ御座候て、江戸へ痘種持帰度趣ニ付、何卒御世話種継方宜敷奉願候(23)

これは高嶋四郎太夫の長男浅五郎から桂州にあてた書状(九月一七日付)である。さきにのべたように痘苗の管理が厳重なので、あらゆる方面に連絡をつけて痘苗の入手に努力している様子がうかがえる。

其頃師家よりも、日野桂州家弟安藤——、高嶋浅五郎殿共、佐賀江参り、竭力索苗の日ニて、幸長州藩より青木某ニ被命、伝苗の折柄ニて、漸不醇の痘漿ヲ聊乞得て、右手塚氏ニ托し、急ニ当地相上し被申候処、当地ニてハ頴川氏より被送候者、巳に数十児ニ美花ヲ発候後ニて、空敷相成候得共、右手塚氏何卒新苗ヲ携へ、東帰仕り度願候付……(24)

これは笠原良策から江戸の半井元冲にあてた書状(一一月一五日付)の一節である。最後の一行には、新しい痘苗をたずさえてぜひ江戸にかえりたいという良斎の願いが込められている。

江戸における開業医としての良斎

江戸にかえった良斎は、下谷練塀小路にすんで私塾をひらき開業医としての生活がはじまった。良斎の開業医生活をしるうえでの好個の史料として、堀内忠廸宛の書状六通が堀内文書にある。(25) そこには堀内忠廸や坪井信友を堀内君、坪井君と親しくよんでおり、友情にみちた交際をしることができる。もっとも良斎はこの二人より六、七歳の年長者なので、長幼の序からいえば至極当然かもしれない。ときには信友と浅草あたりをぶらつき、一杯ひっかけてほろ酔い機嫌で帰宅したり（第一九六号文書）、忠廸にたいしても

御閑暇も御座候ハヽ、夕刻より御涼みながら近日之中御尊来可被下候（第一九七号文書）

と書状でつたえている。

一方手をたずさえて蘭学の研鑽に精進している様子が、いくつかの書状からうかがえる。

盆後ハ廿日比より例之集会も始メ申度、此段御含置可被下候（第一九九号文書）

過日坪井氏入来ニ而、例会之相談有之、……弥明廿八より相催し申度、何卒午後より拙宅江御入来被成下度奉待上候（第二〇〇号文書）

とあるのは定期的に集会をもって蘭書の講読会をおこなっていたのではないかと想像される。良斎がイペーの薬性論やワートルの書、内外方叢を所有しているので、入用の節はお貸ししましょうとものべている（第一九九号文書）。事実イペーの訳書は五月二七日に忠廸に貸出して、七月一〇日には返却されている。さらにいま忠廸が翻訳している原稿の清書ができたら、ぜひ見せていただきたいと申しいれをしている（第一九七号文書）。忠廸には「扶歇蘭度氏小児病内科篇」なる訳書があるので、おそらくこれをさすのであろう。

開業医としての毎日も多忙である。

此節病客多、日々奔走罷在候（第一九七号文書）

此節実ニ多忙、何分御訳も拝見相成兼をり申候、何れニも盆後と御待可被下候（第一九九号文書）

折角忠廸から借りうけた翻訳原稿も読むひまがないほどの忙しさで、盛業の一端をうかがい知ることができる。その多忙がわざわいしたのか、良斎は一時健康を害してかなり深刻な状況であった。七月一〇日付の書状にはその様子をのべ、もしお手透きならば往診にきてほしいとの希望をのべている。

朶雲拝読仕候、大ニ冷気相催候処、益々御安祥被為渡奉賀候……松岡氏も御見舞被下難有奉存候、一昨々日一昨日共少々ブルージング有之、痰中ヱツトルアフチへ之物相見、甚夕心痛仕候、昨日も俊斎林洞海両人同伴見舞申候、ロンクコノツベルセーリへ之物と奉存候、何分心配仕候、又々御手透も御座候ハハ、御見舞被下度奉伏望候（第一九九号文書）

これによると喀痰中に血液が混じたので、肺結核を疑って大分心配の様子であったが、その後は病状も悪化せず良好の経過をたどったようである。

良斎は安政二年（一八五五）には伊予国吉田藩主伊達若狭守宗孝の侍医になった。安政五年お玉ヶ池種痘所の創設にさいしては、その中心人物の一人である大槻俊斎の義弟として設立資金を拠出したことは、その名簿からしることができる。以後種痘所医師として勤務していたが、文久三年三月には歩兵屯所附医師として出役を命ぜられ、同年七月一八日には戸塚静甫らとともに医師取締に抜擢された。

歩兵屯所附医師としての良斎

文久三年三月あらたに設立された歩兵屯所の附属医師として、良斎は戸塚静甫、千村礼庵らとともに西洋医学所医師から出役勤務を命ぜられ、一五人扶持を給された。ついで七月にいたり戸塚静甫や吉田策庵、高嶋祐啓とともに、同所医師取締に抜擢された。当初四ヶ所にあった歩兵屯所での医師の勤務は一ヶ月交代の輪番制であったが、これではことのほか迷惑をこうむるとの病兵からの訴えもあり、病兵を治療するうえでも適当でないので、同年一一月からそれぞれの屯所に医師を専任させるように変更になった。良斎ら四人が医師取締に任命されたということは一人が一屯所を担当したとも考えられるが、「医学所御用留」にはそれをしめす記述はない。

水戸天狗党の乱（元治元年）や、将軍家茂の第二回上洛（文久三年）にあたって、歩兵組があわただしく出動し、それに附属して屯所附医師が同行しているが、良斎は江戸にとどまってその留守をまもっていた。

良斎が歩兵組とともに江戸をはなれたのは、慶応元年（一八六五）将軍家茂の第三回上洛に扈従して京都におもむいたときのことである。家茂が江戸を発進したのは慶応元年五月一六日であるが、良斎はおくれて閏五月四日に江戸を出発した。これに先立って五月一五日、江戸城の躑躅の間において、老中本多美濃守忠民、若年寄土岐山城守頼之、立花出雲守種恭、増山対馬守正修の立合のもとに御番医師並をおおせつけられ、二〇人扶持をたまわった。このとき吉田策庵ら医師取締三人も、良斎と同様に御番医師並に昇進した。進発にさいしては取締の高嶋祐啓と良斎がお供を命ぜられ、祐啓は三番町歩兵組、良斎は小川町歩兵組の附属として、手当金のほかに人足四人と馬一疋をくだされた。

五月一六日に江戸を進発した家茂は、途中天竜川増水による川留などがあって、京都の二条城にはいったのは閏五月二二日で、実に三五日を経過している。良斎が江戸をたったのは閏五月四日で、後詰として出陣したものとおもわれる。木曽川の洪水などがあって大坂についたのは六月二二日で、四七日を要している。江戸から京都までの道程は、普通一四日から一五日の行程なので、たとえ多人数の行列とはいえ異常におおくの日数をついやした。のちにのべるように、良斎が病兵をひきつれての大坂から江戸への行程は、わずか一八日しかかかっていない。

大坂についた良斎は、六月二四日に陸軍奉行と歩兵奉行に到着の申告をおこなった。良斎の大坂での宿所は、上本町八丁目寺町にある源光寺内にもうけられた病院の一隅であった。

良斎は慶応二年の正月を、大坂でむかえた。元日には大坂城に登城して、将軍にお目見がかなった。「医学所御用留」によると、

朝五ツ時登城、於大広間年首為御礼四ツ半出御、御目見被仰付候事

但シ陣羽織着用之事

長州征伐軍の発進が発令されて、良斎もいよいよ広島へくだることになる。七月七日に次のような申渡しがあった。

手塚良斎江

芸州広島表江出張可致旨伊賀守殿被仰渡依之申渡

この書付を陸軍奉行溝口伊勢守勝如からうけとった良斎は、九日仮役所において七、八、九の三ヶ月分の手当金二七両二分のほかに、一五両三朱と銭四〇五文の旅扶持を支給された。(26) 二〇両の薬価も前借がかない、七月一二日朝、快風丸に乗船して大坂八軒屋を出帆して玉島湊で一泊し、二〇日広島沖の宇品島について小舟にのりかえて広島に上陸した。翌二一日、広島到着を陸軍奉行竹中丹後守重固と歩兵奉行河野伊予守通俐に申告した。

六月にはすでに対長州戦の火蓋はきられていたので、広島市内に開設された六ヶ所の病院には傷病兵が次第にその数を増し、回復ののぞめない傷病兵は後送されることになって、総数七七名が八月二三日に江戸送りときまった。しかしそれ以前に家茂の死去が公表されて長州征伐は中止となり、全軍の撤退が布告された。

広島撤収にあたって良斎は、そのころ陣中で病いをえた老中水野出羽守忠誠につきそって、九月一五日紀伊藩の軍艦明光丸に乗船して宇品港を出帆し、一七日夕刻に大坂の天保山沖についた。本陣である北浜二丁目の増屋孫左衛門宅に出羽守をおくりとどけ、良斎は伝光寺にはいった。

一〇月四日良斎は三番町、小川町両屯所の病兵一一九名をひきつれて大坂を出発した。良斎が江戸についたの

は一〇月二一日であった。慶応元年閏五月に将軍家茂の上洛にしたがって上方におもむいて以来、一七ヶ月ぶりに江戸の土をふんだことになる。

屯所附医師の辞任と維新後の良斎

医師が剃髪することは長い間の習慣であったが、文久二年になって医師の蓄髪許可令が発せられた。[27] 良斎は慶応三年正月、「頭冷ニ付蓄髪仕度」との願い書を提出していたところ、六月二〇日にいたって蓄髪撫附の頭髪でさしつかえないむねの許可がおりた。しかしこれもわずか半月後に「逆上強く眼病相煩何分蓄髪仕兼候ニ付」ふたたび剃髪で出仕したいむねを申しでて、その許可をえている。

慶応三年も歩兵組の活躍には目覚ましいものがあるが、「医学所御用留」には良斎自身に関する記事はほとんどみられず、良斎は江戸をはなれることはなかった。一〇月二二日からは「腰足痛不出来ニ付引込養生致度」との届書をしたため、月番戸塚静甫に提出して家にこもって治療することになった。その後の記事は一一月一一日まで空白なので、この引込養生がいつまでつづいたかは不明であるが、二〇日ばかりは家に引こもっていたのかもしれない。

「医学所御用留」は、慶応四年正月の鳥羽伏見の戦についてわずか一行の記事でおわっている。正月一二日将軍慶喜が海路江戸にかえり、歩兵組附属医師の江戸帰府についての記事はみられるが、時局の重大さにくらべるとそれはあまり少なすぎるし、あまりに淡々としている。

四月一一日官軍が江戸城に入城して、徳川幕府二七〇年の治世が終わりをつげる。四月一八日の次のような良斎の辞表で「医学所御用留」の記事はおわる。

私儀一昨年中より久々傷冷毒にて腰足痛相煩程々療養仕候得共、只今以テ全快不仕、時期之転変ニ依リ右痛

再発仕、起居動揺難義罷在、押て出勤罷在候得共急ニ全快之程も不束覚ニ有之、当御時節柄却て奉恐入候義ニ付、歩兵屯所附医師取締被仰付被下候様此如奉願上候、以上

御番医師並
歩兵屯所附医師取締
手塚良斎

辰四月

松平太郎殿

この辞表は月番高嶋祐啓をへて、松平太郎に提出された。松平太郎正親は陸軍奉行並の任にあり、のちに江戸を脱出して五稜郭にたてこもって新政府軍に抵抗した。良斎は四月晦日にいたり、お役ご免になるむねが申しわたされた。

歩兵屯所医師を辞任後、良斎は日本橋元大工町でふたたび開業医生活をはじめた。これよりさき横浜に開設されていた軍陣病院は、東京下谷の藤堂邸に移転して大病院と名をあらためていた（慶応四年七月二〇日）が、良斎は九月一〇日に石井謙道や渡辺栄仙、塩田順庵らとともに、この大病院の医師に任命されて、(28)徳川幕府から一転して明治新政府につかえる身となった。それも束の間、一一月四日にはこれを辞任してしまう。(29)

現在までに披見しえた史料に記載されている良斎の居宅は、

一、嘉永二年に長崎遊学からかえって、私塾をひらき医業をいとなんだ下谷松永町。これは太田東海の弟太田道博が文久年間に通学していた良斎の私塾の住所である。(30)

二、慶応二年、帰府にさいしての先触れにしるされた下谷練塀小路。江戸切絵図の「東都下谷絵図」（嘉永四年・文久二年改正版）にも、大槻俊斎の南隣に良斎の名がみえる。

三、慶応四年幕府瓦解のさい、歩兵屯所附医師を辞任後にすんでいた日本橋元大工町。「医学所御用留」の前付にも、ここに住んでいることがしるされている。

しかし「東都下谷絵図」によれば、下谷練塀小路あたりは下谷松永町としるされているので、この両所は同一地であり、たんなる表記の相違と考えられる。

良斎の私塾に学んだものは、さきの太田道博が安政六年二月から文久二年一二月までの三年一一ヶ月にわたって指導をうけているほか、歩兵屯所医師手伝として弟子の内村有庵、(31) 津山良策、林栄春の三名がいると「医学所御用留」にしるされている。(32)

手塚良斎の墓碑銘

良斎の墓は松龍山摠禅寺（東京都豊島区巣鴨五―二二―二　曹洞宗）の手塚家の塋域にある。本家筋にあたる手塚良仙光亨と、義兄の大槻俊斎の墓にはさまれるように建てられている。

墓碑の正面には妻にあたる手塚良仙光照の次女秀の名も刻まれているので、秀の死亡（明治二八年六月一日）後に建立されたものとおもわれるが、その碑銘は以下のように明治一一年秋九月と刻されている。

君諱政富信州更級郡川中嶋今里村人也本姓内村氏父曰総兵衛
政弘母深美氏生九男二女君其第五子幼字千吾甫九歳寄食江戸
之疏属年十八始志医術入手塚良仙之門改名良斎後三年以師命
冒姓手塚尋遊于長崎就蘭人某而学焉由是医業益進年二十八開
業於江戸娶師之二女後六年挙一女不幸早世終復無子君初仕伊
達若州侯為侍医文久三年三月幕府命為歩兵屯所医師慶応元年

五月為番医師並給二十人口明治元年二月改禄百石是歳実当維新之際乃辞幕府力食於坊間既而新政府創病院君在医員中頗尽力然未幾辞而復力食其四年四月帰藩于静岡為二等勤番組八年九月六日病歿享年五十有二葬於東京駒篭総禅寺無嗣以妻手塚氏為主後其祭主則手塚秀也

明治十一年秋九月　　矢村宣昭撰　　中根聞書　　井亀泉鐫

墓碑銘には明治四年四月に静岡におもむいたとあるが、静岡病院や沼津病院の関係者のなかに良斎の名を見出すことはできない。

「医学所御用留」を中心に、手塚良斎の歩兵屯所附医師としての活躍をのべた。幕末から明治へと社会変革の渦にまきこまれて、幕府の下級医師から一度は新政府にその職をえながら、志をとげることができなかった一人の蘭方医の姿を見ることができる。

(1) 勝海舟「陸軍歴史」『勝海舟全集』一七巻、勁草書房、昭和五二年、三頁。
(2) 同書、三四一〜三四二頁。
(3) 吉原健一郎『江戸の情報屋　幕末庶民史の側面』日本放送出版協会、昭和五三年、一九六〜二〇三頁。
(4) 手塚良斎「医学所御用留」順天堂大学医学部山崎文庫蔵。
(5) 小川政修『西洋医学史』日新書院、昭和一九年、二五七頁。
(6) Singer, Charles and E.A. Underwood: *A Short History of Medicine.* 2nd ed. 1962, p.56　酒井シヅ、深瀬泰旦訳『医学の歴史』第一巻、朝倉書店、一九八五年、五八頁。

（7）富士川游『日本医学史』形成社、昭和四七年、一五九頁。
（8）勝海舟、前掲書、四二三頁。
（9）歩兵屯所附医師の医療活動については、さきに『東と西の医療文化』（吉田忠・深瀬泰旦編、思文閣出版、二〇〇一年）において報告した。これは本論文集に収録されている。
（10）宮地正人編『幕末維新風雲通信』東京大学出版会、昭和五三年、二九頁。
（11）笠原良策「戦兢録」福井県医師会『福井県医学史』昭和四三年、五二七頁。
（12）同書、五二九頁。
（13）笠原良策書状（半井元冲宛）、福井県医師会編『白神記―白神用往来留』一九九七年、一三頁。
（14）笠原良策「戦兢録」、前掲書、五三〇頁。
（15）同書、五三一頁。
（16）笠原良策書状（半井元冲宛）『白神記』一〇頁。
（17）「京都除痘館創立ニ付、御地加納繁三郎殿へ差出候書付」同書、七頁。
（18）「水戸藩手塚良斎へ相遣書状の扣」同書、一四頁。
（19）伊東栄『伊東玄朴伝』玄文社、大正五年、八五頁。
（20）京都府医師会『京都の医学史』思文閣出版、昭和五五年、九二五頁。
（21）「在長崎安藤右近来状の写」『白神記』二頁。
（22）「長崎高嶋浅五郎来書写」『白神記』三頁。
（23）片桐一男「堀内文書の研究（三）」『日本医史学雑誌』一七巻、昭和四六年、一二三～一二四六頁。
「堀内文書」には杉田玄白をはじめ坪井信道、大槻俊斎など、多数の蘭方医からの貴重な書簡が蔵されているが、ここには手塚良斎が誤って手塚良斎と記されている。なお堀内氏の事蹟については『米沢藩医史私撰』（北条元一、一九九二年）にくわしい。
（24）手塚良斎が支給された給与を「医学所御用留」からひろってみると、

慶応二年二月分手当　九両と永一六六文
二月分旅扶持　五両三分二朱と五四文
三月分手当　九両と一〇匁
三月分旅扶持　五両三分三朱と永二三二文

などがみられる。本扶持として二〇人扶持を給されているほかに、上記のような手当や旅扶持の支給をうけていることをしる。内用薬や外用薬はすべて医師自身が購入して隊員に投与するので、その薬品の費用としての薬価も給されていた。

(25) 深瀬泰旦「歩兵屯所の医師たち――『医学所御用留』から――」『日本医史学雑誌』三一巻、昭和六〇年、三七二～三九一頁。これは本論集（II―六）に収録した。
(26) 明治初年医史料「明治元年日記」『日本医史学雑誌』昭和一八年（複刻版）、思文閣出版、昭和五四年、六一頁。
(27) 同書、八一頁。
(28) 「医者履歴明細書」明治八年、田村家文書、川崎市蔵。
(29) 内村有庵は良斎の実家にあたる内村総兵衛政弘の九男で、諱は政興といい良斎の実弟にあたる。明治二三年に病没したという。これらについては内村家の後裔にあたる内村功氏のご教示による。記して感謝申し上げる。
(30) 歩兵屯所附医師手伝については「歩兵屯所の医師たち――『医学所御用留』から――」において報告した。

五、川崎の蘭方医家太田家の事蹟

日本の天然痘

わが国の歴史書に天然痘（痘瘡）(1)の流行がはじめて記載されたのは、聖武天皇の天平七年（七三五）のことである。太宰府管内の諸国からはじまって各地に流行したことが『続日本紀』にみえる。二年後の天平九年にもふたたび流行し、その波は都にもおしよせておおくの官人がこれにかかったため、政務がとどこおったといわれている。このとき藤原不比等の子、藤原四家の祖四人（武智麻呂、房前、宇合、麻呂）があいついで罹患し、四月から八月にいたる四ヶ月に、これら四人が死亡するという事態まで出現した。

以後、約三〇年の周期で流行をくりかえしているが、漸次その周期はみじかくなって六～七年となり、江戸時代の後半になるとほとんど毎年のように流行をくりかえしていたのである。(2)

このような流行により明治時代ですら「アバタ面」の人はすくなくなかった。夏目漱石が、自分の顔の痘痕を気にしていたことはかれの日記からよみとることができるし、森鷗外の『独逸日記』には大山巌陸軍卿も痘痕の持主であったことがしるされている。

世界の天然痘(3)

天平時代の流行が九州の太宰府からはじまったことからわかるように、天然痘は朝鮮をへて中国からわが国につたえられた。

そもそも天然痘はインドに原発したものと考えられている。二千年前のインドの仏典にすでに痘瘡の記載があるという。インドから大陸を東に移動して中国に達し、一方、西方に伝播してトルコ、アラビア、ヨーロッパへと移動したものであろう。

九世紀のアラビアの医師、ラーゼス(八五〇〜九二三)は痘瘡と麻疹(はしか)をはっきり区別して記載しているので、この頃すでにアラビアに痘瘡が流行していたことを知ることができる。

中国に痘瘡がもちこまれたのはいつごろか。いろいろな説があって一定していない。最も古い文献では、前漢の武帝の建元年間(前一二六)張騫が西域よりかえったときのことであるといい、新しいものとしては東晋の建武元年(三一七)に西域よりもたらされたとある。このように中国にはいった痘瘡は、朝鮮をへてわが国に侵入してきたのである。

天然痘の治療法

このように猛威をたくましうした痘瘡にたいして、われわれの先人はどのように対処したであろうか。現在では、痘瘡がウイルスによって伝播する伝染病であることは周知の事実であるが、当時においてはその原因はまったく不明であった。あるものは胎毒の一種であるといい、あるものは食物と関係があるといっていたが、これが麻疹や梅毒と同じように伝染病だということをはじめて主張したのは橋本伯寿である。文化七年(一八一〇)その著『国字断毒論附録』の中ではっきりのべている。

痘瘡の伝染に三ツあり。第一は痘瘡病に近よりて、熱気鼻に入るときは、假令其臭は知らずとも、必毒気に香觸なり。第二は痘瘡病の玩物、すべて病中寝処に在し物を手を触ても伝染す。第三は痘瘡家の食物にて伝

染す。是は至てすみやかなり。(4)

痘瘡の治療は医学の発達した現代でも適切な方法がなく、いきおい対症療法にたよらざるをえない。対症療法の第一にあげられるのは隔離である。痘瘡が伝染によっておこることがわかってからは、さらにこの隔離を徹底させた事例が全国各地にみられる。大村藩では痘瘡の流行にさいして、大村城下から一里半へだたった古田山に病棟を建設し、ここに患者を収容して治療に専念しているし、(5)岩国藩では患者や患家に接触したものを、かなり長い期間にわたって城中から特定の避難村へ隔離するという「痘瘡遠慮定」が規定されていた。(6)

現代の医学では、伝染病対策として次の三つが考えられている。

一、感染源対策　二、感受性者対策　三、感染経路対策

これから考えても、隔離というのは、感染源対策として現在にいたるまでもちいられているよい方法なのである。ほかに薬物療法や水浴療法がおこなわれていた。痘瘡の治療薬として特効的作用をもつものはなく、その薬品は升麻、防風、荊芥、穿山甲、蛻脱など百種にもおよぶという。(7)又水浴療法は、中国や朝鮮ではおこなわれていない。わが国独特の「酒湯」とよばれる方法であるが、(8)とくに効果があるともおもえない。

人痘接種法

軽症の痘瘡の膿をうえると、のちに痘瘡にかかることがないことがしられていた。これが人痘接種法である。これには二つの流れがあり、一つはシナ式であり、一つはトルコ式のそれである。

シナ式の人痘接種法は『医宗金鑑』によると四つの方法がある。(9)

㈠、痘児の衣を他の児にきせて伝染させる方法（衣苗法）。

㈡、痘疹の漿をとってこれを鼻腔中に滴下する方法（漿苗法）。

(三)、痘痂の細屑に水をくわえて湿潤せしめたものを鼻腔にいれる方法(水苗法)。
(四)、痘痂の細屑をかわかして粉末とし、これを管を用いて鼻腔中にふきいれる方法(旱苗法)。

『医宗金鑑』は、(一)は應験なしと断定し、(二)ははなはだ残忍な方法であるとのべ、最良の方法は(四)であると記載している。

この方法がわが国にはいってきたのは延享元年(一七四四)のことである。清の商人、李仁山が長崎にきて、みずからの手でこの方法によって接種したことが、緒方春朔の『種痘必順弁』にみえる。

種痘刀で上腕の皮膚に傷をつけ、痘苗をその部分にすりこむというトルコ式人痘接種法もわが国に移入され、ひろく諸国においてもちいられるようになったが、その成績は良好だったとはいいがたい。人痘接種をうけたものが真の痘瘡に罹患して死亡したこともあり、これが痘瘡流行の原因になったこともあった。幕府医学館の痘科教授、池田瑞仙はみずから人痘接種をこころみ、五人のうち一人が死亡した経験をもっていることから、この方法をつよく排斥している。

牛痘接種法

このような危険のおおい人痘接種法にかわって登場したのが、牛痘接種法である。

牛痘に罹患したものは、もはや痘瘡にかかることはないという伝承を実証しようと、一七九六年(寛政八年)五月一四日、イギリスのエドワード・ジェンナーは、サラ・ネルムスという乳しぼりの女の手に生じた牛痘の膿液を、ジェイムズ・フィップスという名の八歳の少年に接種した。一ケ月半後の七月一日、今度は痘瘡を接種したが、その少年はもはや痘瘡には罹患しなかった。牛痘接種によって痘瘡にたいする免疫を付与されたわけである。この例をはじめとして四三例をまとめた論文が、あの有名な『牛痘の原因および作用に関する研究』[10]であり、これが発表されたのが一七九八年七月のことである。

この牛痘接種法がわが国に移入されたのは嘉永二年（一八四九）で、ジェンナーの発見から約五〇年の歳月をへている。この五〇年という歳月は、ジェンナーの牛痘法がバタビヤに達するのに数年を要しなかったのにくらべるとあまりに長い。しかしこの間、わが国の医師たちが手をこまねいて、いたずらに時をすごしていたわけではない。『種痘奇法』（哆啉吱《ピアソン》著、嘶噹嗹《ストーントン》訳、一八〇五）、『遁花秘訣』（馬場佐十郎訳、一八二〇）、『引痘略』（邱浩川訳、一八三二）などの書物によって技法の解説がさきに移入されていた。このような技術書の普及につれて、痘物質を早く手にいれたいとの蘭方医たちの希望は年ごとにつのるばかりであった。

受入れ態勢が万全であったところに、まちにまった痘痂が蘭医オットー・モーニッケによってもたらされた。嘉永二年（一八四九）六月のことである。いちはやく長崎から京都へ、大阪へ、江戸へ、そして福井へとまたたく間に全国にひろがり、各地に種痘館の誕生をみた。緒方洪庵による除痘館（大阪）、笠原良策による種痘館（福井）、日野鼎哉による除痘館（京都）などが同じ嘉永二年にはやくも開設されている。

しかしこれとて平坦な道をあゆんだわけではない。牛痘接種にたいするぬきがたい迷信、痘物質の永続性をたもつことの困難さなど、おおくのきびしい条件の連続であった。とくに江戸においては、医学館の総帥、多紀氏をはじめ、痘科の主任池田氏の強力な反対によって、牛痘接種法にたいしてはきわめて冷淡で、種痘館の設立などはのぞむべくもなかった。

種痘と蘭学

幕府医学館の総帥多紀氏が、牛痘接種法につよい反撥をしめしたのは、それがたんにオランダ渡りの奇法であり、接種による副作用を考慮したうえでのことではない。むしろ、牛痘法にたいして正しい理解をもっていたが故に、これを契機として蘭方医学が普及することをおそれたがためであるといってよいであろう。有史以来の長い年月、人類が苦しめられてきた痘瘡が、この手法によって制圧されてしまうことにより、その裏づけとなっているオランダ医学がひろく民衆にうけいれられることをおそれていたのである。

西洋医学がわが国にはいってきたのは室町時代の末である。(11) いわゆる南蛮流外科としてもちいられ、ついで、江戸時代になって鎖国政策がとられてからは、長崎の出島を唯一の窓口として紅毛流外科がもちいられてきた。長崎の港から海上につき出た、扇形の三九〇〇坪ばかりのこの小島は、安政五年（一八五八）の開国にいたるまで、世界にひらかれた唯一の窓として、すべての外来文化をのみこんできたところである。

オランダ医学はこの出島をとおって細々とした流れでわが国に浸透していたが、『解体新書』が出版されて事情は一変した。もはやオランダ通詞を介さないで、ほんの一にぎりの日本人ではあるが、直接にオランダ語の書物をよむことができるようになったのである。

晩年の杉田玄白が、蘭学興隆の様子をふりかえってその足跡を記録した『蘭学事始』(12) によると、明和八年（一七七一）三月四日、千住骨ケ原でおこなわれた腑分けにおいて、オランダの解剖書『ターヘル・アナトミア』の正確な解剖図に驚嘆し、翌日から前野良沢の家にあつまって、苦心の末、訳出したのが『解体新書』である。この翻訳をはじめとして、以後おおくの蘭書が翻訳出版されたことによって、蘭方医学は隆盛の第一歩をあゆみはじめたとはいえ、いまだ漢方医学の勢力にはおよぶべくもなかったが、小さな流れは大きなうねりに変わりつつあった。このようなときに牛痘接種法がわが国に移入されたのである。

牛痘接種は人痘接種とちがってその効果は確実であり、漢方家といえどもこれを否定することはできなかった。安政四年（一八五七）エゾ地にすむアイヌ人に痘瘡が流行するや、幕府は、桑田立斎や深瀬洋春を派遣してアイヌ人に強制接種を実施した。痘瘡の流行を阻止するためには牛痘接種を採用せざるをえないことを、幕府みずからが認めたのである。同じ年、医学館の多紀元堅や多紀氏とともに医学館の枢務にたずさわっていた辻元崧庵などがあいついで死亡し、情勢は微妙に変化してきたのである。この期をのがさず、江戸にも種痘所を設立しようとする気運が、江戸在住の蘭方医の間にうまれたのも当然である。

安政四年六月、(13)下谷練塀小路の大槻俊斎の屋敷に、蘭方医の有力者である伊東玄朴、戸塚静海などが集まって協議し、八月幕府に許可願いを提出したところ、翌安政五年一月に許可され、五月七日から種痘を開始したのである。このお玉ケ池種痘所が、いくたの変遷をへて東京大学医学部へと成長してゆく。

川崎市域における牛痘接種

川崎市高津区溝口、大山街道に面して、古いが立派な二脚門が目につく。これこそ幕末から明治にかけて近郊近在の人々に種痘をほどこして、おおくの人の命をすくった太田道一、東海父子の邸宅である。(14)現在の当主は道一の曾孫にあたる太田良海で、八〇歳をこえる高齢でありながら矍鑠として、川崎市役所健康保険組合診療所の医師として診療に従事している。

『川崎誌考』をはじめいろいろな市史の類には、川崎市における医学関係の歴史については、ほとんどふれるところがない。『やさしい川崎の歴史』、『川崎史話』や『神奈川の夜明け』にわずか数行の記述をみいだすにすぎない。

在来の市史編纂にあたっては、史料の発掘が充分でなかったうえに、現存する史料の採用、操作の点でかけるところがおおいまま、事業が先行してしまったようである。わたくしは太田家の現当主よりいろいろな話をきき、それを裏づける諸種の文献を探索して、その結果、川崎市域における医学、医療の歴史の空白をなにがしか埋めることができたのではないかとおもっている。

太田道一のこと

太田道一は良海と号し、寛政一〇年（一七九八）武蔵国橘樹郡下作延村に、郷士太田平右衛門美啓《よしひろ》の長男として生まれた。これはジェンナーが牛痘法の著作を発表した意義ある年にあたる。生家は農業をいとなむかたわら、「よろづや」という屋号で雑貨商をひらいていた。

「当区医務取調書上」(15)によると、「文化一二年乙亥一〇月ヨリ文政八年乙酉二月迄実父美啓ニ従ヒ和漢雑法医書独学」とある。「実父美啓ニ従ヒ……独学」というのも妙な表現だが、父は医師でなかったので、父から医学を学んだのではなく、文字どおり独学であったのであろう。鍬をもつかたわら、いつも書物を懐にいれて、寸暇をおしんで漢学を学んでいたといわれており、非常な努力家であったことはまちがいない。

文政八年（一八二五）三月、江戸小石川三百坂の手塚良仙光行のもとに入門し、漢方と蘭方の折衷医学を学んだ。産科を賀川家産科書、訶倫《ホルン》産科訳書について学び、手術の手ほどきもうけた。また内科については謨斯多《モスト》や扶歇蘭度《フーフェランド》の内科訳書を研究している。

三年の修業ののち、文政一一年（一八二八）三月に故郷下作延の隣村にあたる溝口村に開業し、一二年半にわたる医学修業に終止符をうって、実地医家としてのあゆみをはじめたのである。師の手塚良仙の推輓で、伊予西条三萬石の城主松平左京大夫の侍医となり、月に六回、溝口村の自宅から青山百人町の上屋敷にあがって拝診した。大名の侍医として格式をたもつため、自邸の入口に二脚門を建築したが、それが先に述べた門である。

天保五年（一八三四）からは下谷練塀小路の大槻俊斎の弟子となって通学しながら蘭方医学の指導をうけ、嘉永二年六月にモーニッケによってもたらされた牛痘法を、その年の一二月にはやくも身につけている。

溝口村の近郊で種痘をおこなっていたのは道一ただ一人であった。久本村の岡重孝は太田家より古い医家であるが、漢方医であったためか種痘をおこなっていなかった。道一は日を定めて接種をおこない、七日目に発痘の有無を調べるため出頭させたので、人々はこの日を「うみかえしの日」とよんでいた。植えてもらった膿をおかえしする日という意味であろう。痘苗を貯蔵する技術にとぼしい当時にあっては、人から人へうえついでゆくのが、痘苗をたやさないためのもっともよい方法であった。接種当日は人々の出入が多く、門前には屋台の店がならび、大へんなにぎわいをみせたといわれている。

明治維新後も長男東海とともに開業医生活をつづけていたが、明治八年一二月一二日、七八歳で病没した。日蓮宗宗隆寺（高津区溝口四八六）の墓地に葬られている。大医院道一忠恕日新大居士と諡された。

太田東海のこと

道一には四男があり、いずれも医師になった。東海、昇海、祐海、道博である（Ⅱ-三、七五頁系図参照）。東海は文政一二年（一八二九）生まれ。本名を資啓《すけひろ》という。一五歳のときから父、道一について医学の手ほどきをうけていたが、嘉永二年、大槻俊斎の門にはいって蘭医学をおさめた。

安政四年（一八五七）六月にはお玉ケ池種痘所の設立社中にくわわって、その設立に力をつくし、設立資金の拠出人名簿にも名をつらねている。今この名簿をながめてみると、(16)当時においてすぐれた蘭方医として、江戸に令名をはせているものがおおいのに気づくとともに、その子孫が明治期になって各方面で活躍しているものもおおい。この八三名の名簿の中に太田東海の名を見出したとき、正直のところわが目をうたがった。次にはこれは大へんなことだという驚きにかわった。そしてついには、もしこれが本当だとしたらわが川崎にもすばらしい蘭方医がいたのだという喜びが身内をはしった。

大槻俊斎はさきにものべたように、お玉ケ池種痘所設立の中心人物であり、江戸三大蘭方医の一人である。さらに後年、この種痘所が幕府直轄になったとき（万延元年）、初代頭取になった人物なのである。この俊斎の弟子である東海が、種痘所設立にさいして一臂をかしたことは、ほぼまちがいあるまいと推測していたところ、大槻俊斎の親類書(17)によって、東海と俊斎が義理のいとこにあたることが判明した。すなわち東海の叔母にあたる道一の妹が、手塚良仙光照のもとにとついで二男四女を生んだ。良仙光照は、道一の師である良仙光行の長子で、父のあとを継いで良仙を襲名した。この良仙光照の長女海香が俊斎の妻になっているという関係にあるのである。さらにいうならば、良仙光照の長男良庵（のちの良仙光亨）、次女秀の婿養子良斎もこの人名簿にのっていることを知れば、さきの名簿にみた太田東海は、武州溝口出身の太田東海にまちがいないとの確信をもつにいたった。

一方「当区医務取調書上」には次のような記載があって、東海が種痘所社中にくわわっていたことを裏付ける史料を手にいれることができた（図2）。

嘉永二年己酉一一月ヨリ安政四年丁巳五月迄西洋医学所頭取役下谷煉塀小路大槻俊斎ニ従ヒ同年六月より右医学所社中ニ入(15)

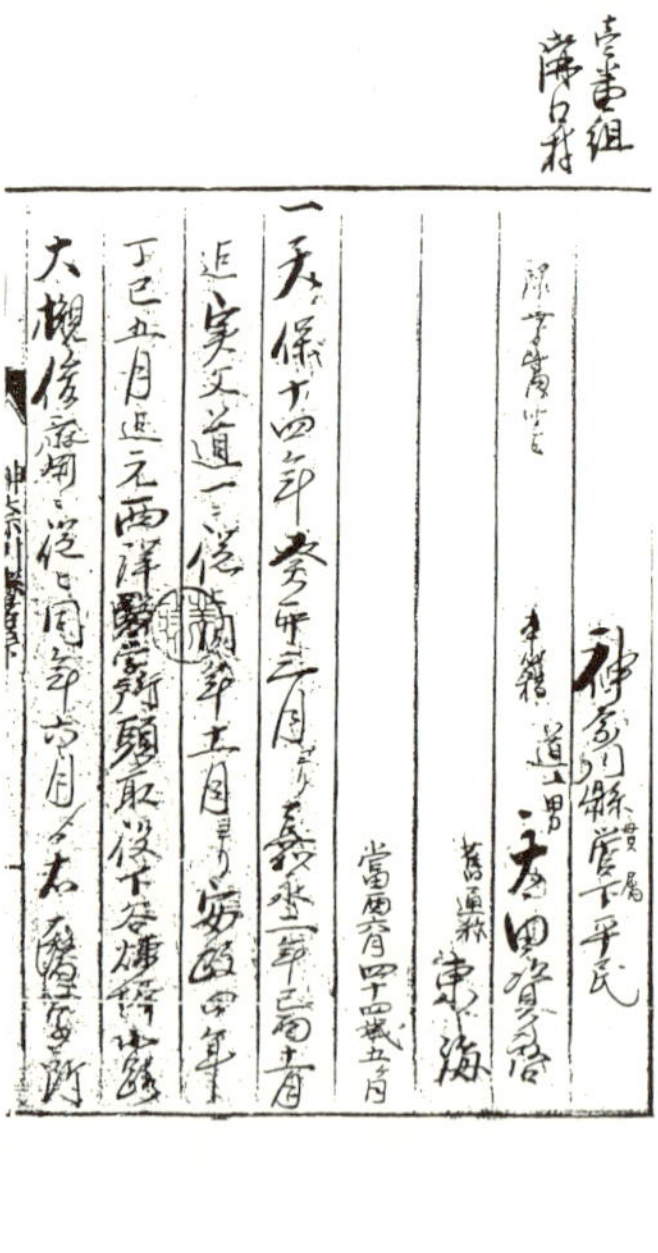

この「取調書上」は提出の年、すなわち明治六年七月を基準にして肩書その他が記述されているのに注意しなければならない。すなわち俊斎は明治六年からみて「元西洋医学所頭取役」であって、安政四年五月には西洋医学所などは影も形もない。史実をなぞってみると、万延元年（一八六〇）一〇月一四日お玉ケ池種痘所が幕府直轄の「種痘所」と改称されて俊斎が初代頭取にあげられ、文久二年（一八六二）四月九日の死亡の日までその職にあった。「西洋医学所」と改称されるのは文久元年（一八六〇）一〇月二五

日のことであり、さらにこれが、西洋の二字がとれて「医学所」となったのは文久三年（一八六三）二月二五日である。

　これらの史実をふまえて右の履歴書を解釈してみると、「同年六月より右医学所社中ニ入」の「右医学所」とは安政五年に開設されるお玉ケ池種痘所をさすものであり、「社中ニ入」とは先に述べた伊東玄朴、大槻俊斎、箕作阮甫らが種痘所を建設すべく協議したという、その社中をさすのではあるまいか。いまだ実在しない種痘所の社中にくわわったということは、その社中において医学の修業をしたのではなく、むしろ設立準備のための社中と考えた方が妥当であろう。

　お玉ケ池種痘所はいくたの変遷をへて、現在の東京大学医学部になった。お玉ケ池種痘所の設立にあたって、その資金を提供し、その協議に参加したということは、東京大学医学部の創設に一臂をかしたという表現もゆるされるであろう。当時の江戸在住の医師の数は明確には判明していないが、ごく大ざっぱにみて四五〇〇名、うち蘭方医は九〇〇名前後と推定されるので、この中からえらばれた八三

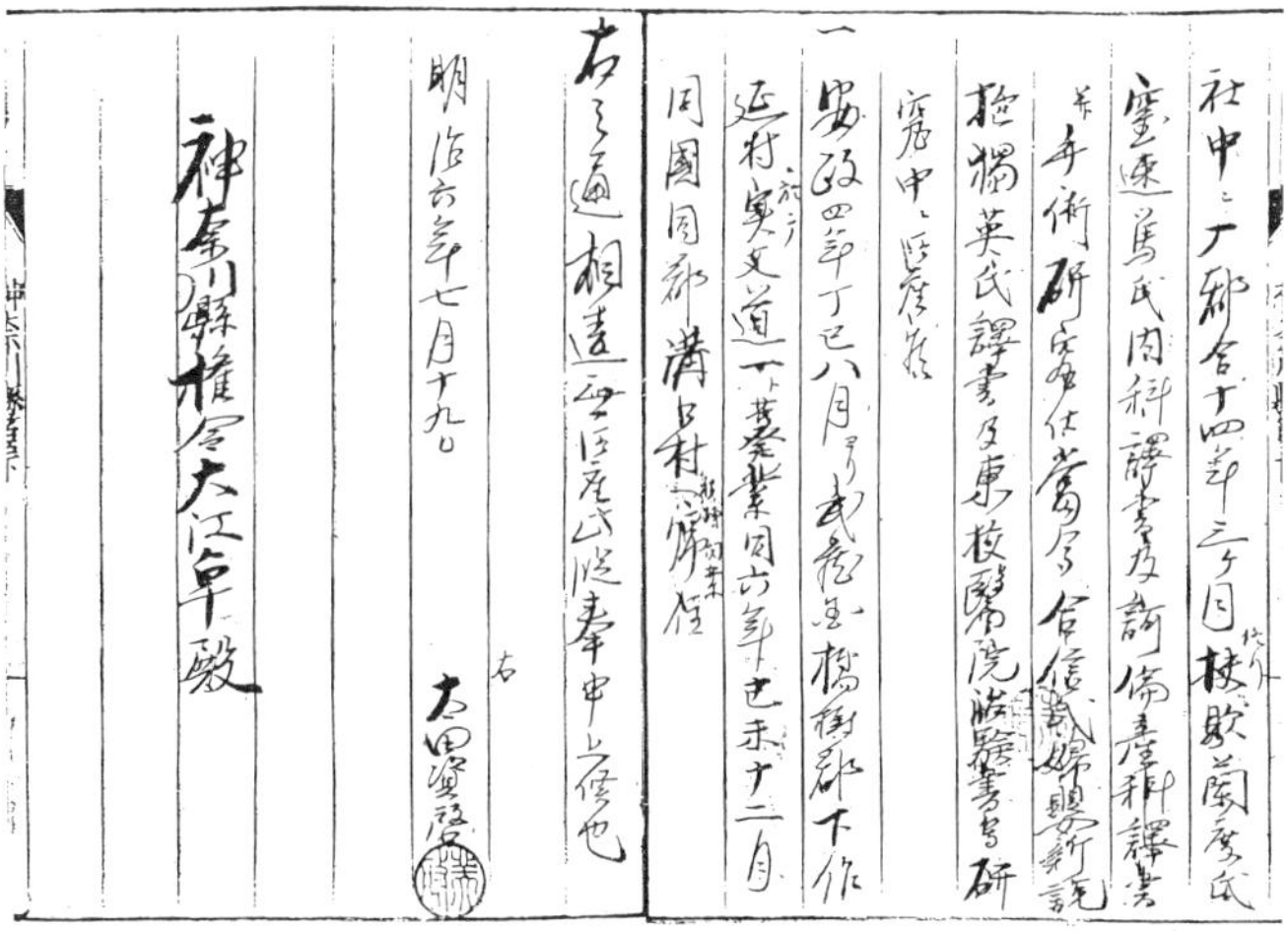
明治六年七月十九日
神奈川縣権令大江卓殿

図2　太田東海の履歴書（「当区医務取調書上」より）

名ということは、なみの蘭方医ではなかったといえる。

東海は江戸においても充分通用する大家でありながら、故郷にかえって開業した。これが近隣の住民にはかりしれない恩恵をあたえたことはいうまでもない。その一例として明治四年の溝口寄場組合村の住民に対する種痘をあげたい。

明治新政府は明治三年三月、大学東校（現東大医学部）に種痘館を設けるとともに、四月、太政官達をもって全国の各府藩県にたいして種痘の普及にのりだした。この布達をうけて神奈川県では、一一月横浜、神奈川、川崎の各宿において種痘を実施することを計画するとともに、[18] 溝口村の太田東海にたいして次のような申渡しを発している。

　　　　太田東海

□《（右カ）》者溝口村組合村々のもの共種痘植方申付候間定日相立自宅ニ於て施行可致事

　　庚午一二月　　　　神奈川県御印

この示達を受けて東海は翌四年正月から五月にいたる五ケ月の予定をさだめ、これにしたがって実施するむねの触れを寄場組合村役人の名によって、傘下の村々にまわしている。当時の溝口寄場組合村は橘樹、多摩の両郡にまたがる四八ケ村、戸数三六一六戸で、人口は二一、七〇〇人と推定される。

東海は腸チフスに罹患し、明治八年三月九日、父道一に先だって死亡した。現在の横浜市港北区山田の地にある妻の実家で腸チフスが発生し、そちらにおもむいて治療にあたっているので、そこで感染したものであろう。行年四七歳であった。法号を慈善院啓真太定日程居士という。

太田昇海と祐海

昇海は道一の次男で、天保二年（一八三一）の生まれである。明治一七年四月に開業医免許を受け、東京市荏原郡大森において産婦人科を開業した。明治二五年には大森村村会議員に、明治二八年から大正二年までは連続六期にわたって大森町町会議員をつとめ、(19)大森銀行取締役にも就任した。(20)大正六年四月五日、八五歳で死亡した。法号は義徳院宗連日元居士である。

道一の三男は祐海である。明治九年九月一四日病没。法号は鴻済院純乗華一居士といい、その室は水原氏、俳句で有名な水原秋櫻子の祖父の妹にあたるという。

太田道博のこと

道一の末子、道博は四男である。天保八年（一八三七）二月に生まれた。幼いときから父に洋方医学と種痘術を学んでいたが、安政六年（一八五九）二月、下谷練塀小路の手塚良斎に入門して医を学んだ。

手塚良斎は信州川中島の出身で、もと内村氏。手塚良仙光照の門に入り、その次女秀と結婚して養子となって手塚姓を名のった。東海、道博兄弟とは義理のいとこにあたる間柄であって、やはりお玉ケ池種痘所資金拠出者の一人である。後年、歩兵屯所医師取締、御番医師並に栄進した立派な蘭方医である。(21)

道博は明治四年から東京府下の柴崎村、砂川村、小川村において開業していたが、明治八年にいたり父道一のもとにかえって父の医業を手伝っている。(22)同年三月に長兄東海が病没したので、老齢の父を助けるため父のもとにかえったものとおもわれる。

自由民権運動の波が川崎にもおよび、溝口を中心に活発な動きがみられるようになった。明治一五年、道博は井田文三を中心とする独創的な民権政治結社である頼母子懇談会の会員となって民権運動に身を投じ、官憲のあくなき弾圧にも屈せず活躍している。このときの同志の中に、岡重孝、鈴木全象（浜田庄司の祖父）がいる。(23)のちに板垣退助の自由党に属し、明治二六年の神奈川県会議員選挙に橘樹郡から立候補したが、改進党の議員に名をなさしめ空しく敗退した。(24)

明治二九年一月一六日死去。行年六〇歳で法号は開興院道博日潤居士である。

太田東海の後裔

東海には二男一女があった。

長男は資事《すけより》である。慶應元年（一八六五）生まれ、幼名を容之助といった。一六歳で大学予備門に入り、将来を嘱目されていたが、翌明治一四年に結核のため病没した。父東海が腸チフスのため四七歳で死亡したとき、資事はまだ一一歳の少年であったが、亡父の霊前に「小蛇に親失うて赤雀」なる俳句をささげている。(25) 明治一四年一〇月二七日没。啓真院太容日慈居士と諡された。

次男は資敬《すけまさ》である。慶應三年（一八六七）生まれ。幼名を菊次郎といった。済生学舎を卒業し、医術開業試験に合格して医師免許証を手にしたのち、八四歳で死亡するまで開業医生活をつづけた。昭和二六年六月一日没。法号を慈眼院是好真道日敬居士とよぶ。

長女アイは東海の末子である。先に述べた鈴木全象の長男、久三に嫁した。鈴木氏はもと浜田姓で丸屋鈴木氏の分家として全象が鈴木姓となったので、長男久三が本姓にもどって浜田久三と称した。久三、アイ夫妻には一子、象二があるが、これが陶芸家で文化勲章に輝いた浜田庄司である。

東海の長男資事は早世したため、次男資敬の家系が太田家をうけている。資敬の妻トシは叔父昇海の娘にあたり、三男をもうけた。長男良海は先に述べたように太田家の当主である。次男は高津区新作に在住する資恭であり、三男礼三郎は昭和三五年六月七日に死亡し、礼誦院受持日顕居士と諡されている。

おわりに

川崎市高津区にある太田家は四代にわたる医家の系統である。初代道一、二代東海は蘭方医学をひろく学び、牛痘接種術にも長じ、時代の先端をゆく医術を身につけた立派な医師であった。とくに東海は、江戸在住の蘭方医八三名の拠金によって設立されたお玉ケ池種痘所の拠金者の一人であり、発起人の一人にも目されているすぐれた蘭方医であった。

(1) 現代の医学では天然痘、あるいは痘瘡が用いられているが、古くは豌豆瘡《わんづかさ》、裳瘡《もかさ》とよばれ、俗にはイモ、ホウソウと名づけられていた。その名称の多岐にわたる様子は富士川游『日本疾病史』平凡社、昭和四四年、九三～一〇〇頁にみられる。
(2) 富士川游、同書、一〇〇～一一一頁。
(3) 世界の流行史については主として、古賀十二郎『長崎洋学史』下巻、長崎文献社、昭和四二年、二六五～二六八頁、及び藤井尚久「明治前本邦疾病史」『明治前日本医学史』第一巻、日本学士院、一九五五、三〇一～三〇八頁によった。
(4) 橋本柏寿『国字断毒論附録』文化一一年、一二丁オ。
(5) 本田雄五郎、「長与俊達先生事蹟」『日本医史学雑誌』、一三二一号、昭和一八年、二九～四六頁。
(6) 井上忠「牛痘法の伝播」、緒方富雄編『蘭学と日本文化』東京大学出版会、一九七一、二七九～二九一頁。
(7) 富士川游、前掲書、一四一頁。
(8) 香月牛山『小児必要養育草』、元禄一六年、五巻、四丁。
(9) 富士川游、前掲書、一四九頁より引用。
(10) Jenner, Edward: *An inquiry into the causes and effects of the variolae vaccinae, a disease discovered in the western counties of England, particulary Gloucestershire, and known by the name of the cow pox.* London, S.

Low, 1798 なお、長野泰一、佐伯潔訳編『種痘法の発見』（大日本出版、昭和一九年）は原文、訳文と簡潔な解説のついた良書である。

（11）西洋医学のわが国への伝来についてのべた書物は多いが、要領よくまとめられており、容易に入手しうるものとして、小川鼎三『医学の歴史』『解体新書』（ともに中公新書）をあげるにとどめる。洋学一般については沼田次郎『洋学伝来の歴史』（至文堂、昭和四一年）がよい。

（12）杉田玄白『蘭学事始』、緒方富雄校注、岩波文庫、昭和三四年。

（13）お玉ケ池種痘所設立の協議を開始した時期については、在来の文献は安政四年八月説をとっているが、「当区医務取調書上」（田村家文書）によって「六月」と判明した。なお、お玉ケ池種痘所の設立や変遷については山崎佐「お玉ケ池種痘所」『日本医史学雑誌』（昭和一九年）が最もくわしい。

（14）道路拡張によって二〇〇一年現在太田家の邸宅と二脚門はすべて消滅してしまった。

（15）「当区医務取調書上」、田村家文書、明治六年、川崎市蔵。

（16）お玉ケ池種痘所設立資金拠出者名簿は山崎佐の前掲論文にのるほか、伊東栄『伊東玄朴伝』（玄文社、大正五年）、『東京大学医学部百年史』（昭和四二年）にみられるが、いずれも八二名の江戸在住の蘭方医をあげている。しかし実は呉秀三『箕作阮甫』（大正三年）にある八三名が正しい。これについては本書II-二「お玉ケ池種痘所開設をめぐって」において考察している。

（17）佐々木侑『大槻俊斎先生小伝』、昭和一八年、一七～一九頁。

（18）『神奈川県史料』第五巻、昭和四四年、三九一頁。

（19）『大森区史』、東京市大森区役所、昭和一四年、一九三頁。

（20）河野三郎編『帝国医鑑』第一編、明治四三年、二二頁。

（21）深瀬泰旦「歩兵屯所医師取締・手塚良斎と手塚良仙」『日本医史学雑誌』、二五巻、二九〇～三〇六頁、昭和五四年。これは一部加筆して本論集（II-三、II-四）に収録した。

（22）「医師履歴明細書」田村家文書、明治八年、川崎市蔵。

(23)　小林孝雄『神奈川の夜明け――自由民権と近代化への道』、川崎歴史研究会、一九七八年、一四三～一五三頁。
(24)　同書、一六〇頁。
(25)　「悲悲終焉」（太田家蔵）。

六、歩兵屯所の医師たち―『医学所御用留』から―

はじめに

幕末に創設された歩兵組については、兵制史の側面からの研究はみられるが、これに付属した歩兵屯所附医師については、現在までほとんどとりあげられていない。さきに屯所附医師としての手塚良仙と手塚良斎については報告したところであるが、[1][2] 今回は良斎の「医学所御用留」（以下「御用留」という）をとおして、歩兵屯所の医師たちの動きをさぐってみたい。

歩兵屯所の新設と屯所附医師

外に列強の重圧、内に諸藩の軍事力の増大などの情勢の急激な変化によって、それまでの行政組織では対応できなくなった徳川幕府は、各方面にわたって新しい組織を創設したが、兵制のうえでは慶安の陣立に大幅の手をくわえる改革に着手した。文久元年（一八六一）小栗豊後守忠順、勝海舟など二一名が軍制取調御用を命ぜられ、それから一年後の文久二年六月に上申書が提出された。それにもとづいて一二月朔日、歩兵、騎兵、砲兵の三兵がおかれ、それを統轄する陸軍奉行がおかれた。

一万石以下百俵どりまでの旗本にたいして、それぞれの知行高に応じて兵賦の数がさだめられ、五百石は一人、千石は三人、三千石は一〇人の割合とし、一七歳から四五歳までの壮健の者を選出して、五ケ年の年期をもって交代させることにした。このようにして集められた兵士たちは歩兵組と命名され、身分はたとえ士分の者が応募しても、歩兵組に在勤する間は帯刀以下とすることに定められており、その給料は兵賦をさしだした主人の負担とした。(3)

歩兵屯所は当初西丸下と大手前の二ケ所におかれ（文久三年二月）五月には小川町、七月には三番町に設置されて都合四ケ所となった。この歩兵屯所に常時在駐して病兵の治療にあたる医師をおき、歩兵組の出動にさいしてはそれに帯同して出陣し、受傷兵の手当てや病兵の治療にあたる任務をあたえた。これこそ近代軍医の濫觴であり、この組織こそ軍医制度の基礎といっても過言ではない。(4)

この歩兵屯所に西洋医学所から医師を出向させるよう、西洋医学所頭取緒方洪庵にたいし、幕府から要請があったのは文久三年正月二七日のことであった。洪庵の「勤仕向日記」によると、

兵賦屯所奉行大関肥後守宮中ニ於て面会。医学所書生之内可然もの両三人右屯所へ出勤頼度段頼出ル。篤と相談之上可及御答旨申置。(5)

とあって、江戸城中で陸軍奉行大関肥後守忠裕と会見して、二月に新設される予定の歩兵屯所附医師として、医学所の医師を派遣してほしいむねの依頼をうけた。翌々二九日には、城中で林洞海、竹内玄同とこの件について相談している。二月一一日になって洪庵はふたたび大関肥後守とあって、出役医師について口頭で返事をし、二四日に七名の医師を推薦するむねの書面をしたためて、北角十郎兵衛をへて若年寄田沼玄蕃頭意尊に提出した。

この書面に名をつらねたのは戸塚静甫、千村礼庵、宮内潤亭、(6)手塚良斎、手塚良仙、伊東玄晁、程田玄悦の七名である。これが正式に発令されたのは三月一二日であるが、(7)この間にちょっとしたトラブルがあったようである。というのはこれらの医師は、それぞれ各藩に属しているいわゆる主持ちであるので、その主筋の諒解なしにことをはこぶのは当をえていないということで、幕府からそれぞれの主君にたいして諒解をもとめたうえで発令

されることになった。

こうして手塚良仙をのぞく六名の医師が、医学所から出役として歩兵屯所附医師に任命された。当時手塚良仙は、主君松平播磨守頼縄に侍して上洛していたので、江戸に帰府ののち三月二八日に屯所附医師に任命された。以上は洪庵の「勤仕向日記」からみた出役医師の動向であるが、同じ日これ以外の医師も屯所附医師に任命されていることは、手塚良斎の「医学所御用留」から知ることができる。

「医学所御用留」についてはさきに報告したところなので、(1)ここでは簡単にふれる。本書は医学所医師である手塚良斎が、歩兵屯所附医師を命ぜられた文久三年三月一三日から筆をおこし、慶応四年(一八六八)四月までの満五年にわたる歩兵屯所における活動記録である。前付三丁、本文一〇一丁、半紙本の写本で、順天堂大学医学部山崎文庫の蔵するところである。

これによると三月一二日に歩兵屯所附医師を命ぜられたのは、さきにあげた戸塚静甫ら七名のほかに、吉田策庵、高島祐啓、曲直瀬正迪、古田瑞春、小堀祐真らで、これら五名はおそらく漢方に従事している医師で、洪庵の推薦とは別の経路で採用になったものと思われる。(8)

その後五月一八日になって第一次の増員が行われ、あらたに一九名の医師が屯所附を命ぜられた。この一九名のうち五名は医学所医師の出役であるが、他の一四名はあらたに任用されたものである。ついで九月二九日には第二次の増員があって五名の医師が任命されているが、これはいずれも出役医師ではない。これで三六名の医師が屯所附医師に任命されたことを「御用留」から知ることができるが、このうち小堀祐真のように病弱のため、任命されながら実際には勤務しなかったものが四名いる。

歩兵組の発足した文久三年に屯所附医師として任命されたのは三六名であったが、それ以後年をおってその数をみると、文久三年三六名、元治元年四名、慶応元年二二名、慶応二年三一名、慶応三年六名で、総計九九名の

表２　歩兵屯所の医師たち

就任年月日						
文久３年	３月13日	伊東玄晁	高嶋祐啓	小堀祐真	千村礼庵	手塚良斎
		戸塚静甫	古田瑞春	程田玄悦	曲直瀬正迪	宮内陶亭
		吉田策庵				
	３月28日	手塚良仙				
	５月18日	生野松庵	一森養眞	伊東玄民	伊東龍雲	大淵道順
		芬木元春	笠原祐民	木村養順	呉　黄石	小島章泉
		越山友仙	坂　立俊	柴田文庵	杉田杏斎	田村長叔
		津田為春	遠田昌庵	中村静寿	美濃部浩庵	
	９月29日	奥山玄省	小宮山岱玄	酒井玄洋	中村謙造	安井元達
元治元年	９月22日	大熊良達	吉田長純			
	11月22日	*吉田高斎				
	12月11日	伊東朴斎				
慶応元年	５月15日	桐原鳳卿	山本長安			
	７月９日	*林　栄春				
	９月５日	*足立良貞				
	12月７日	伊沢宗甫	内村有庵	内山俊卿	影山貞斎1)	木村玄昌
		熊谷善朴	田村英斎	浜田秀斎	宮地忠迪	
	12月９日	山本泰順				
	12月12日	石川玄随	岡部貞斎	風間淡斎	関　隆庵	種瀬俊安
		遠田敬甫	宮崎友叔	渡部良智		
慶応２年	２月８日	*山本甫斎				
	２月18日	*青木貫司				
	４月８日	*押田元俊				
	７月29日	古川洪道				
	８月６日	名倉弥五郎	松島玄英	三浦文卿	吉田宗琢	
	８月８日	馬島春庭				
	８月12日	大国慎斎	大橋隆道			
	８月中	池田玄泰	金沢了元	小林文周	高田俊造	永田宗郁
		*楠林容斎	難波雄玄	青木文岱	山田純安	吉田舛庵
	９月２日	菅谷行庵				
	９月８日	*津山良策				
	９月９日	神田春渓				
	10月１日	*伊嶋良哉	*佐藤杏斎	*中村有庵	*名倉准春	*番田俊道
	11月上旬	*相川洪道				
	11月18日	赤城良閑				
慶応３年	６月２日	*高松謙斎				
	６月４日	*内山俊英	*関　玄祥			
	11月14日	岩田良伯	影山禎哉1)	立花順庵	中山信斎	

＊：就任年月日は不明，初出の日をあらわす。

1)：影山貞斎は慶応３年11月14日に貞哉として再任されている。

医師の名がこの「御用留」にあげられている(表2)。

歩兵屯所附医師の役職

当初医師たちの資格は一律に屯所附医師であったが、文久三年七月一八日に手塚良斎、戸塚静甫、吉田策庵、高嶋祐啓の四名が医師取締に任命された。のちに山本長安が取締介(慶応二年八月二三日)、取締(慶応二年一〇月二二日)に、手塚良仙が取締介(慶応二年一一月九日)、取締(慶応三年四月二八日)に、奥山玄省が取締介(慶応三年五月一七日)に、安井元達が取締介(慶応三年八月一二日)に任命された。

四ケ所にあった歩兵屯所での医師の勤務は一ケ月交代の輪番制であったが、これではことのほか迷惑をこうむるとの病兵からの訴えもあり、病兵を治療するうえからも適切でないので、それぞれの屯所に医師を専属させるように変更された。文久三年一〇月に西丸下屯所において、歩兵頭小出播磨守英道から申渡しがあり、翌一一月から実施にうつされた。この時の配属一覧が「御用留」にのっている(表3)。

慶応元年には手伝という身分で屯所附医師に採用された医師がみられる。これら手伝医師は、屯所附医師の門人にあたるものが多く、手伝として名があがっている三三名のうち、二七名についてはその師名をあきらかにすることができる(表4)。これ以外の六名についても同じような立場のものと考えられ、良斎の筆が足らなかったといってよいであろう。

歩兵組の活躍と屯所附医師の従軍

慶安の軍制に改革をくわえて創設された歩兵組は、その戦力についての評価は別にして、東に西にと軍事行動をおこしているほか、将軍上洛にさいしてはその行列の重要な位置を占めていることはよくしられているところである。そのすべてにふれることはできないが、「御用留」によって良斎の眼からみた歩兵組活躍の様子をさぐってみたい。

この「御用留」は歩兵屯所の公式な記録ではなく、良斎個人のメモといってよいものである。そのため良斎の視界にはいらない事実に関しては記載されておらず、記載の日付や内容についてもかなり精粗があるので、年に

表3　歩兵屯所医師の配属（文久3年11月）

	取　締	医　師	
西丸下屯所	高嶋祐啓 戸塚静甫 吉田策庵 手塚良斎	曲直瀬正廸 生野松庵 木村養順	手塚良仙 千村礼庵 奥山玄省 酒井玄洋
大手前屯所		笠原祐民 伊藤龍雲 越山友仙	程田玄悦 美濃部浩庵 遠田昌庵 安井元達
小川町屯所		小島章泉 柴田文庵	伊東玄晁 宮内陶亭 芬木元春 呉　黄石 中村謙造
三番町屯所		田村長叔 大淵道順 坂　玄俊	杉田杏斎 伊東玄民 津田為春 小宮山岱玄

表4　歩兵屯所手伝医師（33名）

戸塚静甫門人	石川玄随	内山俊英	関　玄祥	遠田敬甫
手塚良仙門人	岩田良伯	風間淡斎	種瀬俊安	
手塚良斎門人	内村有庵	津山良策	林　栄春	
高嶋祐啓門人	押田元俊	木村玄昌	熊谷善朴	
越山友仙門人	関　隆庵	立花順庵	宮崎友叔	
安井元達門人	大国慎斎	影山貞斎		
山本長安門人	大橋隆道	田村英斎		
吉田策庵門人	岡部貞斎	渡部良智		
千村礼庵門人	菅谷行庵			
宮内陶亭門人	高松謙斎			
奥山玄省門人	浜田秀斎			
曲直瀬正廸門人	山本泰順			
杉田杏斎門人	伊沢宗甫			

ほかに師が不明の手伝医師が6名（青木文岱・内山俊卿・楠林容斎・中山信斎・宮地忠廸・山田純安）いる

よってその分量にかなりの差がある。本文一〇一丁のうち年別の配分をみると、文久三年四丁、元治元年七丁、慶応元年三七丁、慶応二年三六丁、慶応三年一四丁、慶応四年三丁である。

天狗党の乱　元治元年（一八六四）三月二七日水戸藩の急進尊攘派藤田小四郎（東湖の四男）、水戸町奉行田丸稲之衛門らが筑波山に兵をあげ、さらに日光の険を利用して初志を貫徹しようとの計画のもとに、四月一〇日には日光におもむき、東照宮を拝して攘夷の軍議をこらした。これにたいして幕府は軍をおこして、宇都宮藩以下常野の一二藩に出兵を命じ、歩兵組にも出動を下令した(9)。

四月一四日日光山警備のため、小川町屯所の歩兵頭河野伊予守通俰、歩兵頭並横田五郎三郎らは命をうけて、一〇ケ小隊の歩兵組をひきいて出陣した。このとき宮内陶亭、芬木元春(10)、中村謙造の三名が附添医師として同行した。さらに六月には川越藩ほか、武蔵、常陸、下野の諸大名一一藩に追討が下令され、六月二二日に歩兵奉行並藤沢志摩守次謙、歩兵頭並北条新太郎に歩、騎、砲の三兵をさずけて賊をうたしめた。若年寄田沼意尊を総督とする追討軍が組織されて出陣し、一〇月末に筑波勢はそのほとんどが幕府の軍門にくだった。武田耕雲斎を主将とする一隊は中山道から北陸にはしったが、一二月一七日には遂に加賀藩に降伏してこの騒動も鎮圧された。このときの歩兵組の動きと、附属医師の様子は表5のごとくである。

小笠原長行の西上　老中小笠原壱岐守長行は、元勘定奉行水野忠徳、町奉行井上清直、目付向山一履らとともに、歩兵、騎兵、砲兵およそ千六百名をひきい、イギリスから借りいれた二隻の汽船をふくむ五隻に分乗して、文久三年五月一五日横浜を出帆、五月晦日大坂に上陸した。この時同行した医師は七名であった。

長行の京坂の地での行動については、成書にくわしいところであり、さきに上洛していた将軍家茂は、長行らがのってきた汽船で大坂から江戸にかえったが、この間の医師たちの行動についての記載はない。

将軍家茂の上洛（第二回）　文久三年八月一八日の政変によって公武合体派が政局の主導権をにぎったが、公武

表5　天狗党の乱への出陣（元治元年）

江戸から上州へ出陣			江戸へ帰府		
	指揮官	附添医師		指揮官	附添医師
4月14日	河野伊予守通和	宮内陶亭			
	横田五郎三郎	芬木元春			
		中村静寿	5月20日		芬木元春
					中村静寿
6月15日	北条新太郎	小島章泉			
		杉田杏斎			
		伊東玄民			
6月22日	城　織部	曲直瀬正廸			
	藤沢志摩守次謙	酒井玄洋			
		千村礼庵			
			7月14日		宮内陶亭
7月23日	平岡四郎兵衛	越山友仙			
		安井元達			
		遠田昌庵			
7月25日		呉　黄石			
8月21日	河野伊予守	伊東龍雲			
	岡田左一郎	宮内陶亭			
		芬木元春			
		中村静寿			
			11月3日		中村静寿
					宮内陶亭
			11月7日		呉　黄石
11月8日	冨永相模守	笠原祐民	11月8日	河野伊予守	伊東龍雲
		安井元達			芬木元春
		大熊良達			
			11月9日	平岡四郎兵衛	越山友仙
					美濃部浩庵
					遠田昌庵
11月13日	井上啓次郎	小宮山岱玄			
		津田為春			
		坂　立俊			
11月23日	秋山誠太郎	伊東龍雲			
		中村静寿			
			12月3日	冨永相模守	
			元治2年 1月10日	井上啓次郎	津田為春
					小宮山岱玄
					坂　立俊

合体体制をさらに強固なものにするため、将軍家茂はふたたび京都にのぼった。

家茂は文久三年一二月二七日に海路をとって江戸を出発した。このときの歩兵組は、西丸下屯所八百人、大手前屯所八百人の計千六百人で、歩兵奉行溝口伊勢守勝如が総指揮官となり、西丸下は歩兵頭小出播磨守英道、歩兵頭並城和泉守織部、同徳山鋼八郎、大手前は歩兵頭藤沢志摩守次謙、歩兵頭並冨永雄之助、同平岡四郎兵衛が指揮をとった。同行医師として西丸下歩兵組には曲直瀬正迪、生野松庵、手塚良仙、奥山玄省が、一方大手前組には笠原祐民、越山友仙、美濃部浩庵、安井元達がつきそって、翌文久四年正月一一日から一四日にかけて江戸を出発した。

前回文久三年三月の上洛とはことなり、今回は右大臣の宣下があるなど、家茂は朝廷から手あつい接遇をうけて、ふたたび海路をとって五月二一日朝五ツ浜御殿に到着した。「御用留」から医師たちの帰府の状況をみると、五月二九日に曲直瀬正迪が病兵七八名を引率して西丸下屯所に到着し、六月二日には大手前屯所の病兵六〇人あまりに、笠原祐民、美濃部浩庵の両名が附添って帰府した。六月一〇日には小出播磨守、城和泉守の指揮下の西丸下一大隊に附添って奥山玄省が、さらに六月一五日には溝口伊勢守が指揮する大手前二大隊に附添って、越山友仙、安井元達が帰府した。

正月に出立した八名の医師のうち、これで六名が帰府したが、生野松庵はおくれて一〇月二一日に病兵二九名の附添いとして江戸にかえってきた。手塚良仙がいつ帰府したかは不明である。のち慶応二年一二月二七日に、良仙が江戸を出立した記事があるので、これ以前に帰府していることは明らかであるが、その日を特定するにたる記事はない。このころ西下した医師は、三ケ月から六ケ月後には帰府している例がおおいので、良仙も元治元年六月から一二月の間に一旦帰府したものと思われる。

このころの歩兵組は、常州一件によってその動きがもっぱらその方面に集中していることは、さきにみたとおりである。この間をぬって京都守護のための往来が目につく程度である。

家茂の上洛（第三回）と長州征伐　手塚良斎は歩兵屯所医師取締として江戸をはなれることなく屯所詰をつづけていたが、慶応元年家茂の第三回目上洛にあたっては、これに従って西に上った。すなわち第二次長州征伐の進発である。

慶応元年五月一六日家茂は家康ゆかりの陣羽織を着用して、きらびやかな供ぞろいで江戸を発進し、閏五月二二日京都について宮中に参内した。

歩兵組の出立は、将軍の発進にさきだつ五月五日、まず西丸下一大隊が出立し（附属医師曲直瀬正迪、千村礼庵）、六日に一大隊（大熊良達、呉黄石）、一六日大手前二大隊が出発した。良斎は閏五月四日江戸を出発し、途中木曽川の洪水などにあって旅程はおもうにまかせず、大坂についたのは六月二二日のことで、実に四七日を要したおそい旅であった。このとき西上した医師は、良斎と高嶋祐啓の二人の取締をはじめとして、大熊良達、桐原鳳卿、千村礼庵、安井元達、山本長安、曲直瀬正迪、杉田杏斎、呉黄石、奥山玄省の名がみえる。

良斎は大坂上本町八丁目寺町の源光寺内の病院を旅宿とさだめて（七月四日）、大坂における任務を開始した。九月一一日にいたり上本町八丁目東寺町の全慶寺、宝樹寺を病院とすることが決定され、ついで興徳寺、大応寺なども病院に使用された。

一たん大坂城にはいった家茂は、九月一五日大坂を発して入京したが、この先供として三番町二大隊が大坂から枚方までをかため、西丸下二大隊が枚方から伏見までの間を警護し、大手前一大隊が上洛のお供をした。このときの附添医師は、大熊、桐原（西丸下）、安井、山本（大手前）で、三番町については記載がない。

長州藩に対してはきつい申入れをおこなって、幕府の軍門に降るよう説得につとめたが、幕府の思惑どおりにことがはこばなかったのでついに軍をおこすことに決定して、紀伊中納言茂承を総督とする長州征討軍が編成された。一一月一四日には芸州路へ出立する人びとにたいするお目見えの式が大坂城でおこなわれ、大熊良達、桐原鳳卿の二人がお目見えをおおせつけられ、翌一五日西丸下二大隊とともに広島にむけて出発した。

年があけて慶応二年になると、歩兵組はぞくぞくと芸州へ向けて発進し、伊東玄民、山本甫斎、杉田杏斎、曲直瀬正迪、押田元俊、山本泰順らが附添いとして同行した。七月七日にいたり、良斎にたいしても広島へ出立するよう達しがあった。

良斎は七月一二日朝、大坂八軒屋から小舟にのって兵庫におもむき、一五日兵庫で快風丸に乗船して、二〇日に広島に到着した。広島においても寺院を病院として使用しており、般舟寺（堀川町）、徳永寺（銀山町）、善生寺（寺町）、永照寺（堀川町）、興徳寺（田中町）、常林寺（三川町）などが病院として使用されていたと記録されている。

六月七日幕軍が周防大島郡を襲って、ここに戦端がひらかれ、長州藩優勢のうちに大坂在陣中の将軍家茂が八月二〇日に死亡したむねの発表があった（八月二三日）(11)。

八月三〇日には広島に駐屯する陸軍諸兵にたいし、大坂へひきあげるよう命令が発せられた。良斎は広島陣中で病をえた老中水野出羽守忠誠につきそって、九月一五日朝宇品港から紀伊藩の軍艦明光丸にのって出帆し、一七日夕刻に大坂の天保山沖についた。ついで江戸帰府がきまり、良斎は三番町、小川町の病兵一一九名をひきつれて一〇月四日に大坂を出立して、一〇月二一日に江戸に帰着した。将軍家茂に従って上洛して以来、一七ケ月ぶりに江戸の土をふんだことになる。

その後の歩兵組　家茂の死去により慶喜が将軍職についたが、事態は幕府瓦解にむかってまっしぐらにすすんでゆく。歩兵組の出動は前にもまして激しくなっていることを「御用留」は教えてくれる（表6）。そしてついに大政奉還の日をむかえる。将軍慶喜は慶応三年一〇月一四日に政権奉還の表を朝廷に提出し、翌日これが許さ

表6　慶応2年～4年における歩兵組と附属医師の動き

江戸から上方へ	江戸へ帰府
慶応2年　12月23日～27日 中村静寿、越山友仙、手塚良仙 （大手前）	慶応2年　10月21日 手塚良斎
慶応3年	慶応3年　2月2、3日 山本長安、安井元達（大手前） 奥山玄省（小川町）
5月15日～18日 奥山玄省、相川洪道、吉田宗琢 芬木元春（西丸下）	
	6月5日 戸塚静甫、関　玄祥、内山俊卿 宮内陶亭、高松謙斎
	6月27日 難波雄玄、小林文周、青木貫司 楠林辰之進（西丸下）
8月12日 安井元達、杉田杏斎、程田玄悦 千村礼庵、赤城良閑（大手前）	
9月23日～25日 難波雄玄、小林文周、楠林容斎 青木貫司（西丸下）	
9月26日～28日 千村礼庵、程田玄悦、杉田杏斎 安井元達、吉田策庵（三番丁）	
11月11日　宮内陶亭、金沢了元 他二人（大手前）	
	11月13日 岩田良伯、立花順庵
12月15日 山本長安、戸塚静甫（西丸下）	
慶応4年　1月12日 大熊良達、中山信斎（三番丁）	慶応4年　1月21日 山本長安、押田元俊、影山禎哉
	1月22日 吉田策庵、戸塚静甫、奥山玄省 宮内陶亭、相川洪道、千村礼庵 芬木元春、三浦文卿、伊東玄民 津田為春、吉田宗琢、伊沢宗甫

れた。一〇月二一日に良斎らは総出仕を命ぜられる。

十月廿一日惣出仕被仰出今般於二條御城　御所江御政権御免御願立御免被仰出候趣御達有之候事

翌慶応四年の鳥羽伏見の戦については、わずか一行の記事しかみられず、慶喜が海路江戸に帰着してからのちは、屯所附医師がぞくぞくと上方から帰府している様子をくわしく記している。

二月には慶喜が江戸城をでて、上野の東叡山大慈院に蟄居して恭順の意をあらわし、四月一一日に官軍が江戸に入城して、ここに幕府は二七〇年の治政をとじることになる。「仮令御普代之者と云共御暇相願不苦候旨」が達せられたので、手塚良斎は陸軍奉行並松平太郎正親にあてて辞表を提出し受理された。この記事を最後として「御用留」は終わっている。

歩兵屯所医師の役料と手当

文久三年三月はじめて歩兵屯所に附属医師の制がもうけられたとき、医師の役料は一五人扶持であった。手塚良斎はこのとき四〇歳で、西洋医学所医師から歩兵屯所出役医師を命ぜられたが、それまでの医学所医師としての役料については不明である。その後良斎は、慶応元年に御番医師並に任ぜられ、二〇人扶持を給された。屯所附医師のほかに、手伝医師が採用されていることはさきに述べた。これら手伝医師にたいする役料は直接に支給するのではなく、手伝医師の師にあたる屯所医師に対して支給されていた。その額も「御用留」でみるかぎり、月額一両二分、二両、三両、三両二分、一〇両とまちまちである。

このような役料のほかに、歩兵組と行動をともにするとき、手当と旅扶持が支給されている。

同（元治元年一一月）廿三日大手前一大隊平岡四郎兵衛殿頭として長州辺出張附添医師為取締戸塚静甫被仰付別段御手当として金拾両頂戴

良斎自身も将軍家茂に扈従して上洛したさい、旅泊地の大坂で手当をうけている。

同日（慶応二年二月一八日）二月分御手当九両ト永百六十六文石村立介より受取候事

三月二日二月分旅御扶持金両三分弐朱ト五十四文受取候事

三月十九日本月分御手当九両ト拾匁受取

四月三日三月分旅御扶持方相渡ル但シ壱石弐斗代金百七十四子（文カ）替五両三分三朱ト永弐拾弐文此銀弐百十五文ナリ

九日（七月）於仮役所左之通リ三月分御手当并ニ旅御扶持等取越候事

一金廿七両弐分　七八九三ケ月分　御手当金

一金拾五両三朱ト銭四百五文　同断　旅御扶持分

これをみると、手当としては一ケ月分およそ九両あまり、旅扶持としておよそ五両あまりをうけていることがわかる。

病兵に使用する薬剤は、現今の言葉でいえば現物給付ではなく、屯所附医師が個人的に薬剤を購入して調剤し、これを病兵に投与するという方法をとっているので、これにたいしては別に「薬価」が支給されている。その支給額はまちまちであり、ときには前借という形で一〇両とか二〇両の支給をうける場合もあった。薬価は、二三六〇貼分の薬料として一一両三分と銀三匁三分を手塚良斎の弟子の林栄春が支給されており、同じ日千村礼庵が一六三四貼分として八両二朱と銀二匁七分が支給された。また同じく良斎の門人の内村有庵と津山良策が四八二八貼分の薬価として銀一四四八匁四分をうけている。薬剤の処方内容についての記載はないが、この三者とも一律に、一貼の薬価は銀三分になる。小伝馬町の牢屋敷においては医師が患者に投薬した場合、煎薬、膏薬をとわず一律に一貼銀二分五厘であったという。[12]

さきに歩兵屯所医師は一五人扶持であるとのべたが、これを歩兵組のスタッフと比較してみよう。

歩兵頭並[13]が指揮する歩兵一大隊（バタイロン）は四百名の兵をもって組織し、これに二名の医師が附属した。この一大隊にはほかに歩兵差図役六人、歩兵差図役並五人がスタッフとして所属しており、歩兵差図役の役高は三〇〇俵、同並は二五〇俵である。一五人扶持の屯所附医師はこれにくらべるとはるかに低い役料であり、七〇俵の歩兵差図役下役並という最下級の下士官に等しい。給与の点からみるとやっと下士官なみということができる。士分にくらべて医師が薄給であったことは、富士川游も述べているところである。[14]

つぎに他の幕府医師と比較してみよう。藤浪剛一によると「医家名輯」には久志本左京大夫の二千石を筆頭にして一八二名の医師の石高がしるされているが、二〇〇俵から三〇〇俵の医師がもっともおおく、三〇人扶持以下の医師も一七人にみられる。われわれの耳に親しい小野蘭山や田村元雄も三〇人扶持をうけている。[15]これからみると一五人扶持ないし二〇一扶持というのは、やはり最下級の給与といってよいであろう。

医師の頭髪と服装

医師は髪をおろしてその業に従事することがおこなわれていた。これがいつごろ始まったかについては、諸説あって定かではないようである。江戸中期に古医方をとなえた後藤艮山は、世の医家がみな髪を剃り、僧衣をつけていることに反対して、髪を束ね、縫腋をきて、袴をつけるにいたって、当時の医家はみな艮山の風を後藤流と称してそれにならったという。[16]しかし幕府の医師は旧例をまもって剃髪していたが、これにたいして蓄髪してもさしつかえない旨の指示が、文久二年（一八六二）一二月七日に発令された。

医師之儀ハ。先祖被召出候以来。医業連綿致来候儀ハ当然之事ニ候。乍去今度御変革被仰出も有之候間。寄合御番小普請医師等。蓄髪相願度ものハ。勝手次第可被仰付候。尤蓄髪之上。御番筋等相願候ものハ。是又

夫々江御番入等可被仰付候間。勝手次第蓄髪之儀。相願候様可被致候。
右之通。御医師共江相達候間。可被得其意候事。(17)

「御用留」によると手塚良斎は、慶応三年正月中旬に「頭冷ニ付蓄髪仕度」との願い書を提出したところ、六月二〇日にいたって「蓄髪撫付にて相勤候段不苦」との許可があたえられた。このとき良斎と同時に、杉田杏斎、相川洪道が蓄髪を願いでて、ゆるされている。許可までに五ケ月もかかった蓄髪であったが、それから幾許もなくふたたび剃髪を願いでている。

六月廿日蓄髪被仰付候処逆上強く眼病相煩何分蓄髪仕兼候ニ付剃髪にて勤度

との願い書が、七月六日に許可になって、剃髪にもどってしまった。暑さの折からとはいえ、この辺はかなり恣意的な様子がうかがえる。

医師蓄髪が正式に許可されたのは文久二年のことであるが、それ以前にもその例がなかったわけではない。寛政一〇年（一七九八）一一月町医師小野蘭山が三〇人扶持で召しかかえられたとき、惣髪で勤務することをゆるされているし、さらにさかのぼって元文五年（一七四〇）三月丸山昌貞や津軽意春が、同じく惣髪での勤務を許可されている。(18)

さらに「医師改革之留」には、良斎と同時代の人である伊東貫斎、石川玄貞、松本良順、川嶋宗端、桐原鳳卿が、京都において蓄髪をゆるされたむねの記録がある。慶応三年一〇月一六日には、医師についての四ケ条が公布された。(19)これによると原則として惣髪にすべきであるが、持病などでさしつかえのあるものは別途に願い書を提出して、月代を剃るようにと述べている。

徳川時代の医師は、常に十徳を着用していた。(20)十徳は鎌倉時代からもちいられていたが、室町時代の応永年間になって、将軍足利義持が伊勢参宮のおりにこれを用い、お供の大名たちもみな着用したとの記録がのこっている。[21]室町時代末期の名医田代三喜の木像が古河の一向寺につたわっているが、それをみると頭を剃った僧形をして十徳を着用している。[22]また曲直瀬道三の肖像をみても、白無垢に十徳をつけ、手に中啓をたずさえている。以後幕府の医官は、十徳を着用するのがきまりになっていた。

「御用留」慶応三年一〇月一六日の條に、

式立候節ハ十徳法袴著用平日ハ平服著用可致右之趣可被心得候事

とあって、特別の日以外は平服でよいとの達しがしるされている。同じ日に衣服のほか頭髪のこと、名前のことなどの指示をふくむ医師令四条が発せられたことは『続徳川実紀』にみえるところである。[23]

衣服についても幕末になると次第に簡略の方向にむかっているようにみえるが、かならずしもそうではないようで、いろいろな様式の服装をつくるのに困却を感じている様子が、坪井信良から実兄佐渡三良宛の書状（慶応三年三月二〇日付）にみえる。

右之如ク、礼服モ色々アリ。平日ハ割羽織、襠高袴、戎装ハ筒袖、細袴、陣羽織杯扨々誠ニ事ノ多キ事煩敷事ニ御坐候。衣服制度之事、度々省略ト之御沙汰有之候得共、実ハ次第ニ員数相増シ、此節柄製造ニ困却仕候。[24]

十徳も医師の地位によって細かく規定されており、「法印ハひだ入十徳、紫打紐。法眼ハ同断白打紐。無官之者ハひだ無之十徳、くけ紐相用候様」[24]と『続徳川実紀』はその有様を述べている。

むすび

近代の軍隊における軍医ともいうべき存在であった歩兵屯所医師について、手塚良斎の「医学所御用留」を中心に、その組織と活躍の様子をさぐってみた。

「御用留」に名前のみえる医師は九九名で、そのうち手伝医師は三三名であった。この手伝医師の制度が採用されたのは慶応元年で、歩兵組の任務が多岐にわたるようになって、正規の医師では手不足となったためであろう。

歩兵組に同行して活躍する様子のほか、屯所附医師の役料や手当、医師の頭髪や服装についても考察を加えた。

(1)　深瀬泰旦「歩兵屯所医師取締　手塚良斎と手塚良仙」『日本医史学雑誌』二五巻、昭和五四年、二九〇〜三〇六頁。これは一部加筆して本論集（II-二、II-四）に収録した。
(2)　深瀬泰旦「手塚良仙光亨知見補遺」『日本医史学雑誌』二七巻、昭和五六年、二一〜三四頁。これは一部加筆して本論集（II-三）に収録した。
(3)　「昭徳院殿御実紀」『続徳川実紀』四篇、吉川弘文館、昭和五一年、四五五頁。
(4)　著書はさきに発表した論文（1）においてこのことを指摘したが、すでに呉秀三が『呉黄石先生小伝』（大正六年）において「先考の此任務是レ我邦近時ニ於ケル軍医ト云フモノノ初ナルベシ」とのべている。
(5)　緒方洪庵「勤仕向日記」緒方富雄『緒方洪庵伝』第二版増補版、岩波書店、昭和五二年、四八八頁。
(6)　宮内潤亭は「御用留」ではすべて宮内陶亭となっている。歩兵屯所出役を命ぜられたこれら七名の名面は「御用留」の冒頭にのっており、他の六名はすべて一致しているので、宮内潤亭と宮内陶亭とは同一人物と考えられる。本論文においては「御用留」にしたがって、宮内陶亭と記することにする。
(7)　戸塚静甫らが屯所出役を命ぜられたのは、「勤仕向日記」には三月一二日となっているが、「御用留」では三月一三日の日付になっている。
(8)　小堀祐真は任命の当初から、病弱を理由に辞意を表明していたので、一度も出仕することなく四月二一日に御役御免となった。
(9)　井野辺茂雄『幕末史概説』紀元社、昭和二年、四三八〜四四四頁。

(10) 芬木元春は、洪庵の「勤仕向日記」では芳木元春となっているが、本論文では「御用留」にしたがって芬木をもちいた。

(11) 「御用留」にこのような記載があり、「昭徳院殿御在坂日次記」にも同様の記述はあるが、家茂が死亡したのは、実はその一ケ月前の七月二〇日のことであった。

(12) 笹間良彦『江戸幕府役職集成』(増補版)雄山閣、昭和五一年、二〇九頁。

(13) 歩兵組の組織については勝海舟の「陸軍歴史」によると、歩兵奉行―歩兵頭―歩兵頭並―歩兵惣目付―歩兵差図役頭取―歩兵差図役―歩兵差図役並―歩兵旗役までがいわゆる将校で、以下下士官として歩兵目付下役―歩兵差図役下役―歩兵差図役下役並とつづく。勝海舟「陸軍歴史」『勝海舟全集』一七巻、勁草書房、昭和五二年、五〇~五二頁。

(14) 富士川游「医者の風俗」『富士川游著作集』三巻、思文閣出版、昭和五五年、三~五一頁。

(15) 藤浪剛一「徳川幕府医官の知行高」『日本医史学雑誌』一二九五号、昭和一六年、四〇二~四〇八頁。

(16) 富士川游「後藤艮山先生」『富士川游著作集』七巻、思文閣出版、昭和五五年、四七~五〇頁。

(17) 「昭徳院殿御実紀」、前掲書、四六〇頁。

(18) 「医師改革之留」文久二年、内閣文庫蔵。

(19) 「慶喜公御実紀」『続徳川実紀』五篇、吉川弘文館、昭和五一年、二七七頁。

(20) 富士川游「医者の風俗」前掲書。

(21) 屋代弘賢『古今要覧稿』巻二四九、第三、国書刊行会、明治三九年、五六八頁。

(22) 富士川游「日本医家の服装の変遷」『富士川游著作集』三巻、思文閣出版、昭和五五年、五二~五五頁。

(23) 宮地正人編『幕末維新風雲通信』東京大学出版会、昭和五三年、二八一頁。

(24) 「昭徳院殿御実紀」前掲書、四一二頁。

七、史料との出会い――歩兵屯所医師取締手塚良仙とその一族――

川崎宿の種痘

手塚良仙という医師の名をはじめてきいたのは、昭和五三年（一九七八）六月二五日のことであった。その前年に神奈川県医師会によって、千二百頁にもおよぶ大部の『神奈川県医師会史』が発刊され、その第一章には鎌倉期から幕末にいたる県域の医療史がのっていた。医師会を通じて配布されたこの力作に、さっそく眼を通したのはいうまでもない。幕末から明治にかけて横浜を中心とした外国人医師の活躍には、とくに興味をもってページを繰っていった。

神奈川県では明治三年（一八七〇）一一月に悪性の天然痘が流行し、多くのいたいけな小児がその生命をおとすという悲惨な状況に見舞われたので、県当局は横浜、神奈川、川崎に種痘病院を設けて、そこで種痘を行うという布達を発令した。その布達の一部に、

差向当港医師早矢仕有的松山不苦庵并当港外国医ニウトン儀左ノ日割

横浜……但シ植付場所ノ儀ハ同宿吉原町会所

神奈川……但シ同宿内元本陣石井源左衛門宅ニテ

川崎……但シ同宿元本陣田中兵庫宅

朝四ツ時ヨリ昼後八ツ時迄出席イタシ種痘植付遣(1)

との記事があって、川崎宿の旧田中本陣において種痘が行われるという予定が記されている。この布達が実は『神奈川県史料』(2)第五巻からの引用であることを知って、早速県立川崎図書館におもむきコピーをとってもらった。

この『神奈川県史料』というのは、神奈川県が中央政府の命によって、明治元年から同一七年にいたる県の沿革を調査して編纂した稿本で、版心に神奈川県の文字をもった美濃版茶罫紙に毛筆で書かれており、一行二〇字から二四字、一冊二百丁前後のもの、六三冊からなる。県当局はこの浄書稿本を二部作成して、一部は政府(太政官修史館)に提出し、一部は県庁にとどめおいた。県庁に保管された稿本は大正一二年の関東大震災の際に焼失してしまったが、修史館に提出された稿本は内閣記録課へひきつがれ、現在は内閣文庫に収蔵されている。

この史料には県から政府への報告書や、地方への布達や布告のほか、それに関連した書簡などが収録されていて、そのころの県の衛生行政について詳細に知ることができる。しかし県の布達を受けた各地方でこれをどう受けとめたかということは、それぞれの地方に現存する文書をたどってみる他はないわけである。すなわち明治三年一一月の布達を受けた川崎宿でこの布達通りに実施されたかどうかは、川崎宿関係の文書にあたってみる以外に確かめる術はない。

川崎宿関係の史料といえば、当時は川崎市立産業文化会館に収蔵されていた「森家文書」(3)がもっとも良質の史料を収蔵しているので、早速産文会館の学芸員である三輪修三さんをたずねた。中世近世の日本史が専門である三輪さんは、私の切なる願いに答えて、二、三の文書を目の前に並べてくれた。

一通は溝口村の太田東海にあてた神奈川県からの種痘実施命令と、その命令に基づいて計画された接種日程であった。これは残念ながら川崎宿関係の種痘ではなく、川崎市域の在住ではあるが、それまでまったく耳にしたことのない太田東海という医師が行う種痘計画書であった。

他の一通は川崎宿種痘館へ出張してきた神奈川県使部の中山顧謹吾から、川崎宿寄場組合に対して発せられた回状と、この触れ状をうけて五郎左衛門から芳三にあてた、種痘立会人としての勤務を依頼する文書であった。

手塚良仙との出会い

川崎の歴史については市の編纂になる『川崎市史』をはじめ、いくつかの書物が目につくが、読みやすさという点からみると小塚光治さんの『川崎史話』(4)や『やさしい川崎の歴史』がすぐれている。小、中学生向きに書かれたこの『やさしい川崎の歴史』に、次のような記述があることはかねてから承知していた。

一八二八年（文政一一年）三月、オランダ医学者・太田道一（号は良海）が溝の口の人となりました。ときに三〇才。かれは、幕府の最高学府・西洋医学所（いまの東大医学部の前身）で大槻俊斎について学んだ秀才でした。溝の口では種痘を人びとにひろめました。(5)

この太田道一・東海の後裔にあたる太田良海さんが、川崎市役所健康保健組合の診療所に勤務しており、溝口にお住まいであることを知って、梅雨の晴れ間の暑い日曜日に太田さんのお宅をおたずねした。応接室に招じいれられ、父にあたる太田資敬、祖父にあたる東海、さらに曾祖父にあたる道一の事績について詳しく話してくださった。そしてこの道一の妹の嫁ぎ先が、手塚良仙という医師であることを教えていただいた。この日こそ、私が手塚良仙の名を耳にした最初の日であった。

溝口の近郊で種痘を行っていたのは太田さんのところだけで、八代もつづく古くからの医家である岡家は、漢方医のため種痘は行っていない。六日に一度の接種日には人の出入りが多く、門前には屋台が並んで、さながら縁日のような賑わいをみせたという。接種をうけた人は、六日目には太田さんの前にあらわれ、種痘がついたかどうかを確認してもらい、善感した者からその膿をとってその日の痘苗とした。そこでこの日を「うみかえしの日」と、人びとは呼んでいたという。

「番号札を渡して、その順番にしたがってうえたり、前回にうえた部位を調べたりしました。長さ一五センチ、幅四センチぐらいの木札で、片面は墨で、片面は朱で番号が書いてあり、〝うみかえしの日〟には朱の面の番号を示して、接種をうけるものと区別しました。私も以前、この番号札を見たことがありますが、今では何処にいってしまいましたか…」と良海さんは遠い昔を懐かしむように話された。

蘭方医太田東海

太田道一は武蔵国橘樹郡下作延村の出身で、百姓のかたわらいつも書物を懐にして、寸暇を惜しんで漢学を学ぶという非常な努力家であった。二六歳のときに江戸小石川の手塚良仙の門にはいり、漢方と蘭方の折衷医学を学んでいる。また良仙から牛痘接種の手技を学び、のちに痘苗を分けてもらって自宅で牛痘接種を行った。

道一の長子東海については、明治八年にわずか四七歳で腸チフスにかかって死亡した、ということだけしか知ることができず、東海の二人の男子、資事と資敬についてもあまり多くを知ることはできなかった。

道一の医学の師にあたる手塚良仙については、江戸小石川に住み、漢蘭折衷医であることのほか、道一の妹が後添えとして嫁いでいることをお聞きした。この手塚良仙とはいかなる人物であろうか。『やさしい川崎の歴史』の太田道一は大槻俊斎の弟子だという記述をたよりに、地元川崎の史料ばかりでなく、江戸の蘭学関係の史料にもあたってみるという、両面作戦が必要であるように思われた。

お玉ケ池種痘所が蘭方医学の普及に果した役割については、古くからその意義が認められ、それに言及した論文は多い。しかし豊富な史料に裏打ちされた構想の確かさにおいて、山崎佐の「お玉ケ池種痘所」(6)の右に出る論文はない。

安政四年秋下谷練塀小路の大槻俊斎の屋敷に、蘭方医の有力者である伊東玄朴、戸塚静海などが集まって協議し、八月幕府に種痘所開設の許可願いを提出した。翌安政五年正月これが許可になったので、江戸に門戸をはる蘭方医に呼びかけて設立資金を募集した。その人名簿が山崎論文に載っている。

箕作阮甫から始まり、竹内玄同、林洞海、大槻俊斎、伊東玄朴と読み進み、その次に手塚良庵、そして一人おいて手塚良斎という名が目にはいった。太田さんのお宅の過去帳に載る手塚良仙と似てはいるが、同一人物ではないようだ。親戚か、一族か、いずれ血縁にあたるものだろう、いつか調べなければなるまいと思いながらなおも読み進んでいくと、終わり近くに太田東海という名があるではないか。

種痘の知識とその手技をもっていたということでは、溝口の太田東海と一致するところがあるが、この名簿に載っている八二名――実はこれが八三名であることは後に考証した――はいずれも江戸における錚々たる蘭方医ばかりである。同一人物であってほしいという気持ちと、これほどの事業に参画するのはとうてい無理であろうという否定的な気分とが錯綜した。

太田さんからおききした話をいくら思い起こしてみても、お玉ケ池種痘所のことは一言も触れられていなかった。もし設立資金を拠出した人物であり、このような歴史的事業に参加したことがあるならば、そのことは子孫にもきっと語りつがれているに違いない。それがなかったということは、溝口の太田東海は関係していなかったからではないだろうか……。

ちょうどこの頃小林孝雄さんの『神奈川の夜明け』(7)が出版された。明治初年の自由民権運動について川崎市域の史料を基礎に、運動家の子孫をたずねるなどして、足でまとめた労作である。ここに載る運動家には、本来医師としての職業をもっているものがおり、河合平蔵、阿部容斎などがそれである。引用文献として「当区医務取調書上」があげられており、これが田村家文書におさめられていることを知って、著者の小林さんに手紙を書いて、この史料を見せていただくようお願いした。

小林さんは快くコピーを送ってくださり、この田村家文書が昭和四三年に発行された『川崎市史』を編纂する際の史料として、マイクロフィルムの形で市役所に保存されているはずだ、ということまで教えてくださった。『川崎市史』の「あとがき」に、執筆者名とならんで、史料の収拾や原稿の整理をした市役所の職員の名が記されている。その中に、私が赤ちゃんのときからずっと診察している坊やの父親である南一彦さんの名があった。いまは別の職場に移っているが、文書課で保管しているはずだから一つ聞いてあげましょう、と快く引きうけてくださった。一日おいて電話で、田村家文書は確かに資料目録に載っており、マイクロフィルムにおさめられているが、その部分を探しだすのが一苦労なので一週間ほど余裕をいただきたいとのことであった。

一週間が一〇日たっても何の音沙汰もない。とにかくお任せするより仕方あるまいと半ばあきらめて、別の史料にあたることにした。太田さんのお宅でうかがった手塚良仙という名前を頭にたたきこんで、関係のありそうな書物でも論文でも、目にふれるものすべてにあたってみた。

話は前後するが、混乱をふせぐ意味で現在までの調査によって明らかになった、三名の手塚良仙について簡単にまとめておく（表7、II-三、七五頁系図参照）。

適塾の手塚良庵

まず最初にあたったのが『緒方洪庵伝』(8)である。ここに収録されている「適々斎塾姓名録」には適塾に入門した六三七名の門人がその名を記しているが、その三五九番目に手塚良庵の名を見いだした。安政二年一一月二五日に入門し、常陸府中藩医手塚良仙の倅だという。

適塾における塾生の勉学ぶりや豪快な遊びの数々は、「福翁自伝」に詳しい。その中でも「遊女の贋手紙」事

表7　手塚良仙概要

諱	生年と没年	概　要
光行	明和6年(1769)～文政12年(1829)	原南陽の門人、小石川三百坂にすみ、「江戸近世医家人名録」にのる内科医
光照	享和元年(1801)～文久2年(1862)	光行の嗣子、大槻俊斎の師であり、その室は武蔵国溝口村の太田平右衛門の娘であり、太田東海の叔母にあたる。
光亨	文政10年(1827)～明治10年(1877)	光照の長男、はじめ良庵と称し、安政2年に適塾に入門、医学所勤務をへて、歩兵屯所附医師となる、大槻俊斎は義兄にあたる

件として、手塚良庵の名がでてくる。福沢によると、

此男はある徳川家の藩医の子であるから、親の拝領した葵の紋付を着て、頭は塾中流行の半髪で太刀作の刀を挟してると云う風だから、如何にも見栄があって立派な男であるが、如何にも身持が善くない。(9)

福沢に心をいれかえてもっと勉強するようにいわれた良庵は、心機一転約束をまもって勉強に励んだが、それが本心かどうか試されるという場面である。

さらに文久二年洪庵が幕府にめされて大阪から江戸にくだり、奥医師と西洋医学所頭取に就任した際の勤務日誌ともいうべき「勤仕向日記」(10)が載っており、このなかにもいく度か良仙や良斎の名がみえる。

大槻俊斎との関係がさきの『やさしい川崎の歴史』にみられたので、二、三俊斎の伝記にもあたってみた。富士川游の「大槻俊斎先生」(11)がある。江戸にでた俊斎が川越侯の医官高橋尚斎に入門して家僕となって勉学に励み、のち手塚良仙に師事したとある。師の良仙は、俊斎の懸命の勉学を認めて長崎留学の資金を提供した。俊斎は長崎留学から帰った後、良仙の娘をめとって下谷練塀小路に開業した。良仙と俊斎は師弟の関係だけでなく、義理の親子という関係にまで発展していることが明らかになった。

これに力を得てさらにいくつかの俊斎の伝記を繰ってみた。俊斎の出身地である宮城県桃生郡赤井村の小学校教諭佐々木侑が、郷里の人びとからも忘れられている俊斎を顕彰しようとして史料を収集してものしたのが『大槻俊斎先生小伝』

である。ここに俊斎が幕府直轄の種痘所の初代頭取に任命されたとき（万延元年一〇月）に、幕府に提出した親類書が資料として載っている。それには、

一、妻松平播磨守医師　手塚良仙娘

とあり、さらに縁者として、

一、舅　松平播磨守医師　手塚良仙

一、姑　武州橘樹郡溝口村郷士　太田平右衛門（死）娘（死）

一、小舅　松平播磨守医師　手塚良仙
私舅手塚良仙惣領

一、小舅　松平加賀守医師　鮭延良節
右同人二男

一、小姑　松平播磨守　手塚良仙厄介
手塚良斎妻
右同人娘(12)

などの名があげられている。

この「親類書」から大槻俊斎の妻は手塚良仙光照の娘であり、良仙光照の妻は武蔵国橘樹郡溝口村の太田平右衛門美啓の娘であることが判明した。この太田美啓は太田道一の父である。良仙光照には六人の子女があり、長子は長女の海香（大槻俊斎の妻）、次子は良仙光亨、第三子が次男の良節（加賀藩の鮭延家に養子にはいった）であり、第四子が良斎を婿養子にむかえた次女秀、第五子は伊東玄晁の妻、第六子は植村千代助の妻であることが判明した。手塚良仙光亨、良斎と大槻俊斎、伊東玄晁とは義理の兄弟、太田東海とは義理の従兄弟にあたるわけで

ある。金沢の医史学について造詣の深い津田進三さんの助言によって、金沢図書館から入手することができた「鮭延節蔵　先祖由緒并一類附帳(13)」によって、これがさらに明確に確かめられた。太田道一の妹は、太田家の過去帳によると安政五年一月一日に没しているので、この「親類書」が書かれた万延元年一一月には死亡していることも一致する。

「解屍会同盟姓字録」に載る手塚家の人びと

大槻俊斎の伝記には、さらに大部の『大槻俊斎』がある。その五頁に手塚良仙の注記として原南陽の門人録を引用する次の記事が目にとまった。

文化八年辛未七月二八日　手塚良仙名徴字光行　府中侯医官　東武人　四十三歳(14)

文化八年（一八一一）に四十三歳ということは、逆算するとその生年は明和六年（一七六九）となる。文政二年発行の「江戸近世医家人名録(15)」がある。この名簿の天部に、内科医としての手塚良仙の名がみえ、住居は小石川三百坂と記されている。この良仙は原南陽の門人である手塚良仙光行であることは間違いない。原南陽は古医方の山脇東洋の子東門の弟子であり、賀川流産科も学んでいるので、良仙光行は古医方の流れをくむ医師といってよいであろう。「府中侯」とは水戸藩の支藩にあたり、水戸藩祖頼房の四男の頼隆の流れをくむ常陸府中藩主（二万石）である。現在の茨城県石岡市に陣屋を構え、江戸小石川三百坂に上屋敷があった。

ここでもう一人の良仙が明らかになり、これで良仙を名乗る人物は都合三人となった。

近世日本の化学の祖とたかく評価されている川本幸民は、前後三回にわたって火災に見舞われているが、この際の見舞客と到来物を記録した文書が川本裕司の論文に載っている。「火事見舞到来物覚(16)」と「戊午二月十日夜累災見舞訪来人名録」である。前者は弘化三年（一八四六）の火災、後者は安政五年（一八五八）の火災に際しての記録で、前者の七一名の見舞客の中に「小石川手塚良仙」と「手塚良斎」の名が見える。

川本裕司の付した注によると、

小石川　手塚良仙

良仙はまた良僊。良仙の倅の良庵は安政二年十月適塾入門三五九　文久三年三月一二日良仙は歩兵屯所医師となる。

しかしこの良仙は光照であり、歩兵屯所医師になったのは良仙光亨（良庵）である。手塚良斎については何の注記もない。

これはまったく偶然のことであったが、研究室の机の上にさりげなくおかれていた『医談』の頁をパラパラめくっていると、第八〇号から第八二号に田口和美の「徳川氏末世に於ける解剖に就いて」(17)と題する論文を見出した。

この論文の末尾に「解屍会同盟姓字録」がある。幕末に屍体を解剖して医学の研鑽に資する目的で結成されたのが「解屍会同盟」である。この姓字録に名を連ねているのは六六名で、お玉ケ池種痘所設立にあたって拠金した人びとの名もみえる。両名簿に共通する人びとを数えると五一名におよび、解屍会の会員の七七パーセントを占める。

その書式をみると上段に住所を記し、下段に姓名が記されている。主な人びとをひろうと、

両国薬研堀　林　洞海

種痘館　池田多仲

練塀小路　大槻俊斎

愛宕下薬師小路　石井宗謙

和泉橋通り　　　　　　伊東玄朴様
など、みななじみ深い人々である。これらの人びとにまじって、
下谷ねりべい小路　　　　　手塚良斎
小石川三百坂　　　　　　手塚良庵
玉川溝之口　手塚良斎へ相達すべき事　太田東海

と、目下血眼になって捜し求めている面々の名を見出したときは、譬えようのない喜びであった。他の六五名とは異なり太田東海はただ一人江戸をはなれた「玉川溝之口」の住人であって、もし東海に連絡をする必要があるときは、下谷練塀小路にすむ手塚良斎に知らせればよいことを示した、いかにも親密な関係をあらわす表現である。この一点で溝口の太田東海とお玉ケ池種痘所の拠金者名簿に載る太田東海とは、明らかに同一人物であることを確定できた。さらにこの名簿は単なる会員名簿にとどまらず、腑分けの場所や日時を知らせる際の連絡簿の役割を果たしていることも明らかである。

明治初年の医師調査

良仙光亨と良斎の関係を明らかにするうえで大きな手がかりとなったのは、山崎文庫に収蔵されている手塚良斎の「医学所御用留」(18)であった。これは前付三丁、本文一〇一丁の半紙本写本で、西洋医学所医師であった手塚良斎が、歩兵屯所出役をおおせつけられた文久三年三月一三日から筆をおこし、慶応四年四月までの満五年にわたる歩兵屯所における活動記録である。これによって手塚良斎の経歴が明らかになった。

手塚良斎は信州更級郡の出身で、内村政富と称した。天保一二年江戸にでて、小石川三百坂の手塚良仙光照に入門した。弘化元年には良仙光照の次女秀と結婚して養子縁組をし、手塚姓を名乗るようになった。

一週間ほど余裕をいただきたいといっていた南さんから田村家文書のコピーが届いたのは、お願いしてからかなり日がたった昭和五三年もはや暮れようとするころであった。

武蔵国橘樹郡梶ケ谷村の名主を長年にわたってつとめ、明治維新後は神奈川県第五大区の区長に就任した田村家には、「田村家文書」として多くの古文書が蔵されていた。現在筑波大学日本史研究室の所蔵になっているこの旧田村家文書は、マイクロフィルムにおさめられて川崎市役所が保管しているが、その一部に医師関係の書類として六種の綴りがあり、中でも医師の履歴書をまとめたものに「当区医務取調書上」[19]（明治六年）と「医者履歴明細書」[20]（明治八年）がある。この両者に載る医師の数を比較してみると、前者は一八名、後者は一六名で、ほとんどの医師が共通して収録されていることがわかった。

明治新政府は、近代国家としての体裁をととのえる上からも、民生の向上をはかるためにも、種痘の強制接種をはじめとして衛生行政全般にわたる制度の確立を企図したが、まずその根幹となる医師の教育、免許制度の確立をはからなければならなかった。しかしこの当時、政府は全国の病院や医師、あるいは薬舗の状況をなに一つとして把握していない。

そこで明治六年六月、全国の府県に命じて管内の医師や薬舗の状況を、さらに七月には病院の設立状況を調査させた。その調査の方法は、府県管下の大小区別に、人口とそこにすむ医師の数とを調査し、医師の履歴を一定の書式にしたがって記入、提出させるものであった。すなわち氏名、年齢からはじまり、医学の修業年数とその内容、開業歴などで、現今二年に一度行われている「医師現状届」よりはるかに詳細なものであった。

このようにして各府県から文部省に集められた履歴書は、明治七年に公布された医制七六ケ条をはじめ、いろいろな衛生行政関係法の立案にあたって、基礎資料として力を発揮したことは想像にかたくない。文部省に集められた「当区医務取調書上」は、衛生行政が明治八年六月に内務省に移管されたとき、同時に内務省に移されたが、同年七月三日の火災によって舎屋ともどもすべて灰燼に帰してしまった。

そこで内務省は各府県にたいし、再度医師履歴書の提出をもとめ、これが布達されたのは明治八年七月二十五日のことである。これが「医師履歴明細書」にあたる。

太田家の人びと

太田道一は寛政一〇年（一七九八）に武蔵国橘樹郡下作延村に、郷士太田平右衛門美啓の長男として生まれた。手塚良仙光照の妻となったのは平右衛門の娘なので、道一とは兄妹の間柄になる。文化一二年一〇月から文政八年二月まで九年半にわたって、実父から和漢雑方医書を、文政八年三月から同一一年二月まで、小石川三百坂下の「先々代手塚良仙」に医を学んだという。この「先々代」とは、明治六年現在の手塚良仙光亨からかぞえて「先々代」、すなわち祖父の良仙光行であって、道一にとっては義父にあたるわけである。漢蘭折衷内科のほか、賀《ママ》川家産科書、訶倫（ホルン）産科訳書について学び、手術の手ほどきもうけた。また内科については謨斯多（モスト）や扶歇蘭度（フーフェラント）の内科訳書を研究している。

師の良仙光行の推輓によって伊予西条三万石の藩主松平左京大夫の侍医となり、月に六度、溝口村の自宅から青山百人町の屋敷にあがって拝診した。文政一一年三月に故郷下作延村の隣村にあたる溝口村に開業したが、開業の後も下谷練塀小路の大槻俊斎のもとに通学しながらオランダ医学を学び、嘉永二年一二月には早くも牛痘接種法を身につけている。明治八年一二月に死亡した道一の履歴書は、当然のことながら「医師履歴明細書」にはのっていない。

道一の長男東海も大槻俊斎の弟子であり、安政四年六月にお玉ケ池種痘所の設立社中に加わって、尽力したことを知ることができた。

嘉永二己酉一一月ヨリ安政四年丁巳五月迄元西洋医学所頭取下谷練塀小路大槻俊斎ニ従ヒ同年六月右医学所

社中ニ入

というのが履歴書の記載である。「右医学所」というのは安政五年に設立されたお玉ケ池種痘所であり、「社中ニ入」とは、伊東玄朴、大槻俊斎、箕作阮甫らが種痘所を建設すべく協議した社中をさすものと考えられる。いまだ実在しない種痘所に加わったということは、その社中において医学の修業をしたのではなく、むしろその設立準備のための社中に加わったと考えた方がよいであろう。

道一の四男道博も、始めは父から洋方医学と種痘術を学んだが、安政六年二月に下谷松永町の手塚良斎に入門して医学を学んだことを知り得た。道博ははじめ東京府下の柴崎村、砂川村、小川村において開業していたが、明治八年に兄東海が死亡したのち、溝口村の父のもとに戻ったので、「当区医務取調書上」にのっていない。

お玉ケ池種痘所の開設をめぐって

お玉ケ池種痘所の設立から始まり、これが東京大学医学部に成長していく過程を記した論文や著書には、次の六種がある。

「江戸種痘所始末」[21]、「西洋医学所来歴」[22]、『箕作阮甫』[23]（Aグループ）

『伊東玄朴伝』[24]、「お玉ケ池種痘所」[6]、『東京大学医学部百年史』[25]（Bグループ）

これらの論著には設立にあたって拠金した蘭方医の姓名が載っている（「西洋医学所来歴」をのぞく）が、その数を前三書（これをAグループとする）では八三名とし、後三書（これをBグループとする）では八二名としていて、年代順に並べると故意か偶然か、前後の二つのグループにわけられる。

『伊東玄朴伝』において、明らかに誤りであると思われる河本幸民（川本が正しい）や千塚良庵（手塚が正しい）

などが、そっくりそのまま「お玉ケ池種痘所」にひきつがれ、これがまたそのまま『東京大学医学部百年史』に移されている。そのため世に流布している書物は、「拠金者は八二名」と記すものがおおい。その二、三をあげると、れっきとした医史学書である『医学の歴史』（小川鼎三、中公新書）や『日本の医学』（石原明、至文堂）も八二名説をとっており、これらを参考にして書かれた小説の『日本医家伝』（吉村昭、講談社）や『胡蝶の夢』（司馬遼太郎、新潮社）も八二名であったとしている。

あれこれ考察してみると、どうもことの起こりは山崎論文にあるように思える。山崎佐は、八三名説をとる『文久航海記』(26)を「あきらかに誤りであって、八二名がただしい」とその注記に記している。医史学の最高権威者の一人である山崎佐によって八二名説が主張されてしまうと、これを否定することはなかなかむずかしく、先にみたように多くの書物が八二名説を踏襲しているのはやむをえないところであろう。

「江戸種痘所始末」の人名簿は人数はたしかに八三名であるが、戸塚静海の名が二箇所に重複してでていることをまず指摘しておきたい。「江戸種痘所始末」の著者である富士川游が原稿をかく段階で、ほんの数名前に記した人名を重複して書くことは考えられないことである。もちろん原本に重複していたことも考えられない。静海の養子である戸塚静甫をここにおいてみると、まさに『箕作阮甫』に載っている人名簿とピッタリ一致する。

呉秀三は『箕作阮甫』の著述にあたって、大槻俊斎方に残っていた連名帳に基づいて拠金者を記載した、と述べている。「江戸種痘所始末」に載る人名簿も、明記はされていないが大槻家の原本から転写したのではないかと考えられる。しかし印刷のミスによって一方の「静甫」を「静海」としてしまったために、戸塚静海が二名出現する結果になってしまった。

一方『伊東玄朴伝』の著者伊東栄は原本を直接参照せず、「江戸種痘所始末」に載っている人名簿を引用し、その際重複している戸塚静海の一方を削除してしまったものと推測される。その結果、戸塚静甫の名が欠落し、総数において一名少ない八二名になってしまったわけである。Bグループの他の二著は、『伊東玄朴伝』からの引用であるため、当然のことながら戸塚静甫の名が脱落してしまった。

歩兵屯所医師としての手塚良仙光亨

この拠金者名簿には、手塚家に関係ある人物として、手塚良庵（のちの良仙光亨）と手塚良斎の義兄弟をはじめとして、大槻俊斎や玄俊、太田東海、伊東玄晃などの親類縁者の名がみえる。これらの人物の種痘所における活躍ぶりは緒方洪庵の「勤仕向日記」にも記されている。

この「勤仕向日記」が『緒方洪庵伝』に収録される以前、昭和一七年から一八年にかけて『科学史研究』に連載された。(27) これらを比較してみると手塚家の人名に納得できない記載があるので、緒方洪庵自筆本にあたったところ、すでに良仙を襲名している良庵が、実は良斎の誤りであることを確認した。この時も史料は原本にまでさかのぼることとの必要性を、痛いほど思い知らされた。

種痘所に勤務していた手塚良仙光亨は、文久三年三月に新たに設立された歩兵屯所付の医師に任命される。この際の医学所から歩兵屯所への出役医師の選考の様子は、「勤仕向日記」や「医学所御用留」に詳しい。

幕末になって内外の情勢があわただしく変化し、幕府はそれまでの行政組織では対応できなくなったので、安政五年に外交交渉を司る外国奉行を新設したのを手始めとして、兵制の上にも大改革を加えた。安政二年には講武所が武術修練の場として開設され、安政三年には軍艦操練所、安政六年には軍艦奉行職、文久二年には陸軍奉行職が新設された。これと同時に歩兵組も組織され、本来旗本の任務である将軍守護の役目を浪人や農民から募集した歩兵組に肩代わりさせてしまった。

江戸城の周囲四ケ所に歩兵屯所をもうけ、その屯所詰として医師を常駐させることが定められ、医学所医師らに出役が命ぜられた。この歩兵屯所付医師は歩兵組の出動にさいしてはこれに帯同して出陣し、受傷兵の手当や、病兵の治療にあたる任務をもっていた。これこそわが国における近代軍医の濫觴であり、この組織こそ近代軍医制度の基礎であると規定した。

維新後の良仙光亨

維新後の良仙光亨について触れる。明治新政府は旧幕府の医学所を再興し、一方医学館を種痘館と改めた。明治元年八月十五日に、良仙光亨は桑田立斎らとともに種痘館出張を命ぜられたことが、大病院の「日記」[28]や「医師姓名」[29]にみられる。

ついで医学所の産科教授に就任し、医学校において教鞭をとっていたが、三転して陸軍軍医官にすすんだ。この時期は『明治過去帳』や墓碑銘（この銘は松本順の撰による）によって明治四年とみられる。

手塚良仙　近衛歩兵第二聯隊第二大隊医官陸軍軍医正七位　東京府士族にして明治四年頃張秀則、小林重賢等と一頭軍医副（中尉）に任じ六年頃軍医に進み七年正七位に、陸軍本病院第二課員に補し十年西南の役第二旅団中央包帯所附きと為り九月以降陣中に病死す。[30]

良仙の維新以後の動静についてはこれによってある程度知ることができ、西南戦争に従軍して陣中で死亡したことを知り得たものの、肝心のその月日を特定することはできなかった。

手塚良仙光亨が西南戦争の陣中で死亡したことをつきとめたので、ついで目をとおしたのが『明治十年西南戦役衛生小史』[31]であった。日清、日露の両戦争における衛生史はすでに編纂されているが、西南戦役についての総合的な報告はまだつくられていない。はじめは主要統計の調査を命ぜられただけであったが、ぜひこの際小史をまとめておきたいと思って編纂したのが本書であると、編者の西村文雄はその序文で述べている。

その第六章に傷病者の治験記事があり、はからずもその第六五例として、手塚良仙の発病から死亡にいたる経過が詳しく述べられている。それによると良仙は明治一〇年九月二六日鹿児島において発病した。赤痢であった。九月二四日城山の総攻撃によって政府軍の勝利におわった二日後の発病とは、なんとも不運なこととしかいいようがない。二九日に大阪城内の陸軍臨時病院に移送され、佐藤進軍医監をはじめ錚々たる軍医たちの治療をうけたが、その手当の甲斐もなく明治一〇年一〇月一〇日午前一一時二〇分に死亡した。このとき甥の鮭延良治は軍医試補として臨時病院に勤務していたので、伯父良仙光亨の治療に加わり、その臨終に立ち会ったかもしれない。

現存する良仙光亨の写真は、明治九年に恩師緒方洪庵の一四回忌に駿河台の緒方邸に集まった際のものが残されている。前年の一三回忌には、八重未亡人を中心に三八名の門下生が集まったが、この年はわずかに二五名を数えるにすぎなかった。陸軍軍医の制服に身をつつんだ良仙光亨は、前列中央に足を投げだしてくつろいだ姿で記念写真におさまっている。(32)(33)(34)

手塚家の末裔

蛇足ながら、良仙光亨の末裔について触れておく。長男太郎は文久二年正月一六日生まれ。明治一七年七月司法省法学学校を卒業し、検事、判事を歴任して、大正二年四月に長崎控訴院長に就任した。長女の欣は陸軍一等軍医（大尉相当官）大槻靖（俊斎次男）に嫁し、次女孝は夭折した。

太郎の子は粲《ゆたか》、そしてその長男、すなわち良仙光亨の曾孫にあたるのが漫画家で有名だった治（治虫）である。治は昭和三年一一月三日生まれ。大阪大学医学専門部在学中から漫画の道にはいり、わが国の漫画界に多くの足跡を残して、一九八九年二月九日に胃ガンで死亡した。最後の作品ともいえる「陽だまりの樹」は、私の諸論文を軸としてこれに肉づけして完成した、手塚治虫自らのルーツをたどる異色の長編漫画である。

手塚家の墓は巣鴨の摠禅寺（曹洞宗、東京都豊島区巣鴨五―三二―二）にある。本家筋にあたる良仙一家をはじめ、義兄の大槻俊斎も隣り合わせでこの寺に眠っている。

おわりに

歴史の研究に欠かすことができないのが史料である。うずもれた史料をどのように発掘してゆくか。またどのような方法でそれにアクセスするか。なかなかむずかしい問題である。いままで世に知られていない史料を自分の手で捜しだし、これを広く世間に公表できたときの喜びは、なにものにも代えがたいものがある。あらたに発掘された史料によって、斬新な見解をまとめたときの楽しみは、まさに研究の醍醐味であろう。

しかし在来から流布されている史料の中にも、あらたな視点から異なった眼差しをむけることによっていままで見過ごされていた事実がかいま見えてくることもある。たえず新鮮な視線を注ぐことによって、あらたな展望が開けることもあろう。

私の史料との出会いの旅においても、綿密な計画に基づいて目的を達成したこともあった。その一方まったく偶然の機会から、おもわぬ史料にめぐりあって思いもかけぬ収穫を手にいれたこともあった。ごくありふれた史料にたいしても常に鋭い嗅覚をはたらかせて、新たな事実をかぎわけようとする意欲の必要性を痛感した。

多くの価値ある史料に巡りあえるのも、多くの先輩や朋友をはじめ、同学の士のあたたかい助力があったればこそ、と思っている。史料との出会いも、実は学問と人間を愛する友情の結果なのかもしれない。稿をおわるにあたって、これらの方がたにたいし心からの感謝の意をささげる。

（1）『神奈川県医師会史』昭和五二年、五四頁。

(2)『神奈川県史料』第五巻。
(3)「森家文書」は現在川崎市立市民ミュージアムに収蔵されている。
(4)小塚光治『川崎史話』三巻、昭和四〇~四一年。
(5)小塚光治編『やさしい川崎の歴史』川崎歴史研究会、一九七〇年、一五二頁。
(6)山崎佐「お玉ケ池種痘所」『日本医史学雑誌』昭和一九年。
(7)小林孝雄『神奈川県の夜明け』川崎歴史研究会、一九七八年。
(8)緒方富雄『緒方洪庵伝』(第二版増補版)岩波書店、一九七七年。
(9)福沢諭吉「福翁自伝」『福沢諭吉全集』第七巻、岩波書店、昭和四十五年、五八頁。
(10)緒方洪庵「勤仕向日記」、緒方富雄『緒方洪庵伝』(第二版増補版)、一九七七年。
(11)富士川游「大槻俊斎先生」、『富士川游著作集』第七巻(伝記一)、思文閣出版、昭和五五年、二三五~二三八頁。
(12)佐々木侑『大槻俊斎先生小伝』昭和一八年。
(13)「鮭延節蔵　先祖由緒并一類附帳」明治三年、金沢市立図書館蔵。
(14)青木大輔『大槻俊斎』大槻俊斎先生顕彰会、昭和三九年、五頁。
(15)武井櫟涯・稲葉得斎「江戸近世医家人名録」(初編)文政二年、順天堂大学山崎文庫蔵。
(16)川本裕司「蘭学者川本幸民伝記論考」(続)、『蘭学資料研究会研究報告』一七七号、昭和四一年、一~二五頁(のち川本裕司・中谷一正『川本幸民伝』共立出版、昭和四六年に収録)。
(17)田口和美「徳川氏末世に於ける解剖に就て」、『医談』八〇号、一~七頁、八一号、一~一〇頁、八二号、一~一三頁、明治三六年。
(18)手塚良斎「医学所御用留」順天堂大学山崎文庫蔵。
(19)「当区医務取調書上」明治六年、田村家文書、川崎市蔵。
(20)「医師履歴明細書」明治八年、田村家文書、川崎市蔵。
(21)「江戸種痘所始末」、『中外医事新報』三八八号、明治二九年、三八~四二頁。

(22)「西洋医学所来歴」、『刀圭新報』四巻一号、一五〜一七頁、二号、大正元年、四三〜四四頁。
(23)呉秀三『箕作阮甫』（復刻版）、思文閣出版、昭和四六年。
(24)伊東栄『伊東玄朴伝』玄文社、大正五年。
(25)『東京大学医学部百年史』東京大学出版会、昭和四二年、三頁。
(26)三浦義彰『文久航海記』冬至書房、昭和一六年、一七頁。
(27)緒方富雄「勤仕向日記」、『科学史研究』三〜六号、昭和一六年。
(28)「日記―明治初年医史料―」、『日本医史学雑誌』別冊、昭和一八年、五二頁（昭和五四年覆刻版）。
(29)「大病院医学所種痘所楳毒院医師姓名―明治初年医史料―」、『日本医史学雑誌』別冊、昭和一八年、一七頁（昭和五四年復刻版）。
(30)大植四郎『明治過去帳』（新訂版）、東京美術、昭和四六年、一一三頁。
(31)西村文雄『明治十年西南戦役衛生小史』陸軍軍医団、大正元年、一八九頁。
(32)石河幹明『福沢諭吉伝』第一巻、岩波書店、一九八一年、一四五頁。
(33)緒方銈次郎「東京に在りし適々斎塾」、『日本医史学雑誌』一三二二号、昭和一八年、三八五頁。
(34)緒方銈次郎「東京に在りし適々斎塾」、『医譚』一七号、昭和一九年、四五頁。

八、歩兵屯所附医師の医療活動
――わが国軍医制度の濫觴――

はじめに

幕末になって創設された歩兵屯所の附属医師として勤務した手塚良斎は、私的な記録として「医学所御用留」(以下「御用留」という)をのこしている。[1] この記録からみた歩兵組と、それに附属する医師の動静を描こうとするのが本論の目的である。[2] 本記録からよみとれるのは、歩兵屯所附医師の制度面と運用面にかぎられており、歩兵組の隊員にみられる疾病や外傷、あるいはそれにたいする治療についての記述はみられないので、本論では軍陣医学や軍陣医学書については、最少必要の範囲内においてふれることにする。

歩兵組の創設とその経緯

外に列強の重圧、内に諸藩の軍事力の増大などの情勢の変化によって、それまでの行政組織では対応できなくなった徳川幕府は、外国奉行をはじめ各方面にわたって新しい組織を創設し、兵制のうえでは二百年以上におよぶ慶安の陣立てに大幅な手をくわえる改革に着手した。[3] 文久元年(一八六一)小栗豊後守忠順、勝麟太郎など二二名が軍制取調御用を命ぜられ、それから一年後の文久二年六月に上申書が提出された。[4] それにもとづいて一二月朔日、歩兵、騎兵、砲兵の三兵がおかれ、それらを陸軍奉行が統轄することがさだめられ、[5] ついで同月二八日に歩兵頭以下のスタッフが発令された。[6]

要員として一万石以下百俵取りまでの旗本にたいして、それぞれ知行高に応じて兵賦の数がさだめられ、五百石は一人、千石は三人、三千石は一〇人の割合とし、一七歳から四五歳までの壮健なものを選出して五ヶ年の任期をもって交代させることにした。こうして集められた兵卒たちは、歩兵組と命名された組織に所属した。兵卒の大多数は百姓の出身であり、たとえ士分のものが応募しても、歩兵組に在勤する間は帯刀以下とすることに定められており、その給料は兵賦をさしだした主人の負担とした。(7)

旗本の戦力が頼むにたらないと判断して歩兵組を創設しようとする意図は、江川太郎左衛門英龍（担庵）の農兵徴募まで遡ることができる。伊豆韮山の代官であった江川担庵は農兵を徴募して兵員の充実強化をはかる目的で、嘉永二年（一八四九）五月に「農兵之儀申上候書付」を幕府に提出した。(8)

この構想の流れをくんで組織された歩兵組が駐屯する歩兵屯所は、文久三年（一八六三）二月西丸下と大手前の二ヶ所におかれ、五月には小川町、七月には三番町に設置されて都合四ヶ所となった。(9)

歩兵屯所附医師の任務

歩兵組が駐屯する歩兵屯所に、病兵の治療にあたる医師を常時在営させることがさだめられた。これらの医師の任務は、たんに屯所に常駐して屯所内で医療にたずさわるだけではない。歩兵組の各地への出動にさいしてはそれに帯同して出陣し、負傷兵の手当や病兵の治療にあたる任務があたえられた。

幕府や各藩につかえる医師の任務については、『明良帯録』に奥医師とは「日々伺候して御脈を診す」(10)とあるように、将軍の侍医として日常の診察をおこない、疾病の治療のみならず養生についての下問にたいして応答することがその任務であるとさだめられている。もちろん宿直の任もおびており、いついかなる時刻であろうとも下命に応じられるような態勢がくまれている。奥医師といえば本道（内科）をさすが、このほかに、奥口科医、奥眼科医、奥児科医、奥鍼科医などの雑科を総称して奥医師といった。将軍や藩主の主治医としての勤務がすべてである。

御番医師は「家々の医術を以て、宿衛をなす、殿中に不時の病人、非常の怪我人等あるとき、薬を与ふ」とある(11)。すなわち隔日に営中に宿直して、不時の病人や怪我人の手当や治療をおこなう。奥向きに病人が生じたおりには、指名されれば奥まで出向いて治療にあたったという(12)。

これをみると医師が第一に診療を要請されているのは将軍であって、藩主であって、その集団に属する構成員ではない。医師は将軍や藩主の病いや障りにたいしてのみ責任をおうべきもので、幕臣や藩士のそれについてはあくまでも副次的に対応するだけである。わが国においては集団に属する医師への期待は、歴史的にみてそのようであったといえよう。

このような構想は幕末にいたるまで変更がくわえられることはなかった。それは「韶邦公初御入部御行列画図」にもみられるところである。熊本藩の行列を画いたこの図は、藩主の駕籠の直後に一番医師と二番医師の駕籠がつづいている様子を描いている(13)。医師は藩主のための医師という状況を、如実に描いているといってよいであろう。

徳川三百年は平和のうちにすぎていたので、いわゆる軍勢の発動をみることはなかった。しかし参勤交代という制度が、これに準ずる行動であったといえる。威風堂々と隊伍をととのえて行軍する有様は、まさに戦時を想定しての行軍形式であり、戦国時代の余燼がただよう軍旅の気風がみなぎっていた。そこで参勤交代のさいの供揃いは、慶安度軍役人数割に準じて定められていた(14)。参勤交代の行列にしたがう人数は、元和元年(一六一五)七月の「武家諸法度」で「百万石以下二十万石以上は、二十騎以下とし、十万石以下は家禄に応じた人数」とさだめられた。その後幾たびかの変遷があって、享保六年（一七二二）一〇月には在府の人数を定め、同時に参勤のさいの従者も規定された(15)。このような規定がありながら、ここには扈従する医師についてはふれるところがない。

加賀藩の参勤交代にくわしい忠田敏男によると、

加賀藩の行列が通行する北国街道筋には医師のいない宿場が多かったので、医者、外科、鍼立、それに馬医までを含めて四人は連れていた(16)。

という。道中不時の病人の発生を完全に防ぐことは困難であり、病いに罹患したからといって交代要員はほとんど望めない陣立てであった。病人など偶発事故発生の様子を『政隣記』はつぎのように記している。

……御大小将古屋弥五郎は麻疹にて御発駕前病死。御持弓頭吉田忠左衛門は御弓押にて御供のところ、発出後麻疹相煩い、今月十七日越後関川において病死(17)。

このような不測の事故がしばしば発生することがあり、三千人から四千人にもおよぶ加賀藩の参勤交代の人数を思えば、さきの医師四人というのはあまりに少ないといわねばならないが、これも藩主の病いにそなえる目的をもった医師という立場を考えれば理解できる人数である。

長州藩の例をみると、参勤交代や藩主の旅行のさいには、本道医二名あるいは三名、鍼医一名、外科医一名の計四名ないし五名の侍医がかならず君側にしたがった。そのほかに一般藩士の診療のために御番医として医員が交代で勤務した(18)。長州藩は三六万九千石なので参勤に扈従する藩士の人数が加賀藩同様三、四千人という多数であることを考えると、この医師の数はあまりにすくないといわざるをえない。

また長州藩が天保一四年（一八四三）に阿武郡においておこなった大繰練では、参加人員一九七四名、馬匹八八頭の一番備の部隊にたいして、配属された医師はわずか二名であり、二番備の兵員一九九五名、七六頭にたいして従軍医師は配属されていない。一方本陣の毛利敬親には五名の侍医が従っていた(19)。これをみても医師の配置や職掌は明らかに藩主中心といってよいであろう。
また秋田藩の寛永一九年（一六四二）の参勤行列では、家臣ら総勢一三五〇名にたいして、医師はわずかに五名であったという史料もある。[20]

一方諸外国の軍隊における医師の任務は、これとはいささか趣を異にしていた。歴史的にみると遠くローマの昔から、軍隊に所属する軍医の存在がみとめられていた。トラヤヌス帝のころに活躍していた軍医の姿が、建物の柱に彫刻としてのこされている。[21] このような伝統は脈々としてうけつがれ、戦闘集団としての軍隊にはその構成員である将校や兵士の疾患や外傷を治療する軍医が附属していた。

幕末文久二年に新たに発足した歩兵屯所附医師の任務については、「歩兵屯所規則書」につぎのように規定されている。

第一四条
歩兵屯所附医師は、一屯所歩兵組の療治を司り候上は、自身見廻、診察念入れ、日々当番差図役へ病人容体申し述ぶべく、総て治療方粗略これなきよう致すべく候事。[22]

これは慶応元年一一月の日付をもつ文書で歩兵屯所発足時の規定ではないが、医師の規定としてこのような精神がその発足当初から受け継がれていたことは間違ない。

また別の文書にはつぎのような記述もある。

第四　兵隊附きの医師及び兵隊附きの病院、平時の時及び戦争の時、勤務の規則。
右、兵隊保健の要務。[23]

この文書には日付はないが、「仏蘭西軍務使臣建白和解」との見出しをもっているので、幕府がフランスからの軍事使節団の援助によって、三兵の調練をはじめた慶応二年ごろのものと推定することが出来よう。すなわち歩兵屯所に附属する医師は、屯所に所属する特定の人物だけではなく、すべての要員にたいする医療を担当していると解釈してさしつかえない。

在来のわが国には存在しなかった組織集団に所属するの医師団が、ここに誕生したことになる。これは呉秀三もいうように、わが国おける近代軍医の濫觴といってよいであろう。[24]

軍隊に帯同して出動する医師が、幕末になって見られるようになったのは歩兵組だけのことではない。長州藩においてもその例を見ることができる。明治維新前後に長州藩は京阪地方をはじめとして東海道、北陸道、東山道などに出兵しているが、これに多数の医師が従軍した。防長の医学史にくわしい田中助一によると、慶応三年（一八六七）九月二二日に中所仁蔵と二階良選は、一門家老毛利内匠の上坂軍の病院総督として、田原鼎三らは診療方として、寺戸俊策らは隊附として従軍したという。さらに一一月二四日には三浦鼎造ら一〇名は、上坂兵の病院医として附属することを命ぜられている。[25]

これらの例は軍隊という戦闘集団の個々の構成員の疾病や受傷にさいして、即座に対応できる機能をもっていた医師が存在することをしめしている。長州藩の例は歩兵組より数年おくれているにすぎない。このころには軍隊に医師が帯同して出陣するという構想が、オランダ医学をとおしてわが国に流入していたことをしめすものである。

「歩兵屯所一カ所の兵員は一列獅綿多と定め」とある。[26] 列獅綿多（レジメント）は連隊であり歩兵頭が指揮をとり、一レジメントは二バタイロン（大隊）からなり、歩兵頭並がその指揮をとり、構成兵員は四〇〇名から四二〇名である。[27] そして一大隊に附属する医師は二名とする、との定めがある。

「仏蘭西公使の建白」[28] によると「傷人、病人を運ばする仕方、前より講ぜざるべからず」と定めて、あらかじめ病兵や負傷兵の処置にあずかる医師を配置しておくべきことをのべており、この際の医師の人員は「兵千人に外科医三人を以て定員とす」と定められていた。その隊員にたいする医師数の多寡は別として、近代軍医の構想がオランダ医学やフランス医学を通じてわが国に移植されている様子をうかがうことができる。

歩兵屯所附医師の任用

歩兵屯所の医師はどのような経緯によって採用されたのであろうか。一のルートは幕府によって開設されていた西洋医学所からの出向である。西洋医学所頭取緒方洪庵にたいし、幕府からその要請があったのは文久三年(一八六三)正月二七日のことであった。洪庵の「勤仕向日記」によると、

兵賦屯所奉行大関肥後守営中ニ於て面会。医学所書生之内可然もの両三人右屯所へ出勤頼度段頼出ル。篤と相談之上可及御答旨申置(29)

とあって、洪庵は江戸城中で陸軍奉行大関肥後守忠裕と会見して、二月に任命予定の歩兵屯所附医師として、西洋医学所に勤務する医師を派遣してほしい旨の依頼をうけた。洪庵は二日後の二九日に、城中で林洞海、竹内玄同とこの件について相談している。二月一一日になって洪庵はふたたび大関肥後守とあって、出役医師について口頭でつたえ、二月二四日に七名の医師を推薦するむねの書面をしたためて、北角十郎兵衛をへて若年寄田沼玄蕃頭意尊に提出した。(30)

この書面に名をつらねていた医師は戸塚静甫、千村礼庵、宮内潤亭、手塚良斎、手塚良仙、伊東玄晃、程田玄悦の七名であった。しかし当時手塚良仙は、主君松平播磨守頼縄に侍して上洛していたので、これをのぞく六名が三月一三日に屯所附医師に任命され、手塚良仙は半月おくれて三月二八日に任命された。

「御用留」によると、三月一三日にはさきの六名のほかに吉田策庵、小堀祐真、高嶋祐啓、曲直瀬正迪、古田瑞春ら五名が任命されている。(31)これらは西洋医学所とは関係のない漢方に従事していた医師で、洪庵の推薦とは

別の経路で採用になったものと思われる。これが第二にルートである。

その後五月一八日になって第一次の増員がおこなわれ、あらたに一九名の医師が屯所附医師を命ぜられた。このうち五名は医学所医師――西洋医学所は文久三年三月二五日に医学所と改称された――からの転属採用であるが、他はあらたに任用されたものである。

ついで九月二九日に第二次の増員があって五名の医師が任命されているが、これはいずれも出役医師ではない。これで屯所附医師は三六名になったが、このうち医学所からの出役医師は一〇名である。(32) 歩兵屯所附医師のうち三割弱がお玉ヶ池種痘所、あるいはその後身の西洋医学所や医学所と関係をもっている。これらの医師が歩兵屯所における医療活動の中心的存在であり、のちに役付医師に昇進していることによっても、両者の深い関係をみることができる。(33)

これ以後も恒常的に医師の補充、増員があり、慶応四年（一八六八）幕府瓦解によって歩兵屯所が閉鎖されるまでに総計九九名の医師が任命されている。(34)

「医学所御用留」からみた屯所附医師の医療活動

「御用留」は、書名とは異なり歩兵屯所における医師の動静や行動について記録した、手塚良斎の私的記録である。そのため直接良斎の視野にはいらない状況は記録からもれているという恨みはある。一例をあげれば、将軍家茂の上洛にしたがった良斎は、大坂に滞在中――慶応元年五月から同二年一〇月まで――の江戸における歩兵屯所附医師の動静についてはまったくふれていない。また慶応三年（一八六七）にフランス軍事使節団の援助によって、三兵伝習が横浜において開始されたが、このさいに兵卒や医師が増員されているはずであるが、残念ながらそれについての記事はまったくみられない。

「御用留」から、歩兵組の活躍と屯所附医師の従軍の様子をさぐってみたい。

（一）将軍家茂の上洛（第二回）

文久三年八月一八日の政変によって、公武合体派が政局の主導権をにぎったが、公武合体体制をさらに強化するために将軍家茂はふたたび京都にのぼった。

家茂は文久三年一二月二七日に海路をとって江戸を出立した。これにしたがう歩兵組は、西丸下屯所八百人、大手前屯所八百人の計千六百人で、歩兵奉行溝口伊勢守勝如が総指揮官となり、西丸下は歩兵頭小出播磨守英道、大手前は歩兵頭藤沢肥後守次謙が指揮をとった。同行医師としては西丸下組には曲直瀬正迪、生野松庵、手塚良仙、奥山玄省が、一方大手前組には笠原祐民、越山友仙、美濃部浩庵、安井元達がつきそって、翌文久四年正月一一日から一四日にかけて江戸を出発した。

今回の上洛は家茂に右大臣の宣下などがあって朝廷から手厚い接遇をうけ、ふたたび海路をとって五月二一日（二月二〇日に元治と改元された）朝五ツ江戸の浜御殿に到着した。

歩兵組は陸路徒歩での帰着なので、その第一陣として五月二九日に西丸下病兵七八人をひきつれて曲直瀬正迪が帰府し、六月二日に笠原祐民、美濃部浩庵が病兵六〇余人をひきつれて帰府した。六月一〇日には小出播磨守の指揮する西丸下一大隊が奥山玄省とともに帰府し、同月一五日大手前溝口伊勢守の二大隊が、越山友仙や安井元達とともに帰府した。

「御用留」には、上京中の医師がどのような医療活動をおこなったかについての記述はない。この間に発生した病兵一三八名余が医師の付添のもとに帰府したとの記録があるだけである。歩行可能な病兵がこれだけの数なので、さらにこれを上回る帯同不可能な病兵も存在していたものと思われるが、その数については不明である。

上京した兵卒が千六百名なので、低く見つもっても患者の発生は八・六％である。他にこのような資料を管見できないので、この数字がどの程度のものと判断してよいかわからないが、一七歳から四五歳までの壮健な青壮年を徴募した歩兵組としては、その発生率は高いといわざるをえない。

(二) 天狗党の乱

元治元年(一八六四)三月二七日に水戸藩の急進派藤田小四郎(東湖の四男)、水戸町奉行田丸稲之衛門らが筑波山に兵をあげ、さらに日光の険を利用して初志を貫徹しようとの計画のもとに、四月一〇日には日光におもむき、東照宮に参拝して攘夷の軍議をこらした。これにたいして幕府は軍をおこして、川越藩以下武蔵、常陸、下総の一一藩に出兵を命じ、歩兵組にも出動を下令した。(35)

四月一四日日光山警備のため、小川町屯所の歩兵頭河野伊予守通俐、歩兵頭並横田五郎三郎らは一〇ヶ小隊の歩兵組をひきいて出陣した。この時の付添医師は宮内陶亭、芬木元春、中村謙造の三名であった。さらに六月には川越藩ほか、武蔵、常陸、下野の諸大名一一藩に追討が下令され、六月二二日に歩兵奉行並藤沢志摩守次謙、歩兵頭並北条新太郎に歩兵、騎兵、砲兵の三兵をさずけて賊をうたしめた。若年寄田沼意尊を総督とする追討軍が編成されて北関東に出陣し、一〇月末には筑波勢はそのほとんどが幕府の軍門にくだった。

(三) 将軍家茂の上洛(第三回)と長州征伐

慶応元年(一八六五)五月一六日将軍家茂は家康ゆかりの陣羽織を着用して、きらびやかな供揃いで江戸城を発進し、東海道を西上した。歩兵屯所医師取締として江戸をはなれることなく屯所詰をつづけていた手塚良斎が、将軍に扈従して西上の命令をうけたのは五月一八日であった。同時に任命された安井元達、奥山玄省、桐原鳳卿は同日出立したが、良斎が実際に江戸をたったのは閏五月四日のことであった。途中木曽川の洪水などに遭遇して道中は思うにまかせず、大坂についたのは六月二二日のことで、実に四七日を要した長い旅であった。

将軍には老中本庄伯耆守宗秀や若年寄酒井飛騨守忠毗以下幕臣、諸藩主、諸藩兵が随行し、陸軍奉行松平縫殿頭乗謨、竹中遠江守重固、溝口伊勢守勝如を指揮官とする歩兵、騎兵、砲兵の三軍の兵がしたがった。将軍は閏五月二二日に京都に到着して参内し、同月二五日には大坂城にはいってここを本営とした。これに要した日数は三五日で、参勤交代に要する日数にくらべるとはるかに多くの旅程を要しているが、将軍の発進という大軍の行進にしてはそれ相当の旅程であるといえよう。これにくらべると良斎の西上の旅が、いかに難儀の連続であったかをしめしている。

「長州藩において、容易ならざる企てがある」という漠然とした理由で、将軍自らが長州征伐へ参画するというのが今回の上洛の目的であった(36)。この上洛に扈従した歩兵屯所附医師は、手塚良斎と高嶋祐啓の二人の医師取締と、大熊良達、桐原鳳卿、千村礼庵、安井元達、山本長安、曲直瀬正迪、杉田杏斎、呉黄石、奥山玄省の九名であった。

手塚良斎は七月四日に、上本町八丁目の源光寺内に開設された病院を旅宿とさだめて、大坂における任務を開始した。九月一一日には上本町八丁目東寺町の全慶寺、宝樹寺が病院として使用され、ついで興徳寺、大応寺なども病院に使用された。

将軍が大坂まで出陣すれば、長州藩は簡単に幕府の命令にしたがうものとの思惑は見事はずれて、むなしく時を過ごすばかりであった。九月一五日家茂は大坂を発して入京した。長州再征の勅許をえようというのがその目的であった。このときの先供として歩兵組の三番町二大隊が大坂から枚方までをかため、西丸下二大隊が枚方から伏見までを警護して、大手前一大隊が上洛に具供した。西丸下大隊には大熊、桐原が、大手前大隊には安井、山本が付添医師として参加した。このような数日の出陣においても医師がかならずその隊列にくわわっているのは注目に値する。

九月二一日に家茂は宮中に参内して、長州追討の勅許をえた。長州藩にたいしてはきつい申し入れをおこなって、幕府の軍門に降るよう説得につとめたが、長州藩も頑として従おうとしなかったので、紀伊中納言茂承を総督とする征討軍が編成された。一一月一四日には芸州路へ出立する人びとにたいするお目見の式が大阪城でおこなわれ、大熊良達、桐原鳳卿の二名がお目見をおおせつけられ、翌一五日歩兵奉行河野伊予守の指揮する西丸下二大隊とともに広島にむけて出発した。(37)

年があけて慶応二年になると、大砲方や御持小筒組の附属医師も、歩兵屯所附医師同様に歩兵屯所附医師取締の指揮下に編入するとの下命があった。(38)

歩兵組もぞくぞくと芸州にむけて発進し、伊東玄民、山本甫斎、杉田杏斎、曲直瀬正迪、押田元俊、山本泰順らが付添として同行した。再三の申し入れにもかかわらず長州藩は言を左右にして、幕府の意向に従おうとはしなかった。しかし幕府としては面目が保てれば戦火を交えるのは本心ではなく、この時期、和戦両様の構えで長州藩にのぞんでいたので、(39)歩兵組をはじめ各藩は西征の途にのぼったのである。そのため歩兵組附医師は人員不足をきたしたが、早急に増員もままならない状況だったので、なんとかやりくりをして当座をしのぐという有様であった。(40)

六月七日に幕府軍艦が上の関の海上にいたり、砲撃をくわえて戦端をひらいた。翌日松山藩兵が幕府の砲兵や歩兵とともに大島に上陸しており、(41)のちに陸軍奉行竹中丹後守重固が歩、騎、砲の三兵を率いて戦列にくわわったが、「御用留」にはこのような記述はない。

その後の戦況は幕府軍の不利のうちに展開していく。七月七日に良斎にたいしても広島へ出立するよう達しがあった。このころ良斎は体調をくずしており、本来なら役向きを辞退したいところであるが、広島に出むいて負傷兵の治療にあたるようにとの命令なので、やむをえず出立することになった。(42)

良斎は七月一二日朝、大坂八軒屋から小舟にのって兵庫におもむき、一五日兵庫で快風丸に乗船して、二〇日に広島に到着した。広島でも般舟寺、徳永寺、善生寺、永照寺、興徳寺、常林寺などの寺院が病院として使用されていたと記録されている。

これらの病院に収容されている病兵のうち、回復の思わしくない患者を江戸に後送するため、調査をおこない、その人員を把握したむねの記載がある。(43) 医師たちの活躍は目覚ましいものがあり、その活躍ぶりがいわゆる上聞に達したむね、七月二五日に竹中丹後守重固から通達があった。(44)

幕府軍の苦戦のうちに戦況が展開していくなかで、将軍家茂は七月二〇日に大坂城中で脚気衝心のために死亡した。しかしこれが公表されたのは八月二〇日のことであり、この日喪を発して広島に駐屯する将兵にたいして、大坂に引きあげるようにとの命令が発せられた。良斎は広島陣中で病いをえた老中水野出羽守忠誠につきそって大坂にのぼるよう指示をうけた。九月一五日朝、宇品港から紀伊藩の軍艦明光丸に乗船して出帆し、一七日夕刻には大坂の天保山沖についた。ついで江戸帰府がきまり、良斎は門人の手伝医師内村有庵、津山良策をしたがえ、三番町、小川町の病兵一一九名をひきつれて一〇月四日大坂を出立して、一〇月二一日に江戸に帰府した。将軍家茂にしたがって上洛して以来、一七ヶ月ぶりに江戸の土を踏んだことになる。

家茂の死去により慶喜が将軍職についたが、事態は幕府瓦解にむかってまっしぐらにすすんでゆく。このころ将軍慶喜は京都滞在を余儀なくされ、政治の中心は京都にうつっていたので、歩兵組も東海道の往来がはげしくなった。

「御用留」には慶応四年の鳥羽・伏見の戦いについてはわずか一行の記事しかみえないが、慶喜が海路江戸に帰着してから後は、屯所附医師がぞくぞくと上方から帰府している様子がくわしく記されている。

慶応四年四月江戸城は官軍にひきわたされ、ここに江戸幕府の崩壊は決定的になったので、手塚良斎は左記のようなお役ご免願いを、陸軍奉行並松平太郎正親にあてて提出した。辞任の理由はあくまでも健康上の理由であって、幕府の存否についてては一言もふれていない。

私儀一昨年中ヨリ久々傷冷毒にて腰足痛相煩程ニ療養仕候得共今以テ全快不仕時期之転変ニ依リ右痛再発仕起居動揺難義罷在押て出勤罷在候得共急ニ全快之程不束覚ニ有之当御時節柄却て奉恐入義ニ付歩兵屯所附医師取締被仰付被下《(ママ)》候様此如奉願上候以上

御番医師並
歩兵屯所附医師取締
手塚良斎

辰四月

松平太郎殿(45)

慶応四年四月晦日のこの記事を最後に手塚良斎の「御用留」は終っている。

歩兵組の兵士の素質と行状

さきにのべたように歩兵屯所に勤務する兵卒は、旗本領に住居する百姓を採用したものである。一七歳から四五歳までの男子とし、五ヶ年をもって満期とした。しかし延長を希望するものには四五歳まで継続して勤務することをみとめた。この間の賃金は年間一〇両をこえない範囲内で支給され、食事、被服はもちろん無料で現物が支給された(46)。

このような優遇措置を目当てに志願する兵卒もおおく、旗本にかかわる将軍直属の軍隊であるにもかかわらず、将軍にたいする忠誠心には欠けるところがあった。戦闘集団としての能力も充分とはいいがたく、屯所内外における日常生活においてもおおくの問題をかかえていた。

これらの欠点は老中板倉周防守勝静もみとめて、「これまで兵賦人数差し出し候ても、申せば烏合の衆にて、何分規律相立ち難く候ゆえ」(47)とのべており、勝麟太郎自身も、

その募兵なるものは、多くは市儈遊手の徒にして、徒に資給を貪り、一時糊口のためにするに過ぎず。またこれが将領たる者も、概ね都邑紈袴子弟にして、富貴に成長し、筋骨孱弱、平時その調練なる者を見るに、徒に形似を摹擬し、外面を粧飾するのみ。この輩をして一朝生死を硝烟弾雨に中に争わしむ、抑また難しと云うべし。(48)

とのべている。

歩兵組の兵卒は数をたのんで、しばしば市中で乱暴狼藉をはたらいた。文久三年（一八六三）八月二三日には、両国橋の見世物小屋で三〇人ほどの歩兵が無銭入場しようとした。それをとがめた木戸番と口論になり、多数のけが人がでた。(49)慶応元年（一八六五）一一月には、板橋宿の旅籠屋武右衛門方に歩兵四人が泊まり、酒肴をとりよせたが高値であるといって乱暴をはたらいている。(50)

緒方洪庵の妻八重は名塩の億川信哉と美津にあてた慶応三年の書状で、

江戸も此節ハ歩兵のらんほう致候事、過日吉原の遊所ハ皆々うちこハし申候、尤其前吉原ニて歩兵十人たたきころし、其のかたきうちニ家を皆々くすし候(51)

と書送っている。江戸市中の治安を悪化させた要因の一つに、歩兵組の存在があるとさえいわれている。

平野屋武兵衛の『浪華能繁酔魯苦』にも、歩兵組の大坂における行状がしるされている。慶応三年一一月に多数の歩兵が市中を横行して、無心やら無銭飲食やらで夜になると茶屋は表の戸を締め、行燈の灯をおとして、こ

とのほか淋しくなってしまったという。(52)

「御用留」には記載はないが、平時においても屯所附医師の任務には単に病兵の治療ばかりでなく、喧嘩や乱闘による外傷の処置にもに力をさかなければならなかったのではないか。病兵を引率して上方や地方から歩兵屯所に帰府する記事が散見されるが、この病兵というのもいわゆる疾病に罹患した兵卒だけでなく、乱闘などによって負傷した兵卒もふくまれていたにちがいない。

おわりに

わが国最初の軍医ともいえる歩兵屯所附医師の創設から終焉までの医療活動を、屯所附医師取締である手塚良斎の「医学所御用留」をとおして記述した。幕末の政情多端のおりにしめされた、かれらの活躍ぶりの一端を描きだすことができたものと思う。

(1) 手塚良斎「医学所御用留」写本、順天堂大学医学部山崎文庫蔵
(2) 著者はさきに「歩兵屯所の医師たち――『医学所御用留』から」として『日本医史学雑誌』(三一巻、昭和六〇年、三七二～三九一頁)に発表した。本論はそれをふまえて、さらに広く史料をもとめて歩兵屯所附医師の活動についての考察を発展させたものである。
(3) 勝麟太郎「陸軍歴史」『勝海舟全集』一七巻、勁草書房、一九七七年、三頁。
(4) 同書、六頁。
(5) 同書、三四一頁。
(6) 同書、三四二頁。
(7) 昭徳院殿御実紀『続徳川実紀』四篇、吉川弘文館、昭和五一年、四五五頁。
(8) 戸羽山瀚『江川担庵全集』別巻、巌南堂書店、昭和二九年、五四～五六頁。

（9）深瀬泰旦「歩兵屯所医師取締　手塚良斎と手塚良仙」『日本医史学雑誌』二五巻、昭和五四年、二九〇～三〇六頁。これは一部加筆して本論集（II-三、II-四）に収録した。
（10）明良帯録『古事類苑』方技部十、医術一、七二一頁。
（11）同書、七二二頁。
（12）久志本常孝『神宮医方史』昭和六〇年、二三三頁。
（13）山本博文『参勤交代』講談社現代新書、一九九八年、一七七頁。
（14）勝麟太郎、前掲書、一五三頁。
（15）松平太郎『江戸時代制度の研究』柏書房、一九七八年、三二三～三二六頁。
（16）忠田敏男『参勤交代道中記―加賀藩史料を読む―』平凡社、一九九三年、八三頁。
（17）津田政隣編『政隣記』忠田敏男、同書、二〇一頁より引用。
（18）田中助一『防長医学史』上巻、防長医学史刊行後援会、昭和二六年、二三六頁。
（19）同書、二三七～二三八頁。
（20）山本博文、前掲書、八三頁。
（21）シンガー／アンダーウッド、酒井シヅ・深瀬泰旦訳『医学の歴史』一巻、朝倉書店、一九八五年、五八頁。
（22）勝麟太郎、前掲書、四二三頁。
（23）同書、二六八頁。
（24）呉秀三『呉黄石先生小伝』大正六年。
（25）田中助一、前掲書、二五三頁。
（26）勝麟太郎、前掲書、四二一頁。
（27）同書、三九二頁、三四四頁。
（28）同書、四一二～四一九頁。
（29）緒方洪庵「勤仕向日記」緒方富雄『緒方洪庵伝』第二版増補版、岩波書店、一九七七年、四八八頁。

(30) 同書、四九六頁。
(31) 手塚良斎「医学所御用留」については現在翻字作業をおこなっており、その一部はすでに発表した。この箇所は『日本医史学雑誌』四四巻、九四頁、平成一〇年に収載されている。
(32) 元治元年以降の医師補充にあたっては医学所からの出役はほとんどみられず、大熊良達、山本長安の二名にすぎない。よって医学所出役医師は合計一二名になる。
(33) 医師取締あるいは医師取締介など、いわゆる役付医師に昇進したのは八名である。すなわち取締は手塚良斎、戸塚静甫、吉田策庵、高嶋祐啓、山本長安、手塚良仙の六名であり、取締介は奥山玄省、安井元達の二名である。
(34) さきの報告（注2、深瀬泰旦「歩兵屯所の医師たち―『医学所御用留』から―）において屯所附医師の数を一〇一名としたが、その後の調査によって「楠林辰之進」と「楠林容斎」とは同一人物と断定し、「影山禎哉」は「影山貞斎」が再任されたとの結論をえたので九九名とした。このうち医師取締、あるいは医師取締介などのいわゆる役付は八名、屯所医師は五八名、屯所医師の門人で屯所の医療に従事した手伝医師は三三名である。それぞれの医師については、稿をあらためて報告する予定である。
なおここで屯所附医師の数を九九名としたが、これはあくまでも「御用留」にのる医師の数と考えた方がよい。維新後、新政府において侍医局長官まで累進した池田謙斎は、その自筆の履歴書には「慶応四年三月六日、両番格歩兵屯所附医師」とあるが、「御用留」にはその記録はみられないからである。
(35) 井野辺茂雄『幕末史概説』紀元社、昭和二年、四三八～四四〇頁。
(36) 小西四郎「開国と攘夷」『日本の歴史』一九巻、中央公論社、昭和四一年、四〇一頁。
(37) 昭徳院殿御実紀、前掲書、八一三頁。
(38) 「医学所御用留」慶応二年正月七日条につぎのように記されている。
正月七日御達之写
医師取締江　　　　　　　　　　　　高島祐啓

手塚良斎

大砲方医師、御持小筒方御雇医師並兼勤之者共、其方にて歩兵屯所附医師同様取締相心得可申候、依之申渡

(39) 井野辺茂雄、前掲書、四七四頁。

(40) 「医学所御用留」慶応二年二月八日条につぎのよう記されている。

医師取締江

先般芸州表江出張歩兵隊並此度出立歩兵隊とも、医師人少々義ニ付互ニ申合御場所差支無之様可致者勿論ニ候、就ては附属隊ニ無之共医師差支有之候歟、又者手余リ候節は銘々持場所等之異論無之相互ニ救援いたし候様、此度出立兼彼地医師中江申達置候様可被致候事

(41) 井野辺茂雄、前掲書、四八二頁。

(42) 「医学所御用留」慶応二年七月七日条につぎのように記されている。

病後ニ付達而御免相願候得共、彼地より達而拙者名面にて是非出張可致旨、竹中丹後守、河野伊予守より申越候趣、芸州広島ニ居付ニ而手負病人引受治療可致、再応可申聞ニ付不得止事御受申上候事

(43) 同書、慶応二年七月二九日条につぎのように記されている。

急ニ全快不致病院入病兵、江戸表江差下しニ相成候ニ付取調可申旨達しニ付、取調左之通リ認メ差出候事

西丸下般舟寺二十八人、徳永寺病院六人、全生寺四人　〆四十(ママ)人

二番町永照寺病院二十九人、興徳寺四人、常林寺四人、〆三十七人

両局惣計〆七十七人

(44) 同書、慶応二年七月二五日条につぎのように記されている。

陸軍附医師

竹中丹後守より以御書付左之通り被申渡候事

戦争之節ニ兵隊之者共、怪我人又者病気之者も有之処、格別骨折治療致し候段達御聴一段之事ニ候

右之趣板倉伊賀守殿被仰渡依之申渡

右之通り被仰渡候ニ付、陸軍局医師一統江通達いたし候事

(45) 同書、慶応四年四月一八日。
(46) 昭徳院殿御実紀、前掲書、四五五頁。
(47) 勝麟太郎、前掲書、二一九頁。
(48) 同書、二二〇頁。
(49) 南和男『維新前夜の江戸庶民』教育社、一九八一年、一三四頁。
(50) 吉原健一郎『江戸の情報屋　幕末庶民史の側面』日本放送協会、昭和五三年、一九八頁。
(51) 緒方富雄・梅溪昇編『緒方洪庵のてがみ』その五、菜根出版、平成八年、二三〇頁。
(52) 松浦玲『幕末・京大坂　歴史の旅』朝日新聞社、一九九九年、三〇七頁。

九、お玉ケ池種痘所留守居役池田玄仲

伊東玄朴の門人になる

お玉ヶ池種痘所は江戸にすむ八三名の蘭方医の拠金によって、安政五年（一八五八）五月に設立された。八三名の医師名簿をみると、伊東玄朴、戸塚静海、箕作阮甫、大槻俊斎などの有力な蘭方医を中心にして、その師弟関係や婚姻関係などの人脈によって拠金者がえらばれたと考えることができる。

この名簿には池田玄仲をはじめ伊東玄朴の門人九名の名がある。種痘所の発足と同時に、伊東玄朴は門人である池田玄仲を留守居役と定めて種痘所に起居せしめた。おおくの門人のなかから、玄仲が留守居役にえらばれたということは、かれが師の玄朴から厚い信任をえていたことをしめすものである。

池田玄仲は文政三年（一八二〇）一二月一三日に、津和野藩医池田淳作[1]の長男として石見国にうまれた。はじめ多仲と名乗っていた玄仲は里勢と結婚したが、墓碑銘によると、里勢は嘉永五年（一八五二）正月一五日に二五歳で没したとある。

後妻にはいったのは、薩摩藩医左近允四郎左衛門の長女久である。文政一二年（一八二九）一〇月一日生まれの久は一九歳でお姫様付として島津家に「一生奉公」にあがったが、姫が三歳という幼ない身で死亡したので実家にさがり、薩摩藩奥医師足立梅栄の媒酌で多仲と結婚した。

多仲は一九歳で江戸にでて、のち伊東玄朴の門人になってから、名を玄仲とあらためた。日本橋本石町にすんでおり、ここで久をめとり、のちに神田三河町にうつり、ここで安政の大地震にあっている。

種痘所世話役に昇進

その後の池田玄仲の経歴はすべて種痘所にかかわっている。種痘所の発起にあたっては玄朴のよき補佐役として当初から師を助けて、開所にあたっての準備万端は玄仲が中心になってすすめられていたことは、玄朴や大槻俊斎からの書状によって明らかにすることができる。

嘉永二年に牛痘接種法がわが国に移入されて以来、牛痘接種技術の研修と、それを一定のレベルに保持することを目的とし、さらには接種をうける子どもたちを継続的に確保するために、日本各地にいち早く除痘館が開設された。移入の窓口となった長崎ではもちろんのこと、京都にも、大坂にも、福井にもその年のうちに除痘館が設立された。しかし幕府のお膝元であり、多紀氏を筆頭にした漢方医の勢力が強かった江戸では、種痘所が開設されたのはそれからおよそ一〇年を経過した安政五年（一八五八）のことであった。その前年の安政四年（一八五七）に蘭方医たちの総意として種痘所建設を幕府に懇願し、これが翌安政五年正月一五日に許可になった。

この知らせは、蘭方医を代表して願書の名義人になった勘定奉行川路聖謨から大槻俊斎のもとにもたらされた。ただちに普請にかかろうということになり、早速呼び出されたのが池田玄仲である。「御手透き次第」玄朴か俊斎のもとにきて欲しいという内容の書状である。(2) 俊斎にとっても頼みに値する部下であったことがうかがえる。

普請が完成していよいよ明日開所という五月六日に、大槻俊斎は開所にあたって来会する人びとのもてなしをどう取計らうべきか、頭をなやましていた。「明日集会之節、茶漬飯指出候方可然旨」と思うが、来会者が四〇人にもおよぶ予定なので、人手不足の折柄不行届きの点もあろうから、「夫よりは幕之内と申様な握飯ニ煮染香の物杯に入、壱人前ツツ指出候方如何有之哉ニ奉存候」と玄仲に指示をあたえている。(3)

一方玄朴も俊斎同様に翌日の準備におさおさ怠りはなかった。俊斎のアドバイスもあって、築地の南小田原町にある弁松（弁当屋松五郎）の折詰を四〇人前用意することに意見が一致した。「直接出向いて注文するように」との指示をうけた池田玄仲は、早速弁松に出向いて幕の内弁当を四〇人分注文した。(4)

玄仲は、開所にあたって種痘所内で使用する毛氈や火鉢、燭台、花瓶などを届けてもらいたい、と玄朴と俊斎に依頼した。俊斎はただちに依頼の品を種痘所にとどけ、玄朴も「毛氈弐枚、火鉢弐ツ」をとどけた。しかし花瓶については二人ともそれには及ばずとして、俊斎は「来客の御心得ニて生花等被成候ニハ及申間敷、程能き御取計いニて宜敷奉存候(3)」と指示し、玄朴も同様に「燭台は不用也、花池も御無用、余り花美成ル事ハ御無用(4)」との指示を玄仲にあたえている。

万事派手好みな玄朴までが質素にすべしという意向に、玄仲は意外な感に打たれたのではないだろうか。やっとの思いでここまでこぎつけた両人にとってみれば、あまりに華美にわたる会合をもつことによって、漢方医側にいらざる刺激を与えたくなかったのかもしれない。

種痘所には池田玄仲が留守居役として住みこみ、蘭方医たちが手分けして接種、診察、鑑定などの役割を分担し、四日目ごとに牛痘接種を実施した。牛痘接種をうける子どもは庶民ばかりではない。大名や旗本の子弟も往診によって種痘をうけたり、種痘所へ出向いては接種をうけている。その一例として竹内玄同からの依頼の書状が現存している。それによると、その日時は不明ながらも小姓田村肥後守直廉の子どもが種痘所に出かけるので、玄仲にその応接をよろしく頼むという内容である。(5)このような行事については世話役である池田玄仲が窓口となって諸事を取仕切っている様子がうかがえる。

その年の一一月の火災によってお玉ヶ池から和泉橋通に移転した種痘所は、以前にもましてその内容は充実し、さかんに牛痘接種をつづけるかたわら、町医たちへもオランダ医学を教授するようになった。単に種痘をおこなう医療機関にとどまらず、教授、解剖、種痘の三科をもつオランダ医学の教育機関としての性格をおびるようになった。万延元年（一八六〇）秋には種痘所は幕府直轄となり、大槻俊斎が頭取に就任しても、玄仲はあいかわらず留守居役として、種痘所の教学面ではなく、運営面あるいは行政面にその力を発揮していた。

文久元年（一八六一）三月三日にはじめて種痘所に俗事役がおかれ、月岡勝次郎と貝島嘉左衛門が任命されて、玄仲は職務の一部をこの二人に移譲して世話役に就任した。さらに五月二六日には種痘所手伝に取立てられ、五人扶持をたまわった。

種痘所設立にあたって最初の協議から中心的存在として活躍をしていた大槻俊斎が、文久二年（一八六二）四月九日に病死した。後任人事にはなにがしかの混乱があったが、(6) 緒方洪庵が大坂からよばれて、このときすでに西洋医学所と名称をあらためていた種痘所の頭取に就任した。これにともなって大幅な人事異動があり、松本良順が頭取助に、池田玄仲は西洋医学所預に就任して二〇人扶持に加増された。閏八月七日のことである。

この「預り」という役職は、平安中期以降、令外の官の次官をさす呼び名で、はじめは一年限りの臨時の官職であったが、のちに常設の職となった。院庁や侍従所などにおかれ、一般に長官につぐ官職であったが、ときには部門担当者である場合もあった。それ以降は次第にすたれたが、ここでは「副頭取」に準ずる官職といってよいかもしれない。

「討死を覚悟」で江戸に下った洪庵は、超多忙の公務の重圧によって、さして頑健でなかった健康をそこねて頭取就任後わずか一〇ヶ月で急死してしまった。松本良順が頭取に昇格し、池田玄仲は医学所頭取助手伝に就任した。このころ西洋医学所は、西洋の二字をはぶいてたんに医学所とよばれていた。

このように玄仲は種痘所の運営に深くかかわっていたが、わずかではあるが玄仲が教学面にもかかわっていたとの史料もある。慶応元年（一八六四）二月に医学所において舎密学の講義に従事していたという記録である。

すなわち添田玄春の「御用廻状留」によると、慶応元年二月四日の医学所からの廻状に、

以廻状致啓上候、然者医学所講訳の儀別の通来月朔日午刻揃に而相始候儀付御出席被成候

との前書きにつづいて講義日課として、

朔日　八日　十三日　二十日　五日	右治療書	松本良順
二七日	舎密書	池田玄仲
四九日	薬剤書	坪井芳洲
	生理書	島村影甫（ママ）
六日　十一日　十六日　十八日　二十一日　二十三日　二十二日　晦日	右格物書	石井謙道(7)

とあって、玄仲が二月の二と七の日に舎密書の講義をおこなう予定のあることをのべている。しかし玄仲の種痘所における功績といえば、師の伊東玄朴の筆頭の弟子として、あるいは右腕として、牛痘接種やオランダ医学教育などの師の事業を支えたことにあるといえよう。

維新後の池田玄仲

慶応四年（一八六八）幕府の瓦解とともに医学所頭取松本良順は、学生らをつれて会津方面に脱走して幕府軍に投じたので、林洞海がその後任として取締に就任したが、新政府への移管にともなって玄仲は医学所をでて、下谷生駒前の借宅にうつった。(8) 安政五年に留守居役として種痘所に住み込んで以来、ここを離れることなくすごしたが、慶応四年になってはじめて医学所をはなれて、独立した一軒の家をかまえた。

入沢家から玄仲の養子にはいった池田謙斎は、元治元年幕府の命によって長崎に留学して蘭方医としての名声をえていたが、明治三年（一八七〇）にはドイツに留学して栄光の道を歩みはじめた。しかし養父である玄仲は維新後は不本意な道をあゆんでいたようである。玄仲は明治元年（一八六八）一〇月一〇日に鎮将府に召しだされたとの記録があるが、はたしてこれがいつまでのことか、このころの動静については明らかではない。そのため謙斎は留学先のベルリンから養父の就職のために奔走した様子をその書簡からよみとることができる。大学東校あたりに就職できればと考えて、大学大丞岩佐純に頼み込んだところ[9]、玄仲は明治四年（一八七一）八月一九日には文部省一二等出仕になって、大学の権中助教准席に職をえたが、かならずしも長くはつづかなかった。そのため謙斎はドイツから再三にわたって人に託したり、あるいは為替手形として自宅に送金して、留守宅の家計の維持をはからなければならなかった。

浪人生活で無聊をかこっていた玄仲は、明治五年（一八七二）にはいってからリウマチによる足の痛みを訴えるようになり、一時は軽快はしたものの、八月ごろから病状が悪化して病床を離れることができなくなってしまった。九月二九日付謙斎書簡には、

扨、父上様御病気、兎角御快方にこれ無きよし、浅岡殿よりホフマン氏の見込み委細申し越しさせ筈、承知仕り候、実に以って御全快も覚束無き御容体、通告焦心罷り在り候、去りながら、極々慢性の御病症故、せめて私の帰国いたし候ふまで御大切に御養生御存命下され候はば、いかばかりうれしく御座候はん[9]

とあって、病状の回復は最早望めない状況であることを承知している様子がうかがえる。これにつづく一〇月九日付書簡[9]には、入院も何かと不自由がおおいので、佐藤か岩佐に往診を頼んでみたらどうかと持ちかけている。岩佐はさきの岩佐純であり、佐藤は順天堂の佐藤尚中であろうか。さらにここには衰弱をふせぐには栄養をとるのが第一なので、鶏や牛、豚、鶏卵などを充分に摂取し、もし食欲がなければ肉のスープや、牛乳をたくさん摂

るようにと細々とした注意がかきそえられている。はるかドイツから養父の病状を気遣って、細部にわたる指示をかきそえている謙斎の行届いた心遣いがうかがえる書簡である。

玄仲の病状は咳がかなりつよく、多量の喀痰もみとめられるので、謙斎は「慢性気管炎」と診断している。気管炎という病名は、現在のわれわれにとっては耳慣れない病名であるが、古い医学事典にはたしかに"tracheitis"（気管炎）という病名はみえ、"tracheobronchitis"をこのような病名のもとに扱っていたことは明らかである。(10)

リウマチ性肺炎やリウマチ性肋膜炎が、リウマチ熱の経過中の合併症として発症することはしられている。(11)しかしいわゆるリウマチにおいてこのような病変が生ずるであろうか。戦前までは手足の痛みをごく簡単にリウマチとか、神経痛とかという病名で片づけていた歴史があるので、玄仲の病状がはたして医学的にみて厳密な意味のリウマチであったかどうか、議論のあるところであろう。玄仲の真の死因については、謙斎の診断に従わざるをえないのではなかろうか。

玄仲は多趣味な人であった。その第一は川釣りであり、自宅には両手でも抱えきれないほどの釣竿があり、川釣りにもちいていた防寒用の面覆いもあった。歌舞伎や落語をたのしみ、自らも端唄の一種である歌沢節をよくした。妻の久も長唄の名手であったという。

玄仲は明治五年（一八七二）八月一七日に五三歳で死亡した。寛厚院殿義山良忠居士と諡されて、はじめ駒込の大林寺（曹洞宗）に埋葬されたが、のち谷中墓地に改葬された。

玄仲の妻久は、夫と三人の娘に先立たれながら、おおくの孫たちを立派にそだてて、昭和五年（一九三〇）一月六日に一〇二歳の天寿を全うした。誠厚院殿延室貞寿大姉と諡されて谷中墓地に葬られた。

谷中墓地の池田家塋域にある玄仲の墓は、正面に「池田玄仲先生之墓」とあって、後面から右側面にかけてつぎのような墓碑銘が彫られている。

君石見国津和野人父名淳策家世業医君為津和野藩奥医移住江
戸時種痘之方一仍旧貫夭折相継君知其非極力主張牛痘新方所
済甚衆共術之大行乎江戸蓋君之力居多云於是幕府辟為医学所
頭取補助累遷奥医君以文政三季二月十三日生明治五季八月十七
日没季五十有三配左近允氏生一男三女男早世養入沢謙斎為
子継後謙斎遊学独逸国業成得伯林府大学校医学博士号帰
朝之後従五位勲四等任陸軍軍医監兼一等侍医東京大学医学
部総理門戸之榮一時罕比嗚呼此豈独謙斎才学所□□亦君積善
之余慶也巳明治十二季九月

宮内大輔兼侍補正五位杉孫七郎撰并書

墓碑銘を撰した杉孫七郎は旧長州藩士で、元治元年の四国連合艦隊による下関砲撃にさいしては、井上馨らとともに戦争回避に奔走し、講和成立に功績があった人物である。維新後は宮内大丞や宮内大輔、皇后宮大夫など宮内省の要職を歴任した。謙斎の生涯は陸軍、宮内省、大学の三分野にわたっているが、かれをかれたらしめている活動の場は、宮内省における侍医としての活躍であった。長期にわたり侍医として宮内省に関係しているという人脈によって、杉に墓碑銘の撰者を依頼したものとおもわれる。

池田玄仲の子どもたち

玄仲には一男四女があった。[12] 長男新太郎は嘉永六年九月九日生まれ。安政三年三月二九日に四歳で死亡して幼英禅童子と諡された。安政四年三月一〇日に生まれた長女かつも、翌安政五年四月二一日に二歳で死亡した。自性禅童女と諡された。この二人の幼児は同一の墓石に葬られている。

玄仲は文久三年二月二一日に公儀にたいして養子をとりたい旨の願いを提出した。そして緒方洪庵未亡人の推薦で入沢謙斎が養子としてはいった。この時の経緯については謙斎の『回顧録』によると、

お前が池田へ養子に往けば、今度伝習の御用で長崎へ行かれるかも知れぬから、思ひきって一つ養子に行きなさいという勧め、私はとにかく長崎の伝習生は、大に希望する所で、佐倉の佐藤の所へ行くよりこちらへ行きたいのが万々じゃから、断然養子と決心して、其旨を国元の兄へ云ふてやり、終に池田家へ養子に往った。(13)

としるされている。長崎留学を条件として、謙斎が池田家に養子にはいったのである。

次女てるは嘉永七年(一八五四)一一月一五日生まれ。明治元年一五歳で、すでに玄仲の養子になっていた謙斎と結婚したが、長男秀男をのこして明治六年(一八六八)九月二日に二〇歳の若さで死亡した。

その後に謙斎の妻になったのは、玄仲の三女いくである。いくは安政六年(一八五九)二月一七日生まれ、明治一〇年に姉のあとに直って謙斎と結婚して、四男(信明、謙三、亥之吉、充四郎)一女(とし)を生んだが、明治二〇年(一八六七)四月二八日に二九歳で死亡した。

さらにその後妻にはいったのが、元治元年四月二日生まれの玄仲の四女きねである。姉いくの死亡した明治二〇年に謙斎と結婚し、明治三八年(一九〇五)六月二六日に四二歳で夫に先立って病死した。きねには六男(友五郎、緑郎、広之、菊男、駿次、駿三)三女(道子、斐子、れいこ)があった。早世したものもあるのでここに名はあげていないが、謙斎の子女はすべて一二男八女である。

池田文書について

東京大学医学部綜理池田謙斎の子孫にあたる池田允彦家に、約四千通にもおよぶ文書類が保存されていた。池田家の人々は関東大震災や太平洋戦争の戦火のなかを、身を挺してこの文書類の保存に献身的な努力を払ってきた。その労苦たるや言葉ではいいあらわせないものがあったにちがいない。これこそわれわれが「池田文書」とよぶ文書類である。

池田文書は辞令、指示書などの公的文書、備忘録などの私的文書のほかは、大部分が書簡であるが、その受信者によってこれを大別すると、一は謙斎の養父でありお玉ヶ池種痘所の設立に深くかかわった玄仲関係文書であり、他は謙斎関係文書である。

謙斎関係文書は謙斎の経歴から三期に分類することができる。その一は東京大学総理加藤弘之や浜尾新など大学中枢部の人びとからの書簡である。第二に分類すべきものは、陸軍軍医部に籍をおく緒方惟準、石黒忠悳、松本順などからの書簡である。さらに第三は宮内省侍医として交際のあった各宮家の人びと、伊東方成、高階経徳、竹内正信など同僚の侍医、伊藤博文をはじめとする華族や高級官僚、橋本綱常や佐々木東洋などの医師からの書簡である。

さらには郷里新潟の竹山一族、入沢一族や、謙斎の養母久の郷里である鹿児島の人びとからの書簡もある。その他には池田家の家計簿や領収書など池田家の財政面の動きなどをうかがわせる資料もある。

医学所や大学関係のこれまでの資料は、主として公文書関係でしめられてきたが、池田文書にあるこれらの文書は、東京大学発足時の歴史を補完するものであり、諸規則が運用される実態をしる上で貴重な資料といえる。

陸軍軍医部関係の文書は軍医制度確立期のものである。戦後はむしろ顧みれなくなってしまった軍医制度は、医育制度のみならず、公衆衛生活動、医学そのものにおおきな影響をあたえた事実がある。それをみなおす必要がもとめられている今日、重要な資料であるといえよう。

宮内省侍医局関係の資料は、大正天皇の誕生、生育に関する書簡など、社会的に話題に富む資料がおおい。ドイツ留学から帰朝した謙斎が重く用いられたことは、西洋医学が漢方医学の優位にたった時代を物語る重要な資料といえよう。

謙斎関係の書簡は明治時代の大学、陸軍、宮内省の歴史にとってたんに医史学の分野のみならず、政治史や宮廷史の分野に深い関係をもつ貴重な史料と考えられる。

一方玄仲関係の文書には、

①池田玄仲「備忘録」　一冊

文久元年五月二六日から筆をおこした文書で、生の記録としてきわめて貴重な史料といわなければならない。日付の前後した部分もあり、かならずしもリアルタイムでかかれたものとは言いがたいし、緒方洪庵にかかわる部分には、在来いわれている事実との間に齟齬があるなど、かなりの吟味を要するが、一級の史料といってよい資料である。最後の日付は慶応元年一一月一三日である。

②池田玄仲あての書状　八〇通

これら書状の発信者はいずれも名だたる蘭方医であり、お玉ケ池種痘所の設立にあたってその資金を拠出し、その後の運営にも中心的存在として深くかかわった人たちである。もっとも多くの書簡がのこっているのは伊東玄朴であり、大槻俊斎がこれにつづく。その顔ぶれと書状数はつぎのようである。

伊東南洋	一通
伊東玄朴	三三通
伊東朴斎	一通

大槻俊斎　二一通
緒方洪庵　七通
桂川甫周　一通
竹内玄同　一通
林　洞海　九通
箕作阮甫　四通
箕作秋坪　一通
津和野藩大坂役所　一通

③池田玄仲発の文書　五通

これらの文書は池田家にとってもっとも重要な書類に属する。「御証文之儀ニ付奉願上候書付」としるされているように、二〇人扶持をくだされ、西洋医学所預りに任命されたおりの文書の控や、お目見えをゆるされたおりの文書の控などがふくまれている。これらを一括した包み紙の表書きには

火事之節ハ主人持出し候事、土蔵に入るべからず、池田玄仲え永禄被仰付候書付二通、池田家ニハ極大切之書付

としるされているのが印象的である。

これらの文書は昭和六一年（一九八六）七月から池田文書研究会によって整理、分類の手がくわえられ、現在にいたるまで解読と活字化がすすめられている。

むすび

池田玄仲の生涯は、お玉ヶ池種痘所の起立と運営にささげられた一生であったということができよう。種痘所が牛痘接種の施術所という種痘所本来の任務から、オランダ医学の教育機関の性格をおびる過程にあって、玄仲は教学面よりも、運営面や行政面に力を発揮した。大槻俊斎や伊東玄朴などのオランダ医学の診療や普及に一生を捧げた碩学から厚い信任をえて、華々しい活躍の場に躍りでることなく種痘所の運営にかかわった業績は、俊斎や玄朴にけっして劣るものではなかったといえよう。

(1) 谷中墓地にある池田玄仲の墓誌銘には「淳策」と彫られている。
(2) 第六六六号文書　大槻俊斎書状　池田多仲宛「池田文書の研究（三）」『日本医史学雑誌』三六巻、平成二年、一六三～一六八頁。
(3) 第六七五号文書　大槻俊斎書状　池田多仲宛「池田文書の研究（三）」同書。
(4) 第一二八六号文書　伊東玄朴書状　池田多仲宛「池田文書の研究（二）」『日本医史学雑誌』三五巻、平成元年、四三九～四四二頁。
(5) 第一一四五文書　竹内玄同書状　池田多仲宛（未発表）
この書状は次のようである。
弥御安静奉賀候、然ハ御小姓田村肥後守殿御小児様種痘被成度、今日御出被成候間宜奉願候、尤此間永田宗見にも相頼置得共、何分能なれ候人江御頼被下候様奉頼候、草々不具
ここにある永田宗見は適塾門下生（嘉永五年入門）で、種痘所の種痘役をつとめていた。宗見にも依頼してあるが、多仲にもくれぐれもよろしくと丁重に依頼している様子がみえる。
(6) これについては本論集の「お玉ヶ池種痘所の成立と発展」（II—一）にくわしい。
(7) 藤浪剛一「幕府江戸医学館の一補遺に就いて（添田家記録から）」『日本医史学雑誌』、一二八八号、昭和一六年、

三三〜四一頁。

(8) 池田文書第三三一号文書（未発表）
なお「大病院日記」にも次のような記事がある。日付はたんに八月となっているが、前後の関係からみて八月六日であることはまちがいない。

一、池田玄仲御役宅引払ニ付遠藤安兵衛小林松之助請取候事

(9)『明治天皇の侍医池田謙斎』さっぽろいづみ、一九九一年、五三〜五四頁。
ここにのる明治三年一二月二八日付書簡（同書二五〜二六頁）に、

尊大人御勤の一条は如何相成候やと心配仕居り候、即刻別紙岩佐大丞殿迄書状差出し候間、御披見の上、未だ御勤に相成らず候はば、此儀封じ御差し出し下され度く、

とあって、岩佐純大学大丞に就職の斡旋を依頼していることをしめしている。

(10) ダングリソン Robley Dunglison の *A Dictionary of Medical Science* 1874 には、“tracheitis” は “cynanche trachealis” であり、“cynanche” とは「横隔膜より上部の消化管と、上部気道の粘膜の炎症をいう」とあるが、一般には喉頭炎や咽頭痛をさす言葉であるという。さらに “cynanche trachealis” については「呼吸困難、耳障りな声、咳嗽、犬吠様咳嗽、発熱などを特徴とする疾患」とあって、ここで問題になっている気管炎とは一致していないように思える。

(11) Kuttner, Ann G. Rheumatic fever in Ward O. Nelson ed. *Textbook of Pediatrics* 8th ed. Saunders. 1964 p. 978-988

(12) 墓碑銘には「一男三女」とあるが、本文にしめすように「一男四女」が正しい。

(13) 入沢達吉編『池田謙斎回顧録』大正六年、一五頁。

一〇、江戸幕府寄合医師添田玄春の日々の暮し

はじめに

江戸時代の医師が非日常のハレの日にどのような行事をおこない、どのような形でこれに参加していたかについては、近年の研究成果からかなり明らかにすることができるようになったが、一方ごく当たり前の日常生活の様子については、かえって解明が困難である。わたくしは現存する「添田玄春日記」から、われわれと同業である寄合医師添田玄春がどのような日常生活をおくっていたかを浮き彫りにしてみたい。

もっともこの寄合医師という地位は、幕府に勤務する、いわゆる国家公務員に属する勤務医なので、われわれのような在野の開業医とは自ずから相違はあるが、そのような分類にとらわれずに医師という職業に従事する人間の日常についてふれてみたい。

「添田玄春日記」について

ものの順序としてこの日記の主である添田玄春について記述すべきであるが、これはのちに詳しく述べることにして、まず「添田玄春日記」についてふれよう。

「添田玄春日記」（七巻）は順天堂大学医学部山崎文庫に所蔵されている嘉永元年（一八四八）六月五日から元治二年（一八六五）一二月一六日までの一六年にわたる日記であるが、現存するのは嘉永元年、同三年、同四年、

同五年、安政五年、同六年、文久三年、元治二年の八年にすぎない。元治二年は四月七日に慶応と改元されたので、本来ならばその日以後は慶応とすべきところであるが、日記自体にもそのような表記はないのでそのまま元治の元号を使用することにする。

第一冊の表紙には「嘉永元年／日記／申六月五日」とあり、墨付き四七丁で、嘉永元年六月五日から一二月一二日までの日記である。記載の様式は、日付、干支、天候の順序で見だしがかかれ、これにつづいて○の符号を文頭にふして簡単な文章がつづく。

「添田用部屋」とか「添田執事」という文字がそれぞれの日記の表紙や裏表紙にしるされているので、この日記をかいたのは添田家の執事であることがわかる。また玄春にたいして「殿様」と呼んでいるので、これによってもこの日記の筆者が玄春自身でないことは明らかである。

玄春自身の筆ではないので、玄春の社会的な言動や感想、心の動きがしるされていないのはこの日記の欠点かもしれないが、その反面玄春をはじめとして、雇人の細々とした行動までが詳細にしるされているという別の一面もあって、添田家の客観的な状況をしるにはかえって有利であるという利点もある。

この添田家の執事は職務に忠実な、几帳面な性格をもった、まさに執事には打ってつけの人物であったと思われるが、時には日付の干支を誤記するような誤りをおかすこともあった。几帳面な様子がうかがえる反面、毎日その日の終わりにのぞんで書かれたものではなく、一日の出来事も時系列にしたがって記載されてはおらず、夜の出来事が先にかかれてあったり、朝の記事がその日の最後につけ加えられているというようなこともある。執事といえども四角四面の生活をおくっていたのではないことをしることができて、読むものをホッとさせるところもある。

この日記には、玄春の日々の行動が事細かに記されているので、これによってこの当時の幕府寄合医師の生活が垣間見られる貴重な記録である。この日記をとおして、幕末の世情穏やかならざる時期をどのように生抜いたかを浮彫りにできるものと思われる。

殿様という呼称

本来「殿様」というのは、大名の藩主や千石以下の旗本の当主の称呼としてもちいるのが慣例であり、御家人の当主は「旦那様」とよばれていたので、稟米三百俵の医師である添田家においては旦那様がふさわしいが、慣例にはしたがわずあえて格式張った殿様を使用している。しかしこのころになるとこの呼称も乱れていたようで、小川顕道も『塵塚談』でつぎのように記している。

(官医の)家内にては旦那様と称しけるに、近歳に至り自紋の服刀は離さず、その上に殿様と称し、若党は定袴にて召仕い、全く武家の様体になりしなり。

『塵塚談』があらわされた文化年間になると、御家人の当主にたいしては表向きは「旦那様」であっても、邸内においては「殿様」の呼称が使用されていたことが慣例になっていたのかもしれない。

玄春の母にたいしては「母様」、あるいは「御前様」を用いており、玄春の妻の呼称は「おきせ」と通称をもって表記していて、敬称を付していないことがわれわれにはかえって奇異に感ぜられる。

第二冊は嘉永三年と同四年の日記で、墨付き七八丁である。表紙は「嘉永三年庚戌年/日記/正月吉旦」とあり、裏表紙には「添田用部屋」とある。表紙の表記とは異なって、嘉永四年の日記は、最後の半丁に正月一日から三日までの三日間の日記が記されているにすぎない。

第三冊は嘉永五年の日記である。表紙には「嘉永五年/日録」とあり、墨付き六六丁である。この年は一年間にわたって記載されている。

第四冊は安政五年の日記である。他の冊とは異なりその表紙には「安政五とせといふとしの／日記／添田」と記されている。墨付き五〇丁である。この年の後半の七月七日から一二月晦日までが記載されている。

第五冊は安政六年の日記である。その表紙には「安政陸歳在己未／日記／春王正月　添田執事」とある。墨付き四〇丁である。安政六年正月一日から三月二〇日までと、とんで六月一日から一〇月二六日である。この間の日記がどのような理由で存在しないのかは不明である。

第六冊は文久三年の日記である。その表紙には「文久癸亥正月／日記／添田氏」とある。墨付き六二丁である。記載されている日は、文久三年正月一日から一二月二六日までである。

最後の第七冊は元治二年の日記である。表紙は他の六冊とは異なって、後から補われた別紙で、これは旧所蔵者の山崎佐が修復したものと思われる。表紙には「元治二乙丑正月／日記／添田氏」とあるが、この文字も山崎の筆跡である。墨付き六五丁で、正月一日からはじまり、一二月一六日をもって終わっている。

添田玄春の邸宅「蟻動館」

この日記は添田家の執事が記載していることはさきに述べたが、嘉永五年三月二一日の条はそれまでの筆跡とは異なり、行書でかかれているのに気がつく。仔細によむとその文脈や表現の仕方もそれまでの記述とは明らかに異なる。

その一例をあげれば、

岩次郎、留吉召連、仲町日新屋煙草入煙管筒相求、入湯致シ、於奇勢事、実家江出立ニテ鉄女、鉄平召連、明二二日早朝出立之積ニテ永代橋江夕方より参リ、其節斎庵供致（嘉永五年三月二一日）

それまでの表記では、文頭にかならず主語としての「殿様」という言葉があって文章がつづく。たとえば同年

二月二四日の条には、

殿様永代へ行、御供岩次郎

とあるように、殿様という主語のあとに述語がつづき、それにつづいてお供をした中間や下女の名がかかれている。それにならって作文してみるとさきの日記は、

殿様仲町日新屋へ煙草入、煙管筒買に御出、御供岩次郎、留吉行、

となるべきだろう。ところがさきの文では主語が明記されていない。そればかりか供の者にたいして「召連」という言葉が使用されている。これは明らかに殿様、すなわち玄春自身による記述であるといえよう。

この日はさらに夜になってから、仲町のガラス屋へ「スイフクベ」を求めにでかけた。

夜ニ入仲町硝子屋スイフクベ求ニ留吉供ニテ参リ、艮刻右スイフクへ代弐百十六文之由ニテ、右品留吉永橋迄為持遣申候（三月二一日）

ついで三月二三日の条には、

学館江出席、八半時帰、館中無事

とある。この文章も「殿様」という主語を欠いている。医学館においてとくに取り立てて記載することはなかったというのはそれまでに見られない表記で、医学館に出席した本人の見聞であることはたしかである。これからみれば、この文字は玄春自身の筆跡であるといえよう。

話題がいささか本筋からそれるが、この文章にある「学館」とはなにをさすのであろうか。「館中」としるされた「館」を勤務先である医学館と単純に考えてよいだろうか。文脈から素直に考えてみると「学館に出席して、八ツ半時にかえってきた。館中は何事もなかった」となろう。さらに敷衍すれば「学館に出席して帰ってきたところ、館中は何事もなかった」といってもいいだろう。そう読みほどいてみると、この館中の館と医学館の館と

同一場所と考えるのは無理があるように思える。もし学館において何事もなかったならば、

学館江出席、館中無事、八半時帰

と書くのではないだろうか。館中無事の文言が、帰宅に先立ってかかれるのが文章の流れというものだろう。

玄春が自宅を「蟻動館」と称していたことは杏雨書屋に架蔵されている「御用廻状留」により明らかである。

そこでこの「館」とは自宅、すなわち蟻動館だとはいえないであろうか。

蘭方の大家伊東玄朴が自らの学館を象先堂と称していたことは有名である。弟子を養っていた医師ばかりではない。単なる開業医でさえ、自宅の医院を「××堂」とか、「○○館」とかよんでいたことは、医院とか病院という言葉がなかった江戸時代においてはごく自然のことであった。江戸時代ばかりではない。昭和になっても戦前にはその例があった。神奈川県の西の隅のある町で開業しているわたくしの友人の医院には、父親から継承した名称として現在でも「秀成堂S医院」の看板がかかげられている。

蟻動館の位置と屋敷の構え

玄春の蟻動館は先代玄成の時代から神田和泉橋通りにあった。神田川にかかる和泉橋を北にわたって二町（約二二〇メートル）ほどいくと、右側に藤堂和泉守の屋敷がみえる。その塀の北の端あたり、道路の左側に間口一一・五間（約二〇・七メートル）ほどの添田の屋敷がある。奥行は三五間（約六三メートル）ほどなので、およそ四〇〇坪（約一三二〇平方メートル）である。屋敷の面積からいえば同僚の手塚良斎や大槻俊斎の屋敷にくらべると、およそ三倍から四倍の敷地である。手塚や大槻らが蘭方医としては有名ながらかれらは大名のお抱医師であり、幕府の医官という添田の地位と権威がこれだけの屋敷を構えさせているといっていいだろう。

この和泉橋通りをさらに北にすすむと伊東玄朴の屋敷があり、この通りの西側の、これと並んではしる練塀小

路にはさきの手塚良斎や大槻俊斎がすんでいた。この近辺はいわゆる「蘭学者街」といってよいであろう。

医学館は向柳原にあり、添田邸からはおよそ一〇町（約一一〇〇メートル）の距離である。はじめお玉ヶ池にあった種痘所も創建半年ばかりで焼失して、その後は神田川をはさんで和泉橋の北側に移転したので、これも添田邸からは呼べばその声がとどくような至近の距離であった。江戸城までもさほどの距離ではなく、当時の人の健脚振りからみれば、玄春の屋敷は勤務していたどこへも便利な場所にあったといえよう。

「添田日記」には屋敷の構造についての記載がないので、この日記から邸宅の大きさや建坪や規模について推測することすら不可能であるが、『江戸情報地図』（朝日新聞社刊）からさきのような敷地面積を計算してみた。

このころの慣習にしたがって通い療治（医師の自宅での診療）はおこなわず、とくに官医という身分から往診を中心にした診療なので、今日の開業医のような診療部分と私宅部分という構造上の区分はなかったかもしれないが、機能上の区分として「奥」「中奥」「表」と一応の区別があったことを「添田日記」からしることができる。

安政五年一〇月六日の条に、

のぶ宿より伯母来、中奥へ通シ御前様御遣遊ス

とある。しかし、

弁慶橋かざりや惣次郎倅りょうじ二来、……此方ニ居候内、ひきつけ候ニ付奥へ通し世話致遣ス（安政五年八月一七日）

山城や佐兵衛倅耳痛候由ニテ願ニ来、奥へ通し見テ遣ス、薬も出（安政五年八月二日）

とあって、たまたま通い療治にきた患者を奥で治療したとの記述もある。寄合医師の玄春は、医学館や医学所、あるいは江戸城に勤務する医師であり、これが本務である。自宅での診療や往診はあくまでもサイド・ビジネスなので、通常のような表と奥とが峻別されていたわけでないようである。

『江戸幕府役職集成』によると、三百石取りの旗本は六〇〇坪（約一九八〇平方メートル）ほどの屋敷を拝領している。門番、槍持、中間、若党、草履取、そして用人くらいは使わなくてはならない。奥には女中と下働きの婢女と飯炊男がいるのが普通であるという。これにくらべると三百俵取りの玄春の敷地はすこし狭い。

医師と旗本はまったく異なった職種なので、同じ三百石取りといっても旗本と比較することは困難であろうが、寄合医師としては表関係では門番や中間、若党、薬箱持などを抱えていたと考えられる。奥向は旗本とさしてかわらない傭い人であろう。しかし医師の家では内弟子のような形で代診の医師をおいていたので、奉公人の総数としては旗本とさしてかわらないのではないかと思われる。

添田家の系譜

この添田という医師がどのような家系か、すこし歴史をさかのぼって見てみよう。江戸時代の名ある家の家系をしらべるときによく利用するのは『寛政重修諸家譜』である。寛政三年（一七九一）に大名からお目見え以上の諸家にたいして家系を提出するようにとの命令によって各家から家譜が提出され、文化九年（一八一二）に編纂されたのがこの一五三〇巻にもおよぶ膨大な家譜である。いまでは国書刊行会から活字本として発刊されているので、われわれでも容易に利用することができるようになった。

その第一二八四巻（国書刊行会本では第一九巻）に添田の家系譜がのっている。それによると添田の先祖は藤原氏で、楢崎加賀守豊氏にはじまり、のちに毛利氏の麾下となってその一四世の孫の豊寿の代に京都の添田某に医学をまなんだという。初代添田豊寿《とよとし》は通称を道策といい、万治元年（一六五八）の生まれで宝永五年（一七〇八）一一月一五日にはじめて将軍綱吉に拝謁した。そのときの様子を『徳川実紀』にみると、この日豊寿ら一五名の医師が「治療に心いるるをもて謁見せしめら」れたとのことである。いずれも市井の医師たちで、熱心な治療にたいしてその功績をみとめられて将軍から拝謁をたまわったのである。豊寿が治療上手であったことは世にしられており、「医業世に高く三歳の小児もかならず道策の名はしらざるはなし」と「医家藩瀚譜」（無窮会神習文庫）にある。

その半月後、豊寿は一二月朔日に小川玄孝とともに、後に五代将軍綱吉の養子家宣（のちの六代将軍）の子大五郎として生まれてくる男子の御用掛になった。大五郎は一二月二二日に生まれた。一二月晦日には稟米二百俵をくだされて、大五郎付医師となった。宝永七年七月朔日の『徳川実紀』に、

> 大五郎君此程例ならずわたり給ひしが、御心地さはやがせ給ひければ、其御祝とて……添田道策豊寿、……小川玄孝永錫……は百苞づづ……加秩をたまふ

とあるように大五郎は順調に発育していたが、八月一三日にわずか三歳で短い一生を終えてしまった。これによって豊寿はふたたび寄合医師に任ぜられた。

二代就貞《なりさだ》は豊寿の長男で、元禄一四年（一七〇一）の生まれで幼名を市三郎といい、のち玄春、道策となのった。正徳三年（一七一三）七月一一日に、一三歳にしてはじめて将軍家継に拝謁している。享保一二年（一七二七）三月一二日に父豊寿が死亡したので、その年の六月一二日に跡式相続によって小普請医師となり、元文二年（一七三七）三月六日に御番医師に列せられた。安永元年（一七七二）に隠居して、ただちに子の就勝が相続した。安永二年（一七七三）三月二一日に七三歳で死亡した。

就貞のあとは三代就勝《なりかつ》がついだ。就勝は元文元年（一七三七）の生まれで、安永元年（一七七二）八月一三日に家督を相続し、寛政七年（一七九五）一〇月一五日に五九歳で没した。

就勝には二人の弟がいる。次弟就正は通称を玄恵といい、三弟就成は通称を玄寿というので、おそらくこの二人の弟も医師であったにちがいない。

就勝のあとは男子がなかったので、宇野氏から婿養子にはいったのが四代就寿《なりとし》道周である。寛政七年一二月二七日に跡式相続し、父と同じ廩米三百俵をたまわった。

玄春の祖父道周

幕府の鎖国政策によって外国の文物や学問を学ぼうとするものはおおくの制約をうけていた。幕府のお目こぼしによって蘭学を学ぶことは黙認されていたものの、江戸で蘭学を学ぼうとしても長崎のように直接オランダ人に接する機会は皆無なので、オランダ商館長や商館付医師が江戸参府で出府するおりに、その宿所である日本橋本石町の長崎屋源右衛門方にでむいて面談するのが唯一の機会であった。商館長の江戸参府は慶長一四年（一六〇九）七月にはじまり、当初は毎年の参府であったがその後になって四年に一度にあらためられた。

長崎でもオランダ商館への出入りには厳重な制限が設けられていた。オランダ人が閉じこめられていた出島という人口の島への出入りはほんの限られた日本人だけが可能であった。一方江戸ではごく短い滞在なのでそれほどの制約がないとはいえ、オランダ人に面会するにはあらかじめ幕府の許可をうけることが必要であり、オランダ人と対談することは容易なことではなかった。

文化一一年（一八一四）二月の江戸参府にさいして、添田道周はオランダ人との対談を希望して幕府に願書を提出した。この春に江戸参府にでてくるオランダ人と面会して、家業である医学についていろいろ質問して教えを乞いたいので、なにとぞお許しをという願書である。

これにたいして二月二九日に許可する旨の書付が交付された。しかしその対談はオランダ人の逗留中一度にかぎること、そのさいにも弟子たちを引き連れてゆくことはまかりならぬという条件がついていた。ついで三月五日に達しがくだったが、商館付医師のヤン・フレデリック・フェイルケは病気なので、もしカピタンのヘンドリック・ドゥーフでよければ六日か七日に出向いてよろしいというものであった。おそらく道周は落胆したのではないかと思われるが、折角の機会なので三月六日に長崎屋にでむいてカピタン・ドゥーフと面談した。どのような内容の問答がかわされたのか、記録がのこってないのでなんともいえないが、翌三月七日に対談済みの届けが提出された。

文化年間というのは、杉田玄白が『解体新書』を出版してからおよそ三〇年がたった時期である。玄白を第一世代の蘭学者とすれば、道周は第二世代のオランダ語習得者といってよいであろう。オランダ医学の優秀性がまだ十分に認められていないが、来るべきオランダ医学の興隆をもたらす中継ぎの存在として、この第二世代の医師たちは重要な地位にある。

道周がオランダ語を修得したことをしめす唯一の史料ともいうべきは「吉田長淑門人譜」である。ここに官医の肩書きをもつ道周の名がみえる。吉田長淑は高野長英や小関三英などを弟子にもち、『泰西熱病論』や『蘭薬鏡原』などの訳書を著している、この時代の名だたる蘭方医である。蘭学の師としては申分ない学者であった。

文政元年(一八一八)六月九日、向柳原の医学館で薬品会の催しがあった。この日添田道周は美濃紙に写生された精密な五〇枚の植物図と、一七三枚の昆虫図を出品した。またその子の添田玄成は、馬勃、犀角、緑青など八点を出品して、あつまる人びとの目をひいたという。

この植物図は川原慶賀によって写生されたもので、「物印満」(ウェインマン)の原書を臨模したものである。道周はさきにのべたように文化一一年に江戸でオランダ人と対談し、その五年後には長崎におもむいて医学を学んだ。この図は長崎滞在中に川原慶賀に臨模させたのである。

川原慶賀が臨模したウェインマンの植物図譜は、ドイツ人ワインマン Johann Wilhelm Weinmann(一六八三〜一七四一)が一七三七年から一七四五年にかけて出版した *"Phytanthoza iconographia"* を、Johannes Burmann が蘭訳した『顕花植物図譜』であろう。これには一〇二五枚におよぶ色彩図がのっている

道周は文政六年（一八二三）七月一一日に浜町元矢之倉の自邸で没した。六〇歳であった。

玄春の父玄成

玄成は文化二年（一八〇五）に道周の長子として生まれ、嘉永元年（一八四八）五月一六日に四四歳で死亡した。このとき玄成は寄合医師であった。『続徳川実紀』嘉永元年八月四日の条に、

　父死して子家をつぐもの十二人。寄合医師余語古庵子良庵。添田玄成子良春（ママ）又同じ。

とある。文政一〇年（一八二七）一一月の「総御医師分限帳」には、玄成は三百俵で小普請医師とあるので、これ以後に小普請医師から寄合医師に昇進したのである。現在山崎文庫には嘉永三年の玄成の屋敷絵図が蔵されているが、それによるとその屋敷は和泉橋通りにある。神田川にかかる和泉橋から真北にはしる道路であり、「東都下谷絵図」（文久二年）には「此通御徒町ト云」とあって、御徒町とも呼ばれていた。しかし玄成は嘉永元年にはすでに死亡して、玄春が家督相続していたにもかかわらず、この絵図はこのような表記になっている。

蘭方医学を学んだ添田玄春

当主の添田玄春について人名辞典風にかくと、玄成の長男として文政九年（一八二六）に生まれ就寧《なりやす》と称した。嘉永元年（一八四八）に家督をつぎ、安政五年（一八五八）三三歳のおりに、江戸にすむ蘭方医たちとともにお玉ヶ池種痘所の設立資金を拠出して、江戸市中での牛痘接種の普及に協力している。文久三年（一八六三）に長崎に留学し、ご一新後慶応四年（一八六八）八月一五日には新政府から種痘館鑑定診察掛を命ぜられた。明治二年（一八六九）六月二七日に四四歳で死亡した。法名は礼譲院法誉自然得道居士と諡されて、菩提寺である浅草

の了源寺に葬られた。
祖父道周がオランダ語に通じていたことは、すでに述べた。玄春は家につたわる学問としてのオランダ医学を自らの学問として習得して、ひとかどの蘭方医として世に通用していたことはお玉ヶ池種痘所の設立に参画したことによっても明らかである。

では添田家が当時の官医の世界でどのような地位をしめていたのだろうか。寛政年間の幕府医官一覧によると石高において官医の筆頭は森宗貞、船橋宗迪、久志本左京大夫の二千石である。添田道周はちょうど中堅どころの三百俵である。親戚筋にあたる堀本一甫は二百俵十人扶持であり、桂川甫周、人見高栄、杉本仲温、高嶋祐庵などは二百俵で、このクラスがもっともおおい。幕府医官は功績によって石高を増加されることもあるが、そのようなことはむしろ異例で、家禄は世代が交代しても伝襲することがおおい。やはり家格として、その家にそなわったものとみるのが自然であろう。その意味から添田家は中堅どころの家格といえよう。

一方官医の筆頭の地位として「典薬頭」がある。これは古く平安時代に始まる由緒ある家柄であり、和気清麻呂の後裔の半井家と今大路家が代々世襲でこの地位についていた。江戸時代になってもこの状況はかわらず、この両家が連綿としてこの地位を継承していたが、世襲という制度が災いしてたんに地位が高いという事実だけにとどまって、医師としての実力は地位にふさわしいものではなかった。もちろん当初はその実力によって官医にあげられたわけだが、世襲によってその地位が安定してくると学問に精進することなく、たんに空名のみが世にしられるようになって医師としての実力は低下の一途をたどった。こんなところが世襲制度の短所であるといえよう。そのため典薬頭の仕事といえば、年頭にあたって将軍にお屠蘇を献上するというのが唯一の役目といってもいいほどに、診療という実務からは離れてしまっていた。

官医には奥医師をはじめ、御番医師、寄合医師、小普請医師がある。奥医師には法印医師と法眼医師がおり、たんに奥医師といえば本道（内科）をさすが、奥外科、奥眼科、奥児科、奥鍼科、奥口科（歯科）等の雑科を総称して奥医師とよぶ場合もあった。これらの医師は、もちろん将軍の診療にあたるのが職務である。

御番医師には本道のほか外科もあった。営中にあって不時の病人やケガ人の手当や治療にあたった。寄合医師は一月一日をはじめ、五節句の御礼の日や月次御礼の日に登城するだけの非役であった。小普請医師も非役であり、若年未熟のものや医術修行中のもの、隠居したもの、譴責をうけた医師がふくまれる。小普請医師には屋敷向きや町方の病人の治療にあたることがゆるされており、そのときには支配役に療治帳を提出することが義務づけられていた。さきの半井家や今大路家はそれぞれ千五百石、千二百石と禄高は高いが、小普請支配でほとんど営中に出ることはない。玄春も小普請医師時代には小笠原弥八郎（四千五百石）支配に属しており、その支配役に療治帳を提出していることが嘉永三年や同五年の日記にみえる。

玄春はおそらく父から医学を学んだものと思われるが、それを具体的にしめす史料はない。お玉ヶ池種痘所の創建にあたって、その拠金者仲間に誘われたということは、玄春の蘭方医としての名声がかなり輝かしいものであったということができよう。

玄春の家族

玄春は弘化二年（一八四五）八月一九日に上総国夷隅郡部原村の郷士江沢講修《ときなが》の五女奇勢《きせ》と結婚した。このとき、きせは一八歳であった。

嘉永元年（一八四八）におきせは初めて懐妊し、七月二七日にその着帯の儀式がとりおこなわれた。この報に接して、この夜、関本伯典夫妻がお祝いに駆けつけた。関本伯典は神田松永町にすむ御番外科で、関本夫妻はきせの祝いの席にはかならず顔を見せる人物である。おそらく玄春夫妻の仲人であろう。

このとき妊娠したお腹の子は、長女鉄子である。この年の一二月一二日の「是より先はおきせ出産にかかり不記」と「添田日記」にあるので、一二月一二日か、その翌日に生まれたとおもわれる。この日記には「おてつ」として、お稽古ごとに通ったり、手習いの師匠のもとに出向いたりと、しばしば顔を見せる人物である。おてつは文久二年七月二日に結婚することなく、一五歳という若さで両親に先立って死亡した薄幸の娘であった。

おきせの実家である上総の江沢家は、古く慶長のころから部原村の名主をつとめていた家柄である。講修の父茂公の代に、一旦没落した家運を興隆し、資産は先代の十数倍にも増加した。寛政七年に茂公は長子講修に名主役をゆずり隠居した。

講修は天明元年(一七八一)一〇月一九日の生まれ。書は九歳から熊本正応に、漢学は一一歳から弓削周防について『孝経』や『論語』をまなんだ。文政元年九月に江戸にでて大寂庵立綱について国学をまなび、文政一〇年一〇月からは本間游清について和歌をまなんだ。このように学問に打ち込んだ少年時代を過ごした。

講修は名主役を忠実に遂行して、おおくの業績をあげた。しかし長男範司が放蕩の世界に身を沈めたので後継者にめぐまれず、死をむかえる日まで心配の連続であった。万延元年(一八六〇)六月一九日の明け方、眠るように死についた。行年八〇歳であった。

講修には僧契沖、賀茂真淵、本居宣長のいわゆる三哲の像に、その小伝を付した「三哲小伝」をはじめ、かずかずの著作がある。

講修の長女と二女は夭折し、三女理恵子には松崎述明《のぶあき》をむかえて婿養子として村内に分家させ、また江戸・深川佐賀町に「なるかや(鳴加屋)」という呉服屋を出店させた。祖父茂公がかつて麴町の呉服商加太八兵衛店(伊勢八)に奉公し、その番頭まで勤めあげた経験があるので呉服商をひらかせたのである。嘉永七年(一八五四)述明は部原村にかえり、父が隠居した跡をうけて名主役をつとめた。

述明は歌人でもあり、距離を測る術をのべた算書の著者としても有名である。文化一三年（一八一六）一一月二日に上総国夷隅郡日在村の松崎氏に生まれ、のち江沢家にはいった。明治一七年（一八九四）九月三〇日に、七九歳で死亡した。

深川の「なるかや」から使いがきたり、あるいはおりえが玄春宅をおとずれることもあり、また玄春自身が「なるかや」へ足をはこぶこともあったと「添田日記」に記されている。

嘉永元年八月九日にはおきせが実家の上総へおもむくため、その道筋にあたる深川の「なるかや」へ一泊した。上総には二週間逗留して、江戸へ帰着したのは八月二四日の夕暮時であった。出立前の七月二七日には初めての懐妊に際しての着帯の儀式がおこなわれているので、この報告をかねて上総まで出向いたものと思われる。

四女多勢子は弘化二年（一八四五）六月二日、深川御船蔵前の菅野兼山《すげのけんざん》の子程之助致義に嫁し、嘉永四年五月二日に病死したというのが島田筑波の説であるが、これは年代的にかなりの無理がみとめられるので再考すべき余地がある。

五女が奇勢子である。文政一一年（一八二八）生まれの奇勢子が一八歳で玄春のもとに嫁したのは弘化二年（一八五四）八月一九日のことであることはさきにのべた。医師として多忙な日々を過ごす夫をたすけて、おおくの使用人を巧みに使いこなしている様子は、この日記からうかがい知ることができる。奇勢子は夫に先立たれてから三〇年にわたる寡婦生活をつづけて、明治三四年（一九〇一）一月六日に没した。行年七四歳であった。

添田の家は上総との間を順風丸という船を利用して、頻繁に往復している。薪をはじめ生活物資を上総からはこんでいる様子が、この日記にみえる。このころの鉄砲洲は諸国の廻船の発着する港であったが、房州通いの夜舟は霊岸島から出ていたので、順風丸はあるいはこの船着場を利用していたかもしれない。

長女おてつ

玄春の長女おてつの名が、はじめて「添田日記」に登場するのは嘉永三年（一八五〇）である。正月一六日に「鉄エンマ堂江行、乳母行」とある。嘉永元年一二月一二日ころ生まれたおてつは、このとき三歳（満年齢では一歳一ヶ月）になっていた。川向こうの本所小梅村の霊山寺に閻魔堂があるが、はたしてこの距離にある寺に一歳の子が参詣するであろうか。あるいは近隣の名もない閻魔堂かもしれない。

正月一六日と七月一六日は閻魔の斎日である。この日どこの閻魔堂も多数の参詣者でにぎわっていた。薄暗い本堂には地獄変相図をかけて、現世で犯してはならない数々の行状があることをおしえている。人として守らなければならない道を教育する手段としての地獄変相図であるといえよう。幼いうちからこのような場所につれていき、この世において善根をつまなければ地獄に堕ちるぞ、といって教育したのが江戸時代であったのかもしれない。われわれのこども時代にも「お閻魔さま」といってこの日に閻魔堂に参詣して、近寄って目をこらさなければみえないような薄暗い本堂で、怖いもの見たさの心境で地獄変相図に見入ったものである。

嘉永三年九月一九日の条に、

三味せんはりかへニ遣ス

とあり、さらに、

おきせ、おかし同道ニテかひへ三味せんけい古ニつれ行く（一二月二日）

とある。おきせは自ら、「かい」という師匠のもとに三味線の稽古に通っていた。この日に初めて稽古に通い始めたのではないかもしれないが、それに先だって三味線の張替をたのんだのであろう。

嘉永五年になると、

永代使伝兵衛ニ頼、根岸三味せん直し遣ス（二月一九日）

とあり、閏二月朔日にもまた三味線の張替えをたのんでいるので、添田家は複数の三味線を所有していたことがわかる。このころになると稽古に通っていたのはおきせだけではなく、おてつも母とともに三味線の稽古をしていたかもしれない。

おてつの稽古事

嘉永五年に玄春の長女おてつは、五歳になった。二月二三日に「お鉄、小柳町師せうへ行」とある。何の習い事か記載がないのが残念である。お供は留吉とよねの二人である。この日から毎日のように小柳町の師匠のもとに通っている。七月二七日には、おてつが小柳町の師匠のところに土産をもっておとずれ、その後は毎日のように稽古に通っている。

嘉永五年三月二二日の早朝に江戸をたって上総の実家にかえっていたおきせとおてつが、江戸へかえってきたのは四月一二日のことであった。約二〇日間という長い滞在であった。

　七ツ過、お幾勢、お鉄上総より無事帰宅、駕篭之者へ夕飯振舞遣ス

無事を祝って、送ってきた駕篭のものに夕飯を振舞という歓待振りである。

安政五年七月二九日につぎのような記事がある。

　御前様、直次郎同道、ふか川開帳へ行

これが直次郎の初出である。ついで九月一四日には、

　夜ニ入、おきせ、直次郎、お鉄、明神様へ参詣

とあって、再三この日記に顔をだしている玄春の長女おてつのほかに直次郎という名の男児がみられるようになる。

玄春には一男三女があった。長子は嘉永元年生まれの長女てつであり、この日記にも「おてつ」、あるいは「お鉄」として毎日のように記事がみえる。

次子は次女道子で、母きせの実家の伯父にあたる江沢述明にやしなわれて、その子の潤一郎弘正の妻となった。第三子は長男直次郎就明である。島田筑波の論文にも、了源寺の過去帳にもこの人物の生年や没年令――没年は大正四年一二月二三日である――はしるされていない。残念ながら誕生の年は不明であったが就明の孫にあたる入江高の言によると六一歳で死亡したとのことなので、今これにしたがえばその生年は安政二年（一八五五）にあたる。

第四子は三女禎《てい》で、橋本新吉に嫁したといわれているが、この人物についてはは判然としない部分があるのでこれ以上の記述は困難である。

安政五年一〇月一五日の条に、

夜ニ入御前様、おきせ、直次郎、おてつ、ふじ本よせへ行、供酉司、貞蔵、つた、のぶ行

供としてこれだけの人数を連れていくのは、通常の外出の際の供揃えにくらべるととくに多人数というわけではないが、供の者たちにも同様に娯楽をあたえたいという、いたわりの気持の現れであろう。

多くの芸能が、市内のいたるところに開設された「寄席」や、縁日や開帳の日の盛り場にできた「見世物小屋」でおこなわれた。常設の寄席は文化年間にはじまり、文化一二年（一八一五）には市中に七五軒あったが、盛時には百軒をこえたという。

安政六年、おてつはこの年一二歳になっている。そのころの娘としては、嫁入り前の行儀見習いや稽古事にいそがしい年齢になった。手習いをはじめとして、いろいろな稽古にかよっているが、その内容については明らかな記載はない。

山谷妻おてつ中ゆるしの事願ヒ来、十二日ニ致候心筈ニこたへ遣（二月九日）

そしてその当日には、

おてつ即今中ゆるし取、およし、おまつ、おとめ、お千代呼、昼飯地走致《ママ》（二月一二日）

とあって、ごく内輪でお祝いの宴をはったことを記している。この「中ゆるし」というのはどのような稽古事の段階であろうか。この点もさらに研究する必要があろう。

玄春の長男直次郎と三女おてい

元治二年三月二二日には玄春の長男直次郎と三女おていが、医学所で牛痘接種をうけた。その日の記録をみると、

との様医学所へ出る、直次郎、おてい、うへ疱瘡ニ行

玄春が医学所の当番で出仕した日にあわせて二人の子どもが牛痘接種をうけに出向いたのである。このとき、直次郎は一一歳であった。

八月七日は玄春が医学所の当番にあたった日で、医学所において牛痘接種をおこなったことが記されているので、このころの医学所では定期的に牛痘接種がおこなわれていたことをしる。

八月一九日にも玄春が医学所へ出席した。植疱瘡を希望して玄春の自宅をおとずれた土岐の娘にたいして、留守をあずかる執事は「殿様のいる医学所へいって種痘をうけるよう」にとの指示をあたえている。これ以外には種痘の記事はみられず、他にもそれを示す史料が存在しないので種痘の実態については不明であるが、定期的におこなわれていたことはまちがいないであろう。

文久三年二月ごろの医学所における種痘の接種状況は、緒方洪庵の「勤仕向日記」にみえる。これによれば診

察役、鑑定役、種痘役、落漿役をさだめて系統的に種痘を実施しているので、さらに年がくだる元治二年であれば一定の間隔で、日を定めて種痘を実施していたことはまちがいない。

ここでこの日記にある「医学所」についてふれておきたい。安政五年に開設されたお玉ヶ池種痘所は、たんに牛痘接種の施術所のみならず、オランダ医学の教授所としての性格をおびるようになり、解剖、種痘、教授の三科を兼備えた医育機関として発展した。万延元年七月には幕府の肩入れによって官立となり、翌文久元年一〇月には「西洋医学所」と改称されて、名実ともに西洋医学の教育機関となった。そして文久三年二月には西洋の二字がはずれて、たんに「医学所」として漢方医学の総本山である医学館と肩をならべるほどの権威を誇る地位についた。

ご一新をむかえて医学館は消滅したが、医学所は明治新政府によって存続がはかられて、その後のいくたの変遷をへて今日の東京大学医学部へと発展した。まさに東大医学部の源流といってよいであろう。

玄春の信仰

添田玄春は摩利支天を熱心に信仰していた。摩利支天ははじめ梵天の子として古代インドの民間で信仰されており、のちになって仏教にとりいれられた天部の神である。日本における摩利支天信仰のはじまりは明確ではないが、軍の神として中世に受容されたものと思われる。とくに憤怒形の像が武士の守護神として信仰され、これを本尊として摩利支天法が修せられたとつたえられる。江戸時代には大黒天、弁財天とともに三天と称され、蓄財と福徳の神としてとくに商工業者の間でも信仰されるようになった。武士の守護神から庶民の信仰の対象にかわってきたといえよう。

摩利支天の縁日は亥の日である。亥の日に玄春はほとんどかかさずに参詣に出向いている。夜にはいってからの参詣もあるので、さほど遠方まで出かけているとは思えない。そのころ江戸の摩利支天といえば上野の徳大寺と雑司ヶ谷の玄浄院が有名であり、町人たちの参詣によって賑わいをみせていた。しかしそれにおとらず本所猿江の摩利支天も信仰をあつめていたので、このどちらであろうか。住まいである和泉橋通りから夜でも参詣できるという条件を考えると、どうしても上野の徳大寺と考えざるをえない。

嘉永五年の日記には、

五月二四日、戌、夜、母様、おてつ摩利支天様へ行

とあるように、ご縁日にあたる「亥」の日の前日「戌」の日の夜に参詣にでかけているのは、宵祭りがおこなわれていたからであろう。

武士でもない、商人でもない玄春が摩利支天を信仰しているのはなぜだろうか。日記からはそれをうかがわせる記事はみられない。玄春の母もこの信仰をもっており、主導権はむしろこちらにあり、母の方が信仰の主であるのかもしれない。この母は玄春の実母ではなく、実母に当たる法闡院は天保一三年に死亡して、その後に父の後妻にはいった継母である。実母は溝口氏の出であるが、継母はその出自があきらかでない。

嘉永五年四月二六日の天気は上々であった。

との様、早朝川さき大師参詣ニ永代同伴ニテ行、岩次郎御供ニ行

永代の江沢新兵衛と一緒に川崎大師へ参詣におもむいた。この日は川崎大師のご縁日ではないが、混雑をさけてあえてこのような日をえらんだのかもしれない。

元治二年六月一三日、この日は三日前から連日天気がよく、おそらく暑さもきびしかったにちがいない。玄春の母とおきせは連れだって浅草に出かけた。ところが夜になって、おきせは暑さあたりで「さし込大病」を患う羽目になった。かなり症状が激しかったので、小島俊貞に往診を依頼した。

この夜から三日間、連日にわたって往診をうけているところからみると、かなりの病状であったのだろう。そこで六月一五日には、直次郎が母おきせの病気平癒の護摩をたいてもらおうと浅草の観音様へ参詣にでかけた。これも直次郎自身の発案ではなく、父玄春のいいつけで参詣したものであろう。このころの庶民の信仰心の厚さを垣間みるおもいである。この祈禱が功を奏したのかどうか、その結果についての記事はないし、おきせがいつ本復したのかについての記事も見あたらない。

この間、六月一七日から二六日にわたっての記事を欠いている。この日記においてはこのような脱落はめずらしいが、この間どのような経過をとったかについては不明である。

その後ふたたびおきせの名がこの日記にみえるのは、七月一〇日の条である。この日の記事におきせが姑と直次郎とともに、「夕かたより浅くさへ行」とあるので、お礼参りに出向いたのであろう。この間、自宅での安静加療が必要であったのかもしれない。

玄春は神仏への信仰心が厚かった。かつては母からの慫慂であるとはいえ、摩利支天への月参りはかかさなかったし、元治二年七月一二日にはお盆を前にして、菩提寺である了源寺をはじめ青山久保町の高徳寺や、入谷の長昌寺へ一日で参詣にまわっている。

しかし元治二年になると玄春の母とおきせは、摩利支天にかわって大黒天への参詣が目立つようになる。この年の一月二八日、三月二九日、七月二日、九月二日、一一月三日はいずれも甲子の日にあたり、大黒天の縁日にあたる。この日、二人は浅草稲荷町の法養寺の大黒様へ参詣した。大黒天信仰は古くからの習俗であるのに、なぜこの年から大黒天参りが頻繁におこなわれるようになったのか、その理由はわからない。

嘉永五年六月一一日の夕方からおきせはおてつと新兵衛、おりえ夫妻を同伴して、船で両国の花火見物に出かけた。留吉、鉄平二人を供としてつれていった。
六月一四日には新兵衛の住いである永代に、泊まりがけで祭礼見物にでかけた。ゆっくりくつろいでその夜は泊まり、翌日の夜になって二人は帰宅した。
嘉永五年三月五日には、
　夜母様、おきせ、お鉄わら店へ行
とある。「わら店」とは神楽坂の上の西側にある袋町の俗称で、ここには寄席があったので、「わら店へいく」といえば寄席をききにいったとみていいだろう。つぎの六日にも新兵衛がきたので、また四人でわら店へでかけた。よくよく寄席を好む一家であることがわかる。

法闡院の実家　旗本溝口家

玄春の実母は溝口伊勢守直道の娘なので、溝口家は母の実家にあたる。その溝口氏にたいし玄春が限りない誇りをもっていた様子は、この日記に溝口讃岐守直清の役替えにあたってその事実がかならずしるされていることによって明らかである。
安政六年（一八五九）八月三日の条に、
　溝口氏外国奉行被仰付ル
とある。溝口讃岐守直清が浦賀奉行から外国奉行に就任し、さらに八月二八日に外国奉行新見豊前守正興、赤松左衛門尉範忠とともに神奈川奉行の兼任が発令された。
直清は溝口伊勢守直道の嗣子である。直清の父が伊勢守であることは『昇栄武鑑』（安政三年刊）にしるされている。玄春の母法闡院は直道の娘なので玄春は直清の甥にあたる。しかしここで注意しなければならないのは、玄春の日記にでてくる「母様」あるいは「御前様」とよばれている女性は玄春の実母——玄春の実母は天保一三年一二月二二日に病没した——ではなく、後妻にはいった継母である。

安政六年九月朔日に、

溝口氏より此度金川奉行被仰付候旨奉礼到来

とあって、直清が神奈川奉行に就任したことがしるされている。その翌日七ツころに直清が玄春宅を訪問しているが、これはおそらく神奈川奉行就任の報告に出向いてきたものと思われる。玄春は酒肴でもてなし、歓談の時を過ごして、直清は夜になって帰宅した。さらに六日には玄春は天神下の直清の自邸に使者をたてて、神奈川へ出立する直清を見送らせた。

溝口讃岐守直清の略歴を『昇栄武鑑』や『続徳川実紀』からひろってみると、天保一二年の『昇栄武鑑』には中奥小姓とあり、天保一四年には岡部筑前守とともに御前御給仕のことを命ぜられている。安政元年正月には小姓組番頭から書院番頭に就任した。これによって溝口家は両番筋の家柄であることがわかる。安政三年二月には書院番頭から浦賀奉行に転じ、さらに安政六年八月には外国奉行に転じた。このときの記事がさきの日記に記されているところである。

安政六年八月二八日には神奈川奉行を兼任する辞令が発令された。日記には九月朔日とあるが玄春の耳にとどいたのがこの日と理解すればいいだろう。

万延元年九月一五日には神奈川奉行の兼任がとかれて、外国奉行専任となったが、一〇月二二日には外国奉行から書院番頭へ転任した。事態は目まぐるしくかわる。翌文久元年七月二八日には書院番頭から大目付へ転任し、文久二年六月五日にはさらに大目付から大番頭へと転任した。文久三年九月一〇日には大番頭から再度大目付に任ぜられたのである。玄春は翌一一日に、直清のもとに就任祝いにかけつけた。

直清は元治元年五月二六日にお役御免となって大目付を辞任し、さらに慶応三年一一月二三日には病気のために隠居の身になった。これをみるとかなり目まぐるしく転任を重ねていることがわかる。

外国との交渉事務に任じた神奈川奉行は横浜開港の安政六年六月にはじめて設置されたが、その当初は外国奉行が兼任することが慣例であった。直清も八月三日に外国奉行に任命され、八月二八日に神奈川奉行兼任を命じられたわけである。

安政六年に外国奉行所は横浜の町づくりに積極的にかかわっている。堀織部正利熙が中心になって提出した上申書がのこっているが、その一通の署名者に溝口讃岐守がいる。外国人居留地との境界の掘割を急いで完成させないと日本人との紛争がおきかねないといって、老中の下知がなくても工事をすすめるつもりであるという強硬なものである。

万延元年（一八六〇）一〇月に溝口讃岐守は、堀織部正とともにドイツ特命全権公使フリードリッヒ・オイレンブルクを訪問した。しかしその後程なく、一〇月二三日に直清は書院番頭に転出したので、その訪問は一回で終わってしまった。短期間ではあるがオイレンブルクとの交渉の場に列席した貴重な存在である。

ドイツ連邦の中心的存在であるプロイセンが東アジア諸国との条約締結を目的として艦隊を派遣したが、このときに特命全権公使として来日したのがフリードリッヒ・オイレンブルク伯爵（一八一五〜一八八一）である。かれの『日本遠征記』には遠征隊員たちがこのんで散策した江戸や横浜、長崎の町やその近郊での様子が生き生きとかかれており、それとともに幕府との条約締結交渉の経過がしるされている。

アルコーナ号に搭乗したオイレンブルクは万延元年（一八六〇）七月に江戸湾に入港してから、一二月に通商条約を締結するまで、堀織部正をはじめとする幕府の外国奉行の面々との交渉の場にのぞんだ。その一節に溝口讃岐守の動静がえがかれている。

後任の溝口讃岐守はかつて浦賀奉行として、すでに何度か外国人と交際があった人であるが、十一月十三日(旧暦の一〇月朔日)われわれの友人である堀を伴って就任の挨拶にやって来た。

しかし溝口の任期は長くなかった。一〇月二二日には書院番頭に転出してしまうので、交渉の場にのぞんだのはわずか二〇日ばかりであった。条約の締結をみる前に交渉の場からはずれてしまうというのはなんとなく割り切れないものを感ずるが、転任の裏になにがあったのであろうか。この時期堀織部正は不明の原因で自殺してしまう(万延元年一一月六日)が、これと直清の辞任の関連は考えられない。

なにはともあれ一国を代表して外国との交渉の場にのぞんだということは、それに連なる一族としては限りない栄光というべきであろう。

従兄弟溝口徳之助

溝口徳之助殿中奥被仰付候ニ付、松魚ぶし壱篭祝遣ス、御供ニテ二七日ニ大坂へ出立致(文久三年一二月二九日)

この徳之助は直清の嫡男にあたる。万延元年七月一八日に小納戸衆として初めて召出され、文久元年五月二六日に戸田河内守の娘と縁組みがゆるされたと『続徳川実紀』にある。小納戸衆とは小姓についで将軍の側近くつかえる役職である。将軍の理髪、膳番などの用に任ずるもので、小姓に似ているが、それよりやや軽い立場にある。

文久三年には日記にあるように中奥小姓となった。幕府の公的行事がおこなわれる表御殿と、将軍の私生活の場である大奥との中間に存在するのが中奥である。中奥はいわば将軍の公邸といえよう。老中をはじめ政務を担当する役人との面談などをおこなうのが中奥である。ここには大奥とは異なって女性がいないので、小姓や中奥小姓、小納戸、中奥番などの幕臣によって、将軍の身の回りの世話や身辺警護、事務的処理などがおこなわれていた。徳之助が就任したのはこのうちのどの地位であるかは日記の記事からは判然としないが、父直清もかつて中奥小姓に就任したことがあるので、中奥という表記からおそらく中奥小姓ではないかと考えている。

この日記の文久三年一二月二七日の条に、

公方様御上洛御登船有

とあり、『武江年表』にも、

十二月二十七日、今年再度幕府の御上洛あり。翌年六月二十日還御あり

とある。将軍家茂が海路上洛したので、中奥という職掌柄、徳之助も扈従して上洛したのである。ついで慶応元年九月二六日には大坂において目付に昇進して、出羽守を名のった。目付を辞任したのは慶応二年一二月三日であった。

継母の実家　旗本川勝家

この日記には川勝という人物が頻繁にでてくる。川勝の名が「隼之助」であることは安政六年七月六日の条にみえる。これは小姓組、二千八百石の旗本で、その屋敷は小石川片町にある。この日記にある「小石川」とはすべてこの川勝をさす。安政六年正月一一日の条に、

夜五兵衛より小石川ノ辺出火、川勝へ見舞遣ス

とあるのは近火見舞を差向けたことをしめす。この火災は玄春が年始の挨拶に川勝へおもむいたその夜の出来事であった。

『武江年表』には、

十一日、申下刻、小石川戸崎町祥雲寺より出火、北風にて戸崎町、柳町御先手の組屋敷、御掃除町武家地等類焼、長さ三町ほど焼くる

とあることをみると、かなり大きな火災であったことがわかる。

この年の川勝との交際をしめす記事として、

川勝より昨夜安産有之由為知来（六月一二日）

がある。これにたいして玄春は一七日に、弟子の宗達を使者として見舞の品をとどけさせた。

宗達、川勝へ産見舞に重詰為持使者ニ遣（六月一七日）

これをみると添田と川勝の両家はかなり親密な関係にあることがわかる。

「添田日記」には、溝口と川勝の両家が並記されている場合がおおいことに気づく。溝口は実母の実家という親密な関係にあることはさきにのべたが、川勝との関係については日記からも不明であり、他の史料からも判然としない。あるいは玄春の継母にあたる「御前様」の実家かもしれない。

文久三年一二月二九日に川勝隼之助が使番に昇進した。使番とはもとは陣中を巡回して、将士の勇怯や手柄の有無を監察し、伝令をつとめ、斥候をおこなうもので、将軍の幕僚であった。平時には命令の伝達、上使、諸国の巡察、二条城をはじめ大坂城や駿府城の定番や在番および諸役の目付をおこなうことが役目となった。目付が繁忙になった江戸後期には、使番から目付助がおおくえらばれという重要な役目をおびた職であった。

川勝は嘉永四年に玄春の妻おきせの姉がいとなんでいる呉服商「なるかや」から三〇両を借用した。おそらく玄春が仲介の労をとったのであろう。その借金を年が明けた正月晦日に、川勝しづが添田に返金にきた。添田でもこの人物を丁重にあつかっており、これに先立って正月一八日に年始に来宅のおりには、酒肴をだしてもてな

している。その持て成の有様や丁重な応対をみると、このしづという人物は川勝隼之助の家内と考えられる。

この借金がなにに使用されたかについては記載はないが、借金をしなければ越年できない旗本の手許不如意の有様や、それに応じて融通できる「なるかや」の繁盛振りがうかがえる。

玄春の交際

この時期の医師の家では知人や知合いとどのように交際をしていただろうか。ごく一部ではあるが、この日記からもその様子がうかがえる。

玄春の妻おきせと長女おてつは、嘉永三年二月四日に年始にでた。今日の常識からみるとあまりにおそい年始のように思えるが、松の内に女の人が年賀に出ることはなかった。女の年始は節分までにすませればよいという慣習は、第二次世界大戦後までつづいていた。これは明らかに江戸の名残といえよう。

嘉永五年七月一九日に玄春は元康氏死亡の通知をうけとった。二二日には弟子斎庵に蠟燭をもたせて悔みの使者としておくり、二三日の早朝には葬式に参列させるために使用人である岩次郎をおくっているが、玄春自らが弔問に訪れた様子はない。それまでの交際の度合から察すると、すこし寂しい感じがしないでもない。死亡したのは元康宗円であり、子の宗達が奥口科をついだ。

嘉永五年九月二九日、高嶋の子息が御目見えをゆるされた。


　との様、高嶋子息御目見へ被仰付候ニ付、松魚婦し折持参悦ニ行

この日の『続徳川実紀』をみると、

　また初見したてまつるもの。寄合木下辰五郎……小納戸漆戸良助養子勇蔵はじめ尚多し

とあって、高嶋子息の名はない。高嶋子息は「尚多し」の中にふくまれているのであろう。

この高嶋は高嶋祐庵であり、子息とは高嶋祐啓である。高嶋祐庵は幕府医官で、文久元年には幕命によって外国奉行にしたがって英、仏、露の各国を巡回し、文久三年三月一三日には歩兵屯所附医師に就任した。弟の祐啓を養子として後嗣にすえた。

高嶋祐啓がお目見えをゆるされたことをきいて、玄春は早速鰹節を持参してお祝いに訪れた。現今ではすっかりすたれてしまったが、このころの祝いの品としては鰹節が最高の贈物であった。

緒方家との親密な交際

文久三年六月一〇日に医学所頭取緒方洪庵が急死した。以前から医学所医師として交際があった玄春と洪庵であったが、洪庵の死後も添田家と緒方家との交際はつづいた。この年の八月三日の条に「緒方来」とあるが、この緒方とはだれのことか、これだけの記述では不明である。

ついで九月一〇日には緒方未亡人八重が玄春の家を訪れ、それから連日緒方の家のものが来訪している。九月一一日には緒方弘斎と娘が来宅し、翌一二日にも弘斎と妹七重が来た。

緒方弘斎は洪庵の次男洪哉(のちの惟準)で、天保一四年(一八四三)八月一日生まれなので、この年には二一歳の青年医師になっていた。安政六年に長崎におもむき、ポンペ・ファン・メールデルホールトについてオランダ医学をおさめた。文久二年幕府の公費留学に切替わって長崎留学をつづけていたが、父の死後江戸に下って医学所教授に就任していた。七重は洪庵の三女で、洪哉の六歳年下の妹である。この年一五歳の娘盛りになっていた。

九月一五日と九月二〇日にはおきせが緒方の家を訪れている。このように両家が頻繁に往来しているのは、七重と大槻俊斎の嫡男玄俊との間に結婚の話がすすんでおり、その準備のためである。洪庵未亡人が来宅したり、洪庵の後嗣である洪哉や七重自身も出入りしているところをみると、玄春がこの結婚に大きな役割を果していたことはまちがいない。

このような経緯があって、緒方洪庵の忘れ形見である七重が大槻俊斎の嫡男玄俊と結婚したのは、玄俊の履歴をみると文久三年一〇月二八日である。この日に先立って添田家から祝いの品々をおくった。

緒方七重事大つきへ嫁入りニ付肴壱篭こ松六束祝遣ス（九月二七日）

七重は喜代ともいい、明治七年（一八七四）九月三日に二六歳で没したが、玄俊との間に子をなすことはなかった。

火災と火事見舞

「火事とけんかは江戸の花」といわれるように、江戸の町では火災はけっして珍しいものではなかった。そして火災という社会現象は見舞という行為を伴うことによって交際の一環となる。

嘉永三年二月五日には「殿様元安氏に火事見舞ニ御出」でになった。このころ奥口科元安（元康）の邸は麴町隼丁にあり、当主は宗円であった。

『武江年表』によるとこの日、

乾大風土砂を飛ばす。巳刻麴町五丁目続き岩城升屋の後なる、高田放生寺の拝借地に在る見守番屋の家（炭団屋）より出火して、烟西東南に被り、一時に焼けひろがり、黒烟天を焦し、同町五丁目より一丁目まで隼町、平川町、山本町、谷町辺、又武家地多く焼け……焼死怪我人数ふべからずとぞ

とあって、焼失した諸侯の藩邸は五二家、小名九二家、町数にして五七丁におよぶ大火になり、元康の家もこの大火にまきこまれて類焼の難にあった。この日早速、玄春自ら火事見舞に出かけ、翌日には酒五升をもって見舞

にいかせた。
元康との交際ははなはだ親密で、この日記にはしばしばその名がみえる。六月には玄春自身が暑中見舞いにでかけ、一二月にはいると寒中見舞にも出かけている。

殿様、元康氏江暑中見舞ニ御出有、くず弐折半入折御持参、堀木へも御廻リ有（六月二〇日）

との様高嶋氏より元康氏へ寒見舞ニ御出有、高嶋へハころ柿、元康へハ松魚ぶし折御持参（一二月一〇日）

江戸時代の火事見舞にはどのような物品が使用されていたであろうか。この日記には品名としてわずかに清酒がしるされているだけなので、それを窺い知ることはむずかしい。幸い蘭学者の川本幸民には「累災見舞覚帳」が残されているので、これによってこのころの火事見舞に利用された品物をしることができる。これは安政五年二月一〇日の火災にさいして見舞に訪れた人名録と、その折に持寄られた到来物の一覧である。

それによると玉子、すし、くねんぼう、蒸菓子、干魚、煮魚、醬油、酒などの食料品や、土瓶、茶碗、手ぬぐい、風呂敷、重箱、小皿などの台所用品や日用品などである。もちろんこのほかに金子もみられる。この場合は自邸が火災にかかっているのですぐに役に立つ品物がえらばれているが、近火見舞いとなると自ずとその様相はことなり、酒などがもっともおおく用いられていたようである。近年は火事見舞という慣習はすたれてしまったが、それ以前の時代では清酒がもっとも頻繁に利用されていた。

嘉永五年一月四日はよく晴れていた。「昼両国辺ニ大火事有」と「添田日記」にある。玄春は年始の合間をぬって向柳原の多紀と安部へ火事見舞に出かけた。多紀の屋敷は向柳原の医学館に隣接していた。玄春の自邸からはさして遠くない。

その火災については『武江年表』の記事はさらにくわしい。

正月四日、巳刻、米沢町三丁目南側の蕎麦屋より出火、難波橋の手前、薬研堀埋立地、両国橋手前、広小路

の西側、横山町三丁目、馬喰町四丁目、浅草御門の際迄焼亡。風もあらざるに焼け広ごり、黄昏に至り鎮まる。

六日にもまた火事があった。この日は晴れていたが夜になって雨になり、今度は「麹町辺」で火の手が上がった。『武江年表』によれば、

同六日暮時、麹町山元町より出火、麹町四丁目五丁目、平河町焼亡。岩城升屋の向側迄焼くる。長さ二町程なり。

玄春は早速元康へ火事見舞に出かけた。

種痘所の火災

安政五年一一月一五日の「玄春日記」はつぎのようである。

昨夜七ツ過、ねりべ小路より出火、大風おき、やうしろ迄焼ケル、

危険を感じて玄春宅では塀を破壊して類焼を防いだ。母や妻、おてつ、直次郎は天神下の溝口の屋敷へ立ちのいたが、幸い屋敷は類焼をまぬがれている。おおくの見舞の人がおとずれ、菩提寺である了源寺からも見舞があった。

これは『武江年表』に一一月一五日の条にのる火事であろう。それには、

一五日暁丑刻、神田相生町の北なる若林氏屋敷より失火し、始めは乾の風烈しく、同所続き武家地へ焼込み、……町小路焼死怪我人算ふべからず。町数二百五十九町、武家八十余宇なり。

とある大火事であった。出火時間といい、出火場所といい、いささかの差がみられるが、このころは日の出をもって一日の始めとする慣習であったので、今日の常識とはいささか食違いがある。それに「暮六ツ」という言葉

からみると、「夜七ツ」とはいわず、「夕七ツ」が普通であろう。するとこの「七ツ」は今日でいう午後四時ではなく、夜中の午前四時と考えた方が妥当であろうと思う。これによって「暁丑刻」とほとんど一致しているということができよう。

この火災によって、この年の五月に完成したお玉ヶ池種痘所も焼失した。種痘は一日も休むわけにはいかないので、翌一二月には早くも下谷の伊東玄朴と練塀小路の大槻俊斎の自宅に仮小屋をたてて、ここで種痘を再開した。

出入りの按摩榮斎も類焼したので、すこしの間部屋を貸すことにした。しかし二〇日には早くも小屋掛けが出来たといって、そちらへ引越していった。おてつが稽古にかよっている松本直次郎宅も類焼した。溝口の屋敷へ避難した母たちは、翌日にはおきせと直次郎が、また一六日には母とおてつがかえってきた。一七日には見舞にきてくれた人の家々にお礼廻りに出向いている。家におちついた母と子どもたちは、焼跡見物にでかけたという。火事見舞のお礼廻りは一八日、一九日、二一日とつづいている。火災にあたって破壊した垣根は、一一月二三日から植木屋新八が修理をはじめ、二九日には完成した。

翌一二月一七日の条に、

昨夜九ツ比くづれ橋辺出火、との様貞蔵つれ行、半町斗焼候由也

とある。崩橋とは小網町三丁目の行徳河岸と箱崎町一丁目をむすぶ橋で、『武江年表』にいう、

一二月一七日、暁丑刻、箱崎町一丁目より出火

という記事と一致する。玄春の自宅のある和泉橋通りからみると、かなり遠方にあたるが、なるかやのある深川佐賀町の方角にあたるので日記に記載したのであろう。

本丸炎上す

安政六年一〇月一八日の条に、

夕七ツ時比出火、御城やける

とある。『武江年表』には、

同十七日（申刻）御本丸炎上

とごく簡単にかかれているが、『続徳川実紀』には、

今夕七時過　御本丸中之口辺より出火致し候

とあって、このとき将軍家茂は本丸から西丸のお茶屋へ避難したことをしるしている。明暦の大火により焼失し、のちに保科正之によって再建された本丸は、このときふたたび完全に焼失してしまった。幕府のお抱医師という立場の玄春としては、本丸炎上という事件は決して記載しないわけにはいかなかったのであろう。本丸は寛永、明暦、弘化、安政と四度の火災により焼失したが、程なく再建されている。

文久三年には火災の記事がおおい。

夜ニ入ゆしま辺大火事（三月一六日）

三月一六日暮六ツ半ころに本郷新町屋から出火し、西南の風にあおられて湯島天神の拝殿が消失した。この拝殿については、

去年修復なりて壮麗の社にて、殊に本社は土庫にてありしが、惜しむべし灰燼となりぬ

と『武江年表』はしるしている。門前の町屋、池之端茅町や中町を焼いて、夜九ツ時におさまった。

夜九ツ半時藤堂家表門向より出火、半町程やける、天神下、永代、京町、内城、三又、市郎、其外所々より見舞人来、永代と溝口家よりむすび到来、藤三郎も中口迄来（三月一九日）

三月一九日にもまた火災があったが、『武江年表』には三月二〇日のこととして、

暁八時頃、藤堂侯向ひ佐久間町二丁目火事、半町程焼ける

と記している。これは火災そのものはたいして大きくはなかったかもしれないが、玄春宅にもっとも近い火災であったのでおおくの人が見舞にきてくれた。

早朝、永代通火事有、松三郎遣ス、上総之手紙届ケル（四月一三日）

夜七ツ比銀倉片町出火（六月二日）

この二つの火事については『武江年表』に記載はない。永代にはおきせの姉がいとなむ「なるかや」があるので、すぐに松三郎を見舞に走らせた。

明け方ヨリ出火、西御丸やける、御本丸も少々やけ有（六月三日）

六月三日は南風が激しくふいていた。明け方八ツ時ころに飯倉町続きの芝赤羽の空家から出火して、飯倉一丁目から五丁目まで五軒の大名屋敷と一七軒の旗本屋敷を類焼して夕八ツ時ころにやっと鎮火した大火事となった。そしてその日の夕方、この火の飛火によって西丸とともに本丸も炎上した。安政六年の火災後再建された本丸は五度目の火災をこうむり、以後再建されることはなかった。

夜ニ入両国近辺出火、馬喰丁壱丁目より大橋迄やける（九月四日）

九月五日暁丑の刻に馬喰町一丁目から出火した。通塩町、通油町、横山町、村松町、若松町あたりをやき、武家屋敷数ヶ所を類焼して明け方に鎮火したという。大橋はこのころの大川（隅田川）にかかる四橋の一つで、浜町と森下町をむすんでいた。現在の新大橋である。このころ大川にかかっていたのは上流から吾妻橋、両国橋、大橋（新大橋）、永代橋の四橋のみであった。

日食を観察する

玄春は天体現象や気象現象などの自然現象にたいしてかなりの関心をいだいていたようである。蘭学という外来の自然科学を学んだ医師としては、このような関心は自然と身につくものなのであろうか。

嘉永三年七月二一日ははじめ曇っていたが、やがて雨になった。夜になって風もくわわり、翌日まで風雨がつよかった。あるいは野分（台風）の襲来があったのかもしれない。添田邸では庭の柳の木が折れるという思わぬ被害に見舞われた。

嘉永五年二月朔日は朝から晴天であったが、七ツ時ころから雪がふりはじめた。この雪は夜中をとおしてふりつづき、翌日の四ツ時になって止み、晴れ間がのぞくようになった。『武江年表』にも、

　二月朔日、大雪、寒気強し

とある。

嘉永五年一一月一日には日食があった。玄春は、

　霜月朔日、午、晴、日そく、昼八時迄九分半余かかる

としるしている。『武江年表』には、

　巳刻より日蝕、九分なり（闇夜にはならず、往来の行燈を用ひる程にはあらず）

とある。『武江年表』には寛永一三年から嘉永五年にいたるおよそ二二〇年間にみられた九回の日食の記事がのこされている。この二年前の嘉永三年元旦にも、三分ほどの日食があったが、玄春はこれにはふれていない。食が小さかったので記載を省略したのであろうか。

文久三年六月五日の条に、

　今暁六ツ時土用入

とある。土用は春、夏、秋、冬の四季に存在し、立夏、立秋、立冬、立春の前一八日をそれぞれ土用といっている。中でも今日まで慣習としてのこっているのは夏の土用である。一二節月三六〇日を一年と考えると、四季はそれぞれ九〇日で、その中にそれぞれ一八日間の土用がある。六月節、すなわち小暑の日からかぞえて一三日から土用がはじまる。土用の初日を「土用の入」といっているが、暦学上では太陽の黄経が夏の場合は一一七度の位置になった時をもって「夏の土用の入」の時刻としている。くわしくいうならば土用の入の日とともに、土用の入の時刻をいわなければならないという暦学上の決まりをまもっている記録といえよう。嘉永元年の日記にも「六月一九日　晴八ツ時土用入」とある。この日の『馬琴日記』には「六月一九日　晴　未ノ二刻土用ニ入　冷風」とあって、表記は異なるものの、その時刻はまったく一致している。

今日われわれの生活で「土用」という季節の区切りを必要としないので、あえてこれを知ろうとはしない。そのため今日の普通の暦ではかろうじて「土用の入」の日についての記載はあるが、その時刻まで記載している暦をみる機会はまったくない。

ところが江戸時代の暦には、それが明記されているのである。玄春日記と年を同じくする暦を参考にすることはできないが、嘉永六年の「天保暦」の六月一四日には、

ひのとのい　さたん　とよう暮六時一分に入　大みやうちう日

とある。これは夏の土用の入りが六月一四日の「暮六ツ一分」であることをしめしている。

今日では暦を入手することはさして困難ではない。カレンダーはその気になりさえすれば、容易に手に入れることはできる。たとえそのような暦を身近におかなくとも、テレビや新聞によって、今日が何日であり、何曜日であるかはいとも容易く知ることができる。さらにもうすこし詳しい暦をみようと思えば、神宮司庁が発行する『神宮暦』によって可能である。

しかしこのような手段のなかった江戸時代では、毎年の大小の月がどのような配列になっているかを知ることさえ暦にたよらなければならなかった。翌年の暦を手にするまでは、大小の月がどのような配列になっているかわからなかったのである。そこで庶民は「大小暦」をみたり、文字の読めないものは「盲暦」をみてそれを知ったのである。これらは一枚刷りのいわゆる「略暦」である。

さらに詳細な暦を欲した知識階級は、巻暦や、折暦、綴暦を手にいれて、日常生活に支障を来さないように備えていた。これらはすべて幕府の統制下におかれていて、その指導のもとに暦が印刷され、頒布されていたのである。幕末には識字率の向上によって毎年四五〇万部にもおよぶ暦が頒布されていたという。玄春も馬琴もこのような嘉永元年の「天保暦」を入手して、この記事から土用の入りの時刻を転記したにちがいない。

多趣味な玄春

玄春には釣りの趣味があった。嘉永三年八月四日には早朝から同僚の医師関本氏、杉本氏と一緒に釣りにでかけたが、戦果の程についての記載はない。

九月七日にも、

殿様高嶋氏御同道ニテ、溝口氏御下屋敷へつりに御出有

の記事がある。溝口讃岐守の下屋敷は、戸越村と深川海辺大工町の二ヶ所にあった。このどちらへ行ったのか。下屋敷の中で釣りをしたのではなく、その近所の池にでも糸をたれたのであろう。当時の絵図をみると、戸越あたりは池や沼が散在していたようであり、深川の下屋敷近くには小名木川、あるいは横川が流れているので、釣りにでかける拠点としてはどちらでもよかったのではないか。

安政五年になっても玄春はあいかわらず釣りに出かけている。一〇月二一日の条に、

早朝土岐親子村上来、との様同伴ニテ本所辺つり堀へふなつりニ行、御供貞蔵行、夜帰ル

早朝から夜にいたるまで、静かに糸をたれて初冬の一日を愉しんでいる様子が目にみえるようである。翌安政六年も釣りの趣味はあいかわらずつづいている。玄春は九月一〇日、一八日に貞三をつれて釣りに出かけた。

玄春には手習いの趣味もあった。嘉永五年八月二六日に、玄春は巻菱湖の習字用の手本を大石から借用したとの記事がある。巻菱湖は貫名海屋、市河米庵とともに「幕末の三筆」とよばれる書の名人である。三体のほか篆書も隷書もよくし独自の書風を確立した名人である。このような大家の手本を入手して書の練習にはげんだのはだれであろうか。

さきにのべた部分の日記の筆跡をみると、玄春はさして達筆ともおもえないが、一点一画もゆるがせにしない楷書から、物事に几帳面な人物であったのではないかと想像する。それだからこそこのような手本を入手して、練習にはげんだのだといえよう。

ほかに玄春には将棋の趣味もあった。嘉永三年九月二一日には将棋名人大橋宗桂のもとに弟子入りした。大橋氏は徳川時代の将棋家元で、明治にいたるまで一二代にわたって連綿とつづいた家柄である。初代宗桂は幕府将棋所名人位について将棋界に君臨した。玄春がついた師匠は文政五年に名人位をつぎ、明治七年に病没した第一一代宗桂八段である。稽古はおそらく定期的におこなわれたのではなく、出稽古あり、通稽古ありといった具合で、九月二七日には宗桂が弟子をつれて添田家にでむき、一〇月五日、一〇日、一三日、一四日、一六日、一一月二五日には玄春が大橋のもとへでむいて稽古をうけている。

玄春はかなり好奇心が旺盛のようである。趣味もおおく、あちこちに出向いて江戸市井の様子を観察している。嘉永三年一一月二七日に玄春は妻おせきや長女おてつとともに、上野広小路へ琉球人を見物に出かけた。この年琉球国から中山王尚泰の使者として玉川王子朝達が、その二年前に王位についたお礼の謝恩使として江戸にきて

いた。琉球使節は薩摩藩の指示によって服装や演奏する楽器もことさら中国風にしつらえていたので、街道や江戸の人びとの耳目をひいたという。玄春が見物したのもこの異国風の琉球使節一行の行列であったにちがいない。

ヤマアラシの見世物に通う

しかしつぎの記事は特殊な言葉を使用しているので、想像を交えてではあるがかなり具体的な状況を描き出すことができる。

元治二年五月二五日、二六日と連日、玄春は「ハルケン」を見物にいった。「ハルケン」とはオランダ語の"harlkijn"あるいは"harlekinade"のこととすれば、「アルルカン」「道化役」であり、「道化芝居」をみにいったのかもしれない。二八日には「本所へハルメンを見ニ行」ったともしるされている。これもハルケンの誤記かもしれない。余程興味をひかれる見世物であったのであろう。

しかしたんなる道化芝居を見にいくにしては、連日のように足を運ぶとは考えがたい。「ハルケン」がなんらかの言葉を省略しているのではないだろうか。

江戸においては多種多様な興行がおこなわれていた。常小屋における歌舞伎や寄席をはじめとして、仮小屋での期限をかぎっての篭細工や珍獣の見世物、軽業師の興行などがあった。とくに見世物は現在とは比較にならぬほどあちこちでみることができた。両国橋の東や西の端、浅草寺奥山はじめ各地の神社仏閣の境内でもよく演じられていた。とくに出開帳のさいには人出をあてこんで、その神社仏閣の境内にはかならず見世物小屋がかかっていた。

珍獣の見世物には舶来動物であるゾウ、ヒクイドリ、ラクダ、トラ、ヒョウがあり、それらが大坂や江戸で人びとの好奇心をあおり、目を楽しませている様子は諸書にみえる。そのなかの一つにヤマアラシがいる。この領域での草分け的研究者といわれている朝倉無声によると、安永二年には大坂道頓堀で、同四年には江戸浅草で、ジャカルタ産のヤマアラシを見世物にしたということである。

この江戸でのヤマアラシの見世物については『武江年表』にもみえるところであるが、朝倉無声はこれをはっきり否定している。当時わが国にヤマアラシが舶来されたのは事実であるが、安永元年にオランダ人が薩摩国にもたらしたヤマアラシは、これをかった薩摩侯が老中田沼意次に献上したので、見世物になるはずはないというのである。目先の利く香具師が、それらしい贋物をこしらえて世人を欺いたものであろう。

しかしそれから六一年たった天保三年に、またオランダから渡来したヤマアラシを香具師が買取って、天保四年には大坂で、同五年には尾張で見世物に仕立てた。文政元年より天保七年の二〇年間に尾張でみられた見世物の数々を、編年体にしるした小寺玉晁の『見世物雑志』によると、尾張の大須観音山門外においてヤマアラシの見世物があったという。天保五年五月一三日の条には、

大須山門外において、豪猪の見世物する、

豪猪　山嵐、蘭名　ステーケルハルケンと云、

安永元辰、紅毛国より舶来候処、天保三辰年六十一年に当て、又彼地より舶来る由番附に記す、

大さ弐尺五六寸、喰物は大銀杏等を食ふ、惣身の毛鉄鍼の如く、怒時ザハザハと云、

小屋の大絵看板には蘭名ステイケルハルケン、漢名豪猪、和名やまあらしと麗々しくかいて人目を引いた。この度は贋物ではなく、正真正銘のヤマアラシだとの評判がひろがると、連日満員札止めの盛況であったという。このときに江戸で見世物となったとの記録がないのは、おそらく途中で死亡してしまったためであろうと、朝倉無声はのべている。

この『見世物雑志』の刊年は不明だが、それぞれの序文には文政一一年（巻一）、不記（巻二）、文政一二年

(巻三)、天保四年(巻四)としるされている。文政一一年から天保四年の六年にわたって刊行されたといえよう。その序文から察するに、この著者はなかなか遊び心の横溢した人物であったようである。

さきのヤマアラシのほかにもおおくの見世物があったことがこの書物にはみえる。そのなかから動物の見世物をあげると、文政二年四月にはやはり大須でアシカの見世物があったという。長さは九尺余、幅は二尺余りで、体中が毛でおおわれており、その色はネズミ色よりすこし黒かった。「ひれの先に爪有、顔は鼬のごとし」となかなか鋭い観察眼である。しかしこれははじめから死体を陳列していたので、日がたつにつれて腐ってしまったという。

文政三年八月には唐鳥の見世物がはじまった。キウクワン鳥、獅子いんこ、朱はし青いんこ、などで、それにまじって白狸(エゾ狸)やオランダ白狸も陳列されていた。

文政一三年四月には同じ尾張の清寿院にヒョウの見世物がかかった。幅二間半、長さ五間ばかりの青竹の檻にいれられていた。

喰物はなま肴又は鳩をはなてば飛付喰、予が見物の日、其鳩竹の間より立行に、虎口の難のがれし也、又二羽め入しに、何なく取くらふ、其いきをいたとふるにものなし、

木戸銭は五〇文であった。これがかなりの高値と感ぜられていたので、

大須なる五重の塔にくらべては　五拾のとらは高いものなり

と落首に詠まれていた。この当時トラは雄で、その雌がヒョウであり、これで一対であると考えられていたので、落首にはヒョウといわずにトラと詠まれている。

天保四年には海獺が展覧された。七月三日に熱田道徳新田の人造防波堤の中海に迷い込んできた海獺を捕獲したものである。八月一四日から見世物にだしたが、一七日夜には死亡してしまった。

総身長さ五尺、腹の周り四尺、全身毛あり、淡白色、長さ五六寸、皮膚淡黒、其温気人の肌の如し、顔面の毛赤褐色なり

とある。捕獲のさい傷つけたモリの跡が背中に二つあったので、これが命取りになったのであろう。

これらの陳列物の中で、なんといっても圧巻はラクダであろう。文政九年一一月一〇日から、やはり大須山門外においてラクダの見世物がかかった。文政四年六月にオランダ人がもたらした二頭で、江戸から加賀をまわって尾張にきたラクダだという。この珍奇な形をした動物を目にした日本人は、おそらく驚きの声をあげたにちがいない。『見世物雑志』でも詳細な記載がつづき、「誠古今希なる獣なり」とその珍しさを強調している。

さて話を本題にもどして、玄春が連日のように通いつめたハルケンという見世物とはなんであろうか。これはおそらく"harlkijn"（道化師）ではなく、"stekelvarken"（ヤマアラシ）を省略したハルケンではなかろうかと思うのである。オランダ語の"stekel"は「針」とか「棘」であり、"varken"は「ブタ」あるいは「イノシシ」をさす。「針のあるイノシシ」で「ヤマアラシ」となる。本来ならシュテーケルファルケンというべきところを、横文字の長い単語を敬遠してハルケンと省略してしまったのではなかろうか。ヤマアラシの見世物は大坂や尾張で華々しい評判をとり、それが遠く江戸までも鳴りひびいて、江戸人士の好奇心をあおりたてていたのであろう。

『武江年表』の安永四年の条には、

薩州より来りしごう猪（ヤマアラシ）という獣、神田紺屋町田村元雄が家に在りしが、後浅草寺境内にて見世物とす。猪の大きさにて、背に長き骨数百本あり。怒る時は此の骨逆立て、恐ろしき響きをなす。

と記載されている。風聞として耳にしていたヤマアラシであるが、玄春はいろいろな書物で知識としてはすでに承知していた可能性は十分にある。あるいは『見世物雑志』にも目をとおしていたかもしれない。

『武江年表』にはさらにつづいて、

山あらしは豪猪なり。鼈字は非なり。又猪字によりて、大きさも其の如しといへるも非なり。大きさは兎程にして刺毛あり。背は長く、其の余は次第に短小なり。背は長骨数百といふは甚だ誤れり。頭は小さく体は円し。刺毛象牙の様にて光あり。末の尖りたる処、黒みあり。逆立つときガラガラと鳴ると云ふ。

と、目にみえるようなリアルな描写である。これに刺激されないものがあるだろうか。玄春の知識欲は充分に鼓吹され、これを満たしたいという欲望はますますふくらんだにちがいない。しかし『武江年表』の著者斎藤月岑は冷静に、安政四年のヤマアラシは「恐らくは偽物なるべし」と否定している。

野菜の栽培とブタの飼育

さきに述べたように敷地およそ四〇〇坪の玄春の屋敷にどれほどの広さの建物がたっていたかは不明だが、かなり広い庭や空地があったものとおもわれる。その敷地の片隅には畑もあって、ナスやキュウリ、里芋などを栽培していた。文久三年四月一六日の条に、

なす、木瓜、里芋苗、取入うえる

とあって初夏に苗をかいいれて畑にうえた。苗をうえる時期としてまさにいいタイミングである。残念ながら収穫の記事はみえないが、おそらく夏から秋におおくの収穫が見込まれたに違いない。

畑のほかにはブドウ棚もあった。文久三年の秋には親戚や知人にブドウを配ったとの記事が見える。

中島、松村、川勝家へぶどう為持遣ス（七月二二日）

三又へぶどう為持遣ス（七月二八日）

緒方へぶどう為持使遣ス（八月一日）

これは八百屋から買い求めたブドウを配ったのでなく、庭の棚でみのったブドウを知り合いに配ったといった

方がいいだろう。数軒に配ることができたというのは、かなりの豊作だったといってよいであろう。

江戸では武家や富豪など、広大な屋敷をかまえるものがおおく、しかもたびたびの火災によって新築や改築がかなり頻繁におこなわれていたので、庭木の需要がきわめておおく、染井や巣鴨の植木屋ではそれにそなえて植木を栽培していた。一方庶民は狭い庭にも植木をうえ、窓際や縁先には盆栽をおいて緑をたのしんだ。これにこたえるため庭木売りや朝顔売り、苗売りなどが季節、季節に天秤棒をかついで、美声をあげながら町から町へと売り歩いていた。市中を売歩く苗屋をまっているばかりではなく、玄春はしばしば庭木をもとめて各所にある植木屋に出むいている様子がこの日記にみえる。

「鳥こま」というブタ屋が添田の家に出入りするようになるのは、元治二年閏五月二七日からである。この日と二九日にこのブタ屋がきて、おそらくブタ小屋の様子をみていったのであろう。その翌日の晦日に五頭のブタをつれてきたので、六月朔日にその代金を支払った。

鉄平ぶたごやそうじする（七月一七日）

しろぶた昨夜子をうむ、二分丈夫ニ生立（八月一八日）

昼七ツ比、黒ぶた子ヲ七ツうむ（九月一七日）

川勝より小ぶた二分かりに来、かし遣ス（一〇月一九日）

はじめ五頭であったブタが、四ヶ月たらずの間に一四頭にふえた。ブタを飼う目的はなんであろうか。ブタの記事はこの元治二年が初出である。はじめてブタ屋が出入りするようになって、この年からブタを飼いはじめたのであろう。

江戸時代は表向きにはいわゆる「四足」を口にする慣習はなかったはずだし、食肉が禁止されていたが、その対象外におかれていたのがウサギとブタであった。しかしブタはもともとわが国では数がすくなく、それほど普及していなかった。そのためか肉食禁止のいわば余波をうける形で姿をけしていたようである。しかし「四足禁止」とは名ばかりで、実際にはブタを食用にしていた。

あるいは医学研究の材料として用いたことも考えられる。江戸時代にブタが飼育されている様子をよんだ川柳が『誹風柳多留』にみえる。

外科殿の豚は死に身で飼われて居

とある。岩波古典文学大系本には、やがて殺されるのを覚悟の上でかわれている実験用のブタであろうとの解説がくわえられているが、どのような実験が企てられていたのかについては言及していない。あるいは患者の滋養、強壮のための栄養補給物と考えていたのではないかとも考えられる。

木村蒹葭堂の知人である小山伯鳳が、やはり仲間の葛子琴に牛肉を贈ったことがある。当時蘭学者以外はこのようなものを口にすることはなかったので、子琴の子供たちは喜んでたべたが、細君はその生臭さに辟易して逃げ出してしまった。四足にたいする宗教的禁忌が強かったからであろう、と中村真一郎はのべているが、とにかく肉をたべる習慣は定着してはいなかったが、巷間いわれるようにまったく摂取しなかったわけではない。

日本人が肉食を忌避するようになった歴史は古い。天武天皇四年（六七五）四月一七日の詔書では、漁労するものにたいして獣や魚の捕獲法を制限し、全国民にたいして家畜の食用を禁じている。『日本書紀』（巻二九）には、

諸ノ国ニ詔シテ、今ヨリ以後、諸ノ漁猟者ヲ制メ、檻穽ヲ造リ、及機槍等之類ヲ施スコト莫レ、亦四月朔以後、九月三〇日以前ニ、比弥沙伎理、梁ヲ置コト莫レ、且牛馬犬猿鶏之宍ヲ食コト莫レ、以外ハ禁例ニ在ラズ、若犯ス者有ラバ之ヲ罪ス

とある。これではウシやウマ、イヌ、サル、ニワトリの食用を禁じているが、当時イノシシを家畜化したブタを

食料として用いることは禁じられていない。奈良時代にも肉食の禁令がたびたび発令されて、これが次第に庶民の間にも浸透し、室町時代には頂点に達した。

この状況が江戸時代にも引き継がれて世上肉食が禁止されていたが、このころになるとなんとか言い訳をしながら獣肉にありつこうとする努力が垣間見られるようになった。肉食賛美論者もあらわれた。寺門静軒の『江戸繁昌記』には「山鯨」の項において肉食を賞賛している。

肉食の言い訳として有名なのが、「薬食い」である。寒中に身体をあたためて風邪をふせぐという意味で、獣肉を食べる習慣であった。獣肉を食すれば身体に精がついて、風邪などの病気にかからないというのがその理屈であった。後ろめたい気持ちを和らげようとの、涙ぐましい努力であったといえよう。有名な俳人の与謝蕪村にも、

薬喰　隣の亭主　箸持参

という句がある。寒い日に火鉢かコンロに鍋をかけて、肉を食おうとしていたところ、その匂いをかぎつけて隣家の亭主が箸を持参でやってきた、というのである。周囲の家々に染みわたっていく匂いが、目にみえるような句である。

わが国での西洋の出店といえば長崎なので、この地方で肉食がおこなわれていたことは容易に想像できる。事実森島中良の『紅毛雑話』には、大槻玄沢が天明五年（一七八五）に長崎で食した料理の献立が書き残されている。「往年玄沢子崎陽に遊学せし時、紅毛の卓袱を食せしとなり。其時の菜帖左に記す」として、料理の名称とその内容や料理法を簡潔に記している。鶏や魚の料理にまじって、ブタやヤギ、シカの腿の丸焼きやイノシシの薄身の焼き物がみられ、むしろこの方がメイン・ディッシュの感がある。

また天明八年に長崎を訪れた司馬江漢も、『西遊日記』に、「椅子により、ヤギ、小鳥を焼てボウトルを付喰ふ。

飯のさい、ヤギに醤油を付焼く」と記している。長崎あたりではブタや鶏などが、かなりよろこんで食されていたことを知ることができる。

天明年間の長崎がこのような状況にあったので、それより時代のくだる幕末の文久三年に長崎へ留学した玄春は、食料としての価値や栄養学的意義を学び、肉食の効用については十分理解して、それを積極的に取りいれようとしていたにちがいない。そのような経験をふまえて江戸に帰府した後は、自邸の庭の片隅でブタを飼育して、それを自らも食し、患者の滋養のためにも利用したことは十分考えられることである。

江戸時代の入浴

この日記には「風呂たつ」、あるいは「風呂たてる」という記述がみえる。当初は「風呂たつ」と表記されていたが、安政六年七月一〇日からは「風呂たてる」と書きかえられている。文法的には後者の方が正しいといえるだろう。

江戸時代に自宅で風呂をわかす、いわゆる内風呂をもっている家は高禄の武士と老舗の商家、大家ぐらいのもので、下級武士や一般庶民階級は町にある銭湯で湯をつかっていた。内風呂をもっている家でも、この内湯をつかうのは主人一家の奥向きの人たちだけで、表も奥もふくめて奉公人はすべて銭湯にでかけた。その様子がこの日記からもよみとれる。

たとえ風呂をたてるといっても毎日ではなく、おおい月でも五日か六日に一度で、月に三、四回というのは平均である。統計的には月平均では三・三回という数字がえられた。

普通は一ヶ月にどのくらい入浴しているのだろうか。武田勝蔵の『風呂と湯の話』をみると、平安時代では一ヶ月の入浴（沐浴）は四、五回で、他は小浴（行水の類）であり、これらを合わせると二、三日おきになる。入浴の回数がおおくなったのは、江戸時代の中期以後であるという。

元禄時代において衛生上の観点から、入牢している囚人の沐浴の回数を月五回にしたと『徳川実紀』にある。また貝原益軒の『養生訓』には、入浴は月三回程度といっている。これらからみると添田の家ではごく平均的な入浴回数といえるだろう。『養生訓』が沐浴の効用について言及していることはもちろんである。

おわりに

江戸時代の寄合医師である添田玄春の日常生活を、その日記をとおして描いてみた。それも親戚付合いや、家庭での畑仕事など、ごくごくありきたりの日常生活にかぎってのぞいてみたところ、このような結果をえることができた。火事の焼跡をみにいったり、ヤマアラシの見世物に連日足をはこんだりと、かなり好奇心旺盛な生活である。江戸時代の医師といえども、現代のわれわれとちっともかわらない生活態度に、急に近親感が生まれてくるにちがいない。

しかしこれではまったく私的な生活の断面しか描き出されていないではないか、医師としての公的な、職業的な生活はなかったのか、との非難の声が聞こえてきそうである。もちろん玄春には寄合医師として、あるいは医学所医師としての公的生活があった。日記にもそのような記事が数多みられるが、ここではあえて私的な、日常的な「ケ」の生活しか取上げなかったので、公的な、あるいは「ハレ」の生活の部分は欠落させた。

今日に生きるわれわれとても同じである。公的な生活と、私的な日常生活の二面性によってわれわれの生活が構成されているように、江戸時代の医師といえども同様であった。公的な生活については稿をあらためて論じてみたいとおもっている。

III　天然痘の流行と牛痘接種法

一、天然痘――その流行と終焉――

はじめに

いろいろな疾病を歴史の経過の中でながめてみると、ある時期猛威をたくましくしていた病いの中には、なんら人為的な力をくわえることなく、この地球上から消滅してしまったものがある。たとえばかつてヨーロッパ全土で流行をくりかえし、おおくの人命をうばった「イギリス発汗病」があった。戦前のヨーロッパばかりでなく、わが国でも「眠り病」としておそれられていた「嗜眠性脳炎」があった。これらの病いはその消滅の原因は不明ながら、とにかくある時期を境にして忽然と消えた。

しかし一方には、人類が知恵の限りをつくして立ちむかった結果、ついに地球上から抹殺することに成功した病いもある。その唯一の例が「天然痘」である。

天然痘以前にも、病いにたいする殲滅作戦がおこなわれたことがあった。一九〇九年の寄生虫、一九一三年の黄熱病、一九五五年のマラリアなどであるが、いずれも失敗におわっている。ひとり天然痘だけが成功したのは、天然痘は宿主がヒトにかぎられていること、牛痘接種法という高度に有効な予防法が存在したこと、特有な臨床症状――特異な熱型、膿疱性発疹とその分布など――によって患者の発見が容易であったこと、などの好条件が重なっていたからである。

人類はいかに天然痘の脅威にさらされていたか

人類の歴史とともに　人類と病いとのつき合いは古い。天然痘もこの例にもれず古い時代から存在していた。紀元前一一五七年に死亡したエジプト第二〇王朝のラムセス五世のミイラの顔には、天然痘が治癒した跡をしめすアバタがみられる。

そもそも天然痘はインドに原発したもののようである。二千年前のインドの仏典にすでに天然痘の記載があり、紀元前六世紀の人であるスルタは、天然痘がきわめて普通にみられる病いだとかいている。これがインド亜大陸から東に移動して中国に達し、一方西方に移動してアラビア、トルコをへてヨーロッパに伝播した。

古代の記録には「アントニウスのペスト」や「キプリアンのペスト」などとよばれて、疫病の大流行があったことがしるされている。この疫病が天然痘であると断定できる史料はないが、その可能性は否定できない。

アラビアに達した天然痘は、ここでも猖獗をきわめておおくの人命をうばった。アラビア随一の医師といわれているペルシアのラーゼス（八五四〜九二五）は天然痘を詳細に研究し、これが麻疹とまったく別の病いであることを確認して『天然痘と麻疹の書』をあらわした。

ついで一一世紀から一三世紀にかけておこなわれた十字軍の遠征によって、天然痘はヨーロッパ全土にひろがった。さらにイスラムの征服者たちが南ヨーロッパに進攻して、天然痘の西方への伝播に手をかした。初期の記述からみて、ヨーロッパの天然痘ははじめ比較的軽い病いでありほとんど死亡することはなかったが、時代がくだるにしたがってその毒性は強くなり、流行も激しくなってきた。死亡例も次第に増加し、死亡をまぬがれても顔には醜い瘢痕（アバタ）をのこすことでおそれられた。

わが国における流行　わが国の史書に天然痘の流行がはじめて記載されたのは、『続日本紀』の天平七年（七三五）の条である。

是ノ歳年頗ル稔ラズ、夏ヨリ冬ニ至ルマデ、天下豌豆瘡（俗ニ裳瘡トイフ）ヲ患テ、夭死スル者多シ

とある。当時天然痘は「豌豆瘡」あるいは「裳瘡」とかいて、これを「わんずがさ」あるいは「もかさ」とよんでいた。これらの病名は『諸病原候論』や『千金方』などの隋や唐の医書にすでにみえるので、中国伝来の名称であることがわかる。

その二年後の天平九年（七三七）にも、再度の流行に見舞われた。

是ノ年ノ春、疫瘡大ニ発ル、初メ筑紫ヨリ来レリ、夏ヲ経テ秋ニ渉ル、公卿以下天下ノ百姓相継テ没死スルコト、勝テ計フヘカラス、近代以来未タ之レ有ラサル也

太宰府管内の諸国から流行がはじまり、その波は都にまでおしよせて、庶民ばかりでなく公卿までも流行にまきこんだ。藤原不比等の子息であり、藤原四家の当主たち、すなわち武智麻呂、房前、宇合、麻呂が相継いで罹患し、四月からわずか四ヶ月の間にすべて死亡するという非常事態が出現した。これによって政務は完全に停滞したといわれている。

その後の流行については、富士川游の『日本疾病史』にくわしい。これによると天然痘は、初期の流行は約三〇年の周期でくりかえしているが、時代がくだるにしたがってその周期は六〜七年と短くなり、江戸時代の後半になるとほとんど毎年のように流行をくりかえしているのがわかる。

人痘接種はいかに人類を天然痘の脅威からまもったか

人痘接種法の発祥　天然痘に一度かかったものは二度とかかることはない、という事実は古くから経験的にしられていた。もしそうであれば健康状態の良好なときに軽症の天然痘患者の膿を人工的にうえつければ、もはやその人は天然痘にかかることはなかろう、との考えに発展することはおおいにありうる。このような知恵を、古

代のインド人やペルシア人は身につけていたようだ。ヒトの天然痘の膿を人工的に接種するので、これは人痘接種とよばれている。

アラビアの文献をとおしてこの術式はイタリアのサレルノ医学校につたえられたが、中世ヨーロッパの医師たちはこれを正しく評価せず、受容することができなかった。しかしトルコでは民間療法として素人の手によって人痘接種がおこなわれており、毎年夏のおわりのころ、「接種婆」ともいうべき老婆たちが町から町へ巡回して、この施術をおこなっていた。

このトルコの民間療法は、西欧の医師ジャコモ・ピラリーノ（一六五九～一七一八）やエマニュエル・ティモーニ（活躍期は一七一三～一七二二）、ピーター・ケネディ（活躍期は一七一〇）などによって、イギリス本国に報告されていた。これらの文献がおおくの医師の目にふれたと思われるのだが、それを取りあげようという医師がいなかったのは不思議というほかはない。

人痘接種法のヨーロッパへの移入　人痘接種法を採用し、これをイギリスに普及させる糸口をつくったのは、トルコ駐在のイギリス大使夫人メアリー・モンタギュー（一六八九～一七六二）である。ウイットを愛し、いつも心のときめきを求めてやまなかったメアリーは、夫の任地であるコンスタンチノープルで、トルコ服を身にまとい、大使夫人の肩書きではとうてい足をふみいれることのできないような場所にも出入りして、その様子を興味深く、生き生きとした筆致で故国への手紙にしたためた。これらの書簡はのちに一書として出版され、書簡文学の粋として名声を博している。

メアリーはトルコで人痘接種が順調におこなわれているのを目撃して、一七一八年三月に四歳一〇ヶ月になる自分の息子エドワードに人痘接種をうけさせた。メアリーの肖像画からその様子はすこしも見られないが、かの女自身も天然痘にかかり、その結果睫毛がぬけて、一時は美貌を失ったという経験をもっていた。もし天然痘を免れる手段があるならば、という思いがいつも心の片隅にあったにちがいない。

メアリーの夫ワートレイ・モンタギューは一七一八年、トルコ駐在大使の任をとかれ、一家はその年の一〇月末にイギリスに帰国した。帰国するや、メアリーは人痘接種法の普及を熱心に説いてまわったが、医師も聖職者も声をそろえてこの手技に反対した。大使館付き医師としてトルコ在住のころから熱心に人痘接種の研究をかさねていたチャールズ・メイトランド（一六六八〜一七四八）の協力をえて、王立協会会長であり、ジョージ一世の侍医でもあるハンス・スローン卿や、同じく国王侍医のリチャード・ミードの面前で、メアリーは四歳の同名の娘メアリーに人痘接種をうけさせた。一七二一年三月のことであった。

ひきつづきメアリーはニューゲイト監獄に収監されていた六人の囚人たちに、接種をうければ刑の執行を停止して即時釈放するという条件で、一七二一年八月九日に人痘接種をおこなった。すでに天然痘にかかっていた一人をのぞいて五人は軽い天然痘に罹患したのち回復し、九月六日に全員が釈放された。このような先行実験の成功によって、メアリーは皇太子を説得して、王立病院で皇太子の娘たちに接種をおこなった。このような高い身分の人びとに安全に接種をおこなえたことによって、この人痘接種はフランスをはじめとするヨーロッパにひろがっていった。

アメリカ大陸においては、黒人奴隷からアフリカでの人痘接種をきいていたコットン・メーザー（一六六三〜一七二八）やザブディール・ボイルストン（一六七九〜一七六六）は、さきのピラリーノらの報告にもとづいて一七二一年にボストンで人痘接種を実施した。

アメリカ合衆国独立の立役者であったベンジャミン・フランクリンもジョージ・ワシントンも人痘接種法の熱心な支持者であった。ワシントンが創設直後のアメリカ陸軍に強制的に実施した人痘接種が、独立戦争の勝利につながったとさえいわれている。

日本への移入　一方人痘接種がわが国にもたらされたのは、延享三年（一七四六）である。清の杭州出身である李仁山という商人がその前年に長崎に来航し、その翌年からすでに身につけていた人痘接種を精力的におこなった。このときの記録は、唐通事の平野繁十郎と林仁兵衛によって「李仁山種痘和解」という書物にまとめられて奉行所に提出された。一方長崎奉行松波備前守正房は、当地の医師柳隆元、堀江道元に人痘接種法の伝習を命じている。

人痘接種法には二つの方法がある。さきにのべたトルコ式接種法が皮膚に切開をくわえ、そこに天然痘の膿をすりこむ方法であるのに対し、シナ式接種法はこれとは異なって、鼻腔に天然痘のかさぶたの粉末をふきこむという方法である。

このシナ式接種人痘法は、池田霧渓の『種痘弁義』（安政五年）によると、

昔道士アリ、痘ノ人ヲ殺スヲ憫ミテ、峨眉山ニ礼スルコト四十九日、夢ニ某童子ノ仙苗ヲ授ク、翌日痘出ツ、其痂ヲ屑トナシ、群児ノ鼻中ニ吹クニ、七日ニシテ壮熱シ、十四日ニイエタリ、復其痂ヲ取テ苗トナシ、遂ニ相伝種シテ、百ニ一失ナシト云フ

痘痂を粉末にして鼻腔に吹き込む方法（旱苗法）や粉末をしめらせて吹き込む方法（水苗法）によって、接種の目的を果たすことができることをのべている。

池田霧渓は幕府医学館の痘科教授で、代々家学としての痘科の治療にぬきんでていたが、かれは人痘接種にたいしては「吾静眼ヲ以テコレヲ観レバ、曷ゾ天ニ順ヒ時ニ随テ、強テコレヲ為サザルノ愈レリトスルニシカンヤ」とのべて、これに反対の立場であることを強調している。

幕府医学館――現代の社会にひき比べていえば、東京大学医学部ともいうべき存在である――の痘科教授が反対の立場をとっているとはいえ、的確な治療法が存在しない当時にあっては、たとえ死亡するなどの副作用があ

っても予防法としての人痘接種にたよらざるをえなかった。

宝暦二年（一七五二）人痘接種技法の解説書『医宗金鑑』がわが国に輸入された。長崎に人痘接種法が移入されてから六年を経て、その技法の解説書をみることができるようになったわけである。これによってこの技法は広範囲に流布されるようになった。

筑前国秋月藩の緒方春朔（一七四八～一八一〇）も人痘接種法を渇望していた一人である。かれはそのころの天然痘の猛威を目のあたりにして、この疫病に立ちむかう方策としていつか人痘接種をおこなってみたいと深く心に秘めていた。寛政元年（一七八九）冬から藩内に天然痘が流行し、翌二年の春になってますます猖獗をきわめた。この機をとらえて、二月から三月の清明の間に、二百人余りの人びとに人痘接種をほどこしたが、一人として不幸な結果を残すものはいなかった。この経験をもとに緒方春朔は『種痘必順弁』をあらわして、寛政七年（一七九五）に上梓した。これはわが国で出版された最初の人痘接種書として有名である。

シナ式の鼻腔に接種する方法のほかに、トルコ式の腕に接種する法もおこなわれるようになったが、これがいつのことかはっきりしない。本間玄調（一八〇四～一八七二）の『種痘活人十全弁』（弘化三年）は、すでに弘化年間には二法が並行しておこなわれていたことをのべている。

大村藩の長与俊達（一七九〇～一八五五）も、トルコ式人痘接種をおこなった一人である。シナ式の鼻腔接種法は危険がおおい方法であると断じて、トルコ式の腕種にきりかえたことを、その著「旧大村藩種痘の話」でのべている。

『新撰洋学年表』の著者大槻如電は、兄弟三人とも伊東玄朴（一八〇〇～一八七一）から人痘接種をうけた。天保一二年（一八三八）のことである。ウィルヘルム・フーフェラント（一七六二～一八三六）の書物を訳して、天保九年（一八三八）に『牛痘接種篇』として板行した伊東玄朴は、本来なら牛痘接種をおこないたいところであったろうが、いかんせん牛痘苗が手に入らなかったので、やむをえず人痘を接種したにちがいない。

人痘接種法の成果とその批判　エドワード・ジェンナー（一七四九～一八二三）の牛痘接種法が天然痘の予防対策の主流としての地位を占めるようになってからは、人痘接種法にたいする評価はきわめて低くなってしまった。人痘接種法が忌避された要因はいくつかあるが、その一つは効果が思わしくないということであった。では人痘接種は、はたして効果がなかったのだろうか。正しく接種をおこなえば、効果の点に問題があるはずはないことは、今日の免疫学にてらして明らかである。現在おこなわれている各種のワクチンも、原理からみれば人痘接種と根本的にはなんら異なるところがないからである。

接種の後、種痘がつかない――これを現代医学では「不善感」という――場合には体内に抗体の産生がなかったのだから、つぎに感染の機会があれば天然痘に感染してしまうのはあたりまえである。接種後の判定をおろそかにして「善感」「不善感」の確認を正しくおこなわなかった場合には、その手技の未熟さが問われなければならないはずなのに、あたかもその方法そのものに欠陥があるかのような批判をうけてしまう。人痘接種をうけて、これでもう絶対に感染の危険はないと安心しきっている人びとが、もし天然痘に感染する事態におちいれば、接種法そのものに疑惑の目がむけられてしまう。

このことは当時でさえ充分認識されていたので、接種後、なんら発痘をみることなく経過したならば、一一日目以降にかならず再接種せよ、と池田霧渓も『種痘弁義』でおしえている。人痘法反対論者であった池田霧渓さえ「補種法」の一節をたてて再接種をすすめているくらいなのだから、人痘法の施行者がこれを遵守しないことが問題なのである。

もちろんこれは中国の医書『痘疹心法要訣』『治痘十全』『張氏医通』などからの引用で、このことが人痘接種法の創始のころから、注意すべき事項の一つとして取りあげられていたことをしめしている。『種痘弁義』にも、苗ヲ下スノ後、心ヲ用ユル事慎マズ、看守疎ソウナレバ、恐ラクハ小児其苗ノ鼻中ヲ塞グヲ悪ンデ、不時ニ捏リ出シ、苗気洩レテ発セズ、或ハ小児五内壮実ニテ、苗気ヲ受ズ伝進シ難クシテ発セズ、或ハ胎毒深ニシテ、潜蔵内畜シテ、苗気伝ヘ至レドモ、引出ス事アタハズシテ発セザル者アリ、

とあって、不善感が拙劣な手技によってもたらされるだけでなく、被接種者側の感受性によって、その反応に差があることものべているのは興味深いところである。

人痘接種をうけたものが天然痘の流行源となる、というのも反対論者がとりあげた問題点の一つであった。人痘接種によって自然感染による天然痘と同様の発疹が生ずるので、これが感染源になって他の人に天然痘を発病させてしまうのは、あるいは自然の成り行きといえるかもしれない。これは人痘接種そのものにまつわる難点であって、手技の熟練度にかかわるところではないが、現実にはおおきな問題点となっていた。

しかしある一人の天然痘患者が自然感染したものか、人痘接種をうけた人からの感染であるかを判定するのは不可能に近いので、この点になると議論は不透明な色合いをおびてくる。

人痘接種が天然痘の流行源となることはあっても、効果の点で問題はないとすれば、のこる問題はこれによって生ずる副作用――とくに死亡事故――の発生である。西欧世界に人痘接種法がとりいれられてからしばしば問題になったのは、これがけっして安全な施術ではないということであった。

これを判断するためには、自然感染による天然痘の致命率と、人痘接種法による死亡事故の発生率の比較が、もっとも合理的といえよう。天然痘による致命率についてははっきりした数字はないが、患者五人から八人に一人が死亡し、流行によってはこの数字が二人に一人に上昇する。すなわち一二・五%から五〇%になる。イギリス・ハリファクスのトマス・ネットゥルトンの報告によると、一七二一年から二二年にかけての冬に発生した天然痘の患者数は九七一名で、そのうち一三〇名が死亡したという。致命率は一三・四%となる。

一方人痘接種による死亡は、一七二一年から一七二八年のイギリス王立協会の統計によると、接種をうけた八五八人のうち一七人が死亡している。死亡例の発生率は二・〇％である。ウィリアム・ウッドヴィルの『イギリスにおける天然痘にたいする予防接種の歴史』によるとスコットランドでは七七人に一人（一・三％）、ボストンでは七〇人に一人（一・四％）であり、ピーター・ラッゼルの「エドワード・ジェンナー　医学神話の歴史」という異色の論文では、一七九七年から一七九九年にかけてロンドン天然痘病院で人痘接種をうけた五六九四人のうち、死亡したのはわずかに九人であったという。死亡率は〇・二％にすぎない。一八世紀の終わりころの人痘接種による死亡率は、〇・一五％から〇・二五％というのがもっとも妥当な数字であろう。

さきのネットゥルトンは人痘接種についても報告しているが、それによると一八二一年から一八二八年の八年間におこなわれた人痘接種数は八九七名で、このうち一七名が死亡したという。死亡率は二％となる。

わが国においては、残念ながらこのような数字をのせた文献はみられない。漠然とした数字ながら「旧大村藩種痘の話」には、鼻接種によって「毎春百人に付き二人もしくは三人くらいの死亡」者があったとしるされている。すなわち死亡にいたる副作用の発生率は二％〜三％といえよう。

これらの数字を自然感染による天然痘の致命率とくらべると、はるかに低い数字であることがわかる。人痘接種がもてはやされた理由は、この数字から容易に理解できる。

以上の数字にてらして、危険率の比較から優劣を判定するのはかなり合理的であり、社会の人びとを納得させる方法としてはすぐれているかもしれない。事実、流体力学の領域で有名なダニエル・ベルヌーイ（一七〇〇〜一七八二）が、「天然痘による死亡と種痘の利益に関する新しい解析の試み」と題する論文を発表している。

しかし一人の天然痘患者が自然感染によるものか、人痘接種からの感染によるものかを判定するのが不可能なので、人痘接種による死亡率と、天然痘の死亡率とをいくら正確に計算できたとしても、その数字だけで人びとを納得させることはできまい。人痘接種法が非難された唯一の欠点は、接種をうけた人から未感染の人に感染をひきおこすという点にあったと考えられる。

「牛痘接種法の父」といわれるジェンナー自身もかつて人痘接種をおこなった経験があるが、かれはその著書で人痘接種法の欠点をあげてこれを排斥している。それによると、もし人痘接種を正しい配慮のもとにおこなえば、種痘後の害悪や混乱をかなり防ぐことができる。また種痘後の症状が異なるのは接種方法の差によるので、皮下脂肪にではなく、正しく皮膚にうえるべきである、という。しかしいかに慎重に接種をおこなっても、ときには死をまねくことがあり、他の健康な人に感染をおこすことがある、とものべている。

残念ながら人痘接種法はヨーロッパへ移入された当初からこれらの危険をはらんでおり、完全な予防法ではなかったといわざるをえない。

なぜ牛痘接種は人痘接種にとってかわったか

牛痘の流行と乳搾りの伝承　エドワード・ジェンナーはイギリス・バークレイのグロスターシャーの生まれで、一七六三年にブリストルに近いサドベリーのダニエル・ラドローについて外科と薬学をまなび、ついで一七七〇年にロンドンにでて有名な外科医ジョン・ハンターの弟子になった。三年の修業ののち、ジェンナーはバークレイにかえって開業医となり、その診療の間に近隣の乳搾りの女たちから牛痘感染についての話を耳にした。診察をうけにきた若い乳搾りの女は、自分は以前牛痘にかかったことがあるので天然痘にはかからないはずだ、という。ジェンナーは牛痘と天然痘との関係についてもいろいろと思いをめぐらしていたので、自らの手でこれを確かめたいとの目論見のもとに実験を開始した。

ジェンナーは、以前牛痘に自然感染した経験があるものは、その後に人痘接種をうけたり、天然痘の自然感染の機会があっても発病することがないことを確認した。人工的に牛痘を接種し、その後に天然痘の感染実験をおこなったが発病することはなかった。いろいろな場合を想定した計画のもとに実験がおこなわれ、「牛痘はヒトを天然痘の感染からまもる」という自らの仮説を立証することに成功した。それから二年後の一七九八年、これら四三症例をまとめて出版したのが『牛痘の原因および作用に関する研究』である。この書物は天然痘を地球上から抹殺するための武器——牛痘接種法——の開発に貢献したばかりでなく、今日の医学においてもっとも先端的な学問分野として注目されている免疫学の先駆的業績であるといえる。

牛痘によって天然痘の感染を防御しえたのは、この両者に交叉免疫が存在していたからである。今日でこそ交叉免疫——ある抗原で免役することによって、他の抗原にたいしても免疫が成立したような状態をさす——という概念によって説明されるが、ジェンナーはこれを「この例から牛痘においても、人痘においても、動物の摂理は同じ法則に支配されていることを知った」と解説している。

「牛痘にかかったものは、天然痘にかかることはない」という伝承を耳にしたのは、けっしてジェンナー一人ではなかったはずである。ジェンナーの周囲のバークレイにすむ人びとは、誰でもこのような言葉を幾度かきいているはずである。細部にわたる鋭い観察力と、すみずみまでに目配りした周到な配慮によって実験を成功させて、その伝承を医学の光にてらして普遍的な事実として確立したところに、ジェンナーの偉大さがあるといえよう。

ジェンナーの論文はわずか七五頁という小冊子である。しかしこの小冊子には、科学に立脚した事実の重みがぎっしりつまっている。いくつかの瑕疵がみとめられるとはいえ、やはり人類のおおきな遺産にかぞえられる立派な書物である。

わが国への移入と普及　牛痘接種法がジェンナーによって確立されたといっても、ただちに順調な足取りで普

268

及したわけではない。先駆的な業績には常に反対がつきまとう。しかし副作用の多発によって、懐疑の眼でみられるようになっていた人痘接種法にとってかわるのは、時間の問題であった。

イギリス議会もジェンナーに賞金をおくって、牛痘接種法の優秀性を承認した。そしてジャン・ド・カロやフランシスコサビエル・デ・バルミスなどの献身的な努力によって、牛痘接種法は世界のすみずみまで伝播した。その偉業についていまはふれる余裕はないが、一つの大きな文明がとうとうと流れていく様子は、一幅の絵巻物をみる想いである。

牛痘接種法がオランダ領ジャワに到達した一八〇五年は、ジェンナーの開発からわずか七年しか経過していないにもかかわらず、わが長崎まで来航するのにはそれからさらに五〇年近くの歳月を要した。鎖国がわが国の政治や経済、文化にとっていかなる影響をおよぼしたか、いろいろ議論はあろうが、少なくとも牛痘接種法の移入に関してはおおきな障壁であったことはまちがいない。

嘉永二年（一八四九）六月、オランダ商館医オットー・モーニッケによって長崎にもたらされた牛痘痂は、佐賀藩医楢林宗建（一八〇二～一八五二）の手によって七月一七日に宗建の子をふくむ三児に接種され、宗建の子ただ一人が善感した。ただちにこれは佐賀にもたらされ、ここでも宗建の手によって主君の世子に接種がおこなわれて成功した。この経験をまとめて牛痘接種の優秀性を喧伝したのが、楢林宗建の『牛痘小考』であり、嘉永二年一〇月に上梓された。

痘苗は佐賀から江戸にすむ同藩医伊東玄朴（一八〇〇～一八六三）の手許におくられた。一方長崎からは京都の日野鼎哉（一七九七～一八五〇）のもとにおくられ、さらに大坂の緒方洪庵（一八一〇～一八六三）に分苗されている。これらの都市を拠点として、痘苗は近隣の地域にひろく分苗され、蘭方医たちの緊密なネットワークによって嘉永二年のうちに日本全国に伝達されて、各地に除痘館が開設された。しかし頑迷固陋な民衆は、牛痘接種法を心から歓迎したわけではなかった。牛痘接種医たちの行く手には、いくつかの障壁がたちはだかっていた。その一つ一つを丁寧にとりのぞいて、牛痘接種法の普及に尽力した蘭方医たちの行動は、新しい文明の担い手としての自覚にみちていたといえよう。

各地に種痘館が開設されながら、ひとり江戸においては漢方医学の牙城幕府医学館の威圧によって、種痘館の早期開設はまったく望み薄であった。神田お玉ケ池に種痘所が創設されたのは牛痘伝来からかぞえて九年目の安政五年（一八五八）のことであった。伊東玄朴や大槻俊斎（一八〇六〜一八六二）など、江戸に在住する八三名の蘭方医が拠金して私設の種痘所として発足したのである。のちにこれが幕府の管轄するところとなり、幾多の変遷をかさねて今日の東京大学医学部に発展することをつけくわえておこう。

この成功をもたらしたのは何であったか。牛痘接種が天然痘の流行を阻止する手段として、おおいに有効であることが認識されたのである。幕府もそれをみとめて、安政四年には蝦夷地に流行していた天然痘を阻止するために、蘭方医の桑田立斎（一八一一〜一八六八）と深瀬洋春を派遣した。またこの年、幕府医学館の主宰者多紀元堅、実力者の辻元崧庵が死亡して、蘭方医を目の敵にしていた漢方医の勢力がおとろえたことも幸いした。牛痘接種法のすばらしい効果と周囲の状況の好転したことが、その後の蘭方医学の発展におおいに貢献したことはまちがいない。

牛痘接種はいかに天然痘の撲滅に寄与したか

WHOの天然痘撲滅計画　感染症の流行を阻止する方策としては、感染源の隔離、感染経路の遮断、そして感受性者対策の三点に配慮しなければならない。感受性者対策としてもっとも効果が期待できるのは、ワクチンによる免疫の付与であることは今日の流行病学の教えるところである。

文明国がジェンナーの牛痘接種法を採用して、その普及をはかるために強制接種を法律で規定するにしたがって、天然痘の発生は目にみえて減少した。

この事実に注目した国連の世界保健機関（ＷＨＯ）は、牛痘接種法を武器にして天然痘をこの地球上から撲滅しようとの計画をたてた。第一九回総会で痘瘡根絶計画を発表し、ドナルド・ヘンダーソンがその計画の担当者になって、翌一九六七年から実施にうつした。南アフリカ共和国のクリスチァン・バーナードが、世界最初の心臓移植手術に成功した年のことである。のちに死の判定をめぐって世界的な議論の的になった心臓移植手術ではあるが、この成功は翌々年のアポロ一一号の月着陸の成功とならんで、技術の粋をあつめた偉業とたたえられた。

ジェンナーの牛痘接種法によって天然痘が消滅したのは一部先進国の話で、一九六七年に天然痘が常時流行していたのは、南アメリカ、アフリカ、アジアなどの四三ヶ国におよんでいた。毎年一千万人から一千五百万人の人たちが、この病いにおかされていた。

ＷＨＯがまず最初に採用した方法は、西アフリカの常在流行国のすべての住民にたいして種痘をおこなうことであった。しかし西アフリカ一九ヶ国には、約一億二千万人の人がすんでいる。この住民のすべてに種痘を実施することは決して生やさしいことではない。

ジェット注射器という、一日に二千人から四千人に種痘ができる注射器を使用して、この作戦は開始された。それと同時に天然痘の流行様式について詳しい調査を実施したところ、それまで強力な伝染力をもつと考えられていた天然痘も、さほどの伝染力ではないことが判明した。すなわちナイジェリアやカメルーンでの調査の結果、家族内で濃厚な接触があっても、発病するのはわずか四〇％にすぎないことが判明した。さらに潜伏期が平均一二日であることから、天然痘は伝染がゆっくり拡散していくこともわかったのである。

そこで西アフリカでの全面種痘実施作戦を中止して、局地流行封込め作戦にきりかえた。草の根をわけても新しい患者を発見しようとする地道な努力と、発見された患者の周囲の人びとへの牛痘接種を実施するという対策によって、一九七二年には南アフリカから天然痘を駆逐することができた。一九七三年のおわりまでには、インド亜大陸、アフリカの角、エチオピア、ソマリアに流行を限局させることに成功した。一九七五年一〇月にバングラデシュのラヒマ・バーヌが、アジアで最後の患者になった。そして一九七七年一〇月二六日に発病した二三歳のソマリア人、アリ・マオ・マーランがこの地球上での最後の天然痘患者になった。このソマリア人料理人こそ、ジェンナーの恩恵をうけそこなった最後の人である。

この最後の患者が発病してから二年後の一九七九年一〇月二六日、ケニアの首都ナイロビで、WHOのマーラー事務総長が天然痘の根絶宣言を発表し、翌一九八〇年五月八日にジュネーブでの総会でこれが採択されたのである。

ジェンナーの牛痘接種法の成功をたたえて、一八〇六年に当時のアメリカ大統領トマス・ジェファーソンがジェンナーにあてて、一通の書簡をおくった。

われわれより後の世代は、いまわしい天然痘が過去に存在していたということ、そしてそれがあなたの手によって撲滅されたことを、歴史を通じてだけ知るようになるでしょう。

また進化論で有名なチャールズ・ダーウィンの祖父にあたるエラズマス・ダーウィンも、

おそろしい天然痘による人類の破滅を予防しようとするあなたの発見は、いずれすべての文明国から天然痘を根絶するにちがいありません。

との書簡をジェンナーにおくっている。ジェファーソンやダーウィンの予言は、ジェンナーの成功後一八〇年にしてようやく実をむすんだ。

天然痘撲滅のために一二年間に費やされた費用は、一億ドルだという。WHOはそれまでに全世界が種痘についやしていた費用を年間一〇億ドルと推定しているので、わずか一二〇分の一という微々たる費用で世紀の大事業を完成させたことになる。壮大な計画の成功にしては、なんとも安い対策費であった。

人類の英知の勝利　一つの病いが人為的な営みによって地球上から完全に抹殺されたのは、歴史はじまって以来の快挙である。有史以来病いに苦しめられてきた人類にとっては、まさに人類の英知の勝利といってよいであろう。

この経験をふまえて、他のおおくの病いにもたちむかうことが可能であろうか。すくなくとも同じ手法によって、他の感染症を撲滅できるのではなかろうかとも考えられるが、事態はさほど簡単ではない。その感染症の病原体が本来もっている性質や、その感染経路の相違によって、まったく同一の手法では解決できないというのが、おおくの学者の意見である。

一つの病いを撲滅したという成功の美酒に酔っているうちに、病原体は一転反撃に転じて、おおくの新しい感染症の出現や、古い感染症の巻き返しが世界各地でみられるようになった。まさに病原体の逆襲時代の出現である。一旦は人類の勝利におわったかにみえた病原体との戦いは、まだまだたえることなく継続するであろう。

（1）　山崎佐「お玉ケ池種痘所」『日本医史学雑誌』一三二九～一三三三号、昭和一九年。
（2）　富士川游『日本疾病史』（複刻版）平凡社、一九六九年。
（3）　古賀十二郎『西洋医術伝来史』（複刻版）形成社、一九七二年。
（4）　Razzel, Peter, *Edward Jenner's Cowpox Vaccine:The History of A Medical Myth*. Caliban Books, 1977.
（5）　Baxby, Derrick, *Jenner's Smallpox Vaccine: The Riddle of Vaccinia Virus and its Origin*. Heinemann Educational Books, 1981.
（6）　Hopkins, Donald R., *Princes and Peasants: Smallpox in History*. University of Chicago Press, 1983.

(7) 深瀬泰旦「お玉ケ池種痘所開設をめぐって」『日本歴史』三八八号、一九七五年。

(8) 深瀬泰旦「お玉ケ池種痘所開設をめぐって—川路聖謨と斎藤源蔵」『日本医史学雑誌』二六巻四号、一九七五年。

この二論文は加筆・編集して本論集(II-二)に収録した。

二、明治初年の種痘の状況

明治初年の痘瘡の流行

わが国における痘瘡の流行の記載は『続日本紀』、天平七年（七三五）の条にはじまるといわれている。以後、大小の流行をくりかえしてはおおくの人の命をうばい、顔にみにくい爪痕をのこしていった。

嘉永二年（一八四九）、モーニッケによってジェンナーの牛痘接種法が移入されてからも、痘瘡の流行を防遏することができず、幕末にいたるや、孝明天皇も痘瘡におかされ、旬日にして崩御されるという事態まで出現した。中野操[1]、富士川游[2]の年表によって明治初年の流行をたどってみると、

明治三年（一八七〇）

　春、痘瘡及風疹流行ス、世上俗ニ南京痘瘡ト称ス

明治七年（一八七四）

　天然痘大ニ流行ス

明治八年（一八七五）

　一月八日、前年来天然痘大イニ流行ス

明治九年（一八七六）

　天然痘又流行ス、延テ翌年ニ及ブ

とあり、毎年のように長期にわたって流行をくりかえしていることがわかる。とくに明治七年の流行は春からその発生をみて、翌八年の春まで及び、東京においてすら死者は三千人におよんだといわれている。(3) 内務省の正確な統計によると、明治九年の痘瘡患者数は三一八名、死亡数は一四五名で、致命率は実に四五・六%におよんでいる。

明治初年の種痘

種痘の移入と普及　嘉永二年(一八四九)、モーニッケが牛痘痂を船載して、長崎において牛痘接種に成功するや、この痘苗をもちいた種痘は燎原の火のごとく全国にひろがった。長崎の楢林宗建、京都の日野鼎哉、福井の笠原白翁、大坂の緒方洪庵、江戸の伊東玄朴、桑田立斎、大槻俊斎などは牛痘移入初期の功労者と目されている人々である。これらの医師を中心にして、おおくの蘭方医の努力によって着々とその効果があらわれてきたものの、牛痘接種にたいするぬきがたい迷信、痘物質の永続性を保持することの困難さ、各藩単位に細分化された行政のあつい壁などにわざわいされて、蘭方医の間ではもはやその効果をうたがうものはただの一人も存在しなかったにもかかわらず、ひろく民衆にうけいれられるまでにはいたらなかった。

安政五年(一八五八)には民間の蘭方医有志によって神田お玉ケ池に種痘所が創設され、種痘司、診察、鑑定等の分担を定めて種痘の実施にのりだした。この種痘所はその後の種痘の普及、発展の拠点となり、万延元年(一八六〇)、幕府はこれを官立に移管して、種痘を官許とした。以後、種痘所はいくたびか名称をかえ、そのたびに権威は上昇の一途をたどってゆく。そしてたんに種痘のメッカとしての存在にとどまらず、西洋医学の中心として明治維新をむかえることになる。

明治新政府の種痘の奨励　新政府は明治三年(一八七〇)三月、大学東校に種痘館を設けるとともに、翌四月、太政官達をもって全国各府藩県に布達して種痘の普及にのりだした。

「大学東校種痘館規則」によれば、牛痘接種法は嘉永移入以来、その効果は絶大にして自然痘の惨害をまぬかれてはいるが、現今かならずしも順調なあゆみをつづけているとはいえないとし、

庸医巫祝ノ徒糊口ノ資トナシ鹵莽未熟ノ術ヲ施シ往々自然痘ニ再感スル事アレハ大ニ人心ヲ疑惑セシム是天授ノ良法造化ノ妙機ヲ損スト謂フヘシ

と警告をうながし、正しい種痘をおこなうために、接種は免許を有するものにかぎることを定めている。

種痘ハ人命ニ関係スルモノナレハ今後必ス東校ニ入学シ芸術成就ノ者ニ非サレハ此法ヲ行フ事ヲ許サス

種痘館は翌四年一たん廃止されたが、同年一一月、東校のなかに種痘局が設けられて種痘医の免許と痘苗の分与等を掌ることになり、さらに明治五年には種痘医免許を地方庁が発行してもよいことに改められた。

種痘致施行度医師ハ旧東校之申出詮議之上免状相渡来候処各府県下ニ於テ右免状相受候医師不少候間自今ハ免許相請候医家ヨリ其術習練之旨弟子之管轄庁エ申出候ハハ地方官限詮議ヲ遂不都合之次第無之候ハハ施行免許致スヘキ事

壬申九月一九日　　　　　文部省

右之通達之趣触達候条此旨可相心得也

壬申一〇月七日　神奈川県権令　大江卓

神奈川県が文部省の通達をうけて発した、明治五年の種痘令である。

この一連の措置はたとえ医師であっても（もっともこの頃は医師の免許制度は存在しない）種痘医としての免許状をもたないものは種痘をおこなうことを禁止し、種痘の効果をより一層確実なものにしようとするのが目的であった。一方種痘医の免許取得者の大幅な増加をはかるため「師家ヨリ其術習熟ノ旨ヲ弟子ノ管轄庁へ達シ其庁

ヨリ当省へ添翰ヲ以可願出事」とあるをあらためて、各府県庁に免許を発行する権限をあたえたのである。

森鷗外の父、静男が、明治六年五月に郷里の浜田県庁から種痘医の免許をうけたことが鷗外の「自紀材料」[4]にみえる。

医制の公布と種痘医　明治七年（一八七四）八月、文部省は医制七六ケ条を公布し、さしあたりこれを東京、京都、大阪の三府に施行することにした。医制はその第三七条に医師の資格を明確に規定しているが、各科の医師に免許をあたえるための要件を記載したあとにつづいて、種痘医についてとくに一項をもうけて次のように規定している。

種痘ハ天然痘病理治方ノ概略及ヒ牛痘ノ性状種法ヲ心得タル者ヲ検シ仮免状ヲ与ヘテ施術ヲ許ス

これをうけて文部省は同年一〇月、布達第二七号（種痘規則）を発して、あらたな観点から種痘術の免許制を明確にさだめた。

種痘規則第一条には、

種痘術ハ免許状所持スル者ニ非サレハ之ヲ許サス
但種痘術ハ内外科医ノ行フヘキモノナレハ別ニ免状ヲ与ルニ及ハサルモ現今ノ事情未タ茲ニ至ラス且其ノ術ノ普及ヲ要スルカ故ニ当分此一術ヲ習熟セル者ヲ検シ免許状ヲ与ヘテ之ヲ施行セシム（傍点筆者）

とあって、医師の免許状を有するものはとくに種痘術の免状を必要としない旨を明記しながらも、それらの医師だけでは種痘の普及をはかるためのマンパワーにかけるところがあるとして、とくに「種痘医」という制度をもうけて「当分此一術ニ習熟セル者ヲ検シ免許状ヲ与へ」ることにしたのである。よってここにいう「種痘医」は医制公布前の種痘医とはことなり、医師でないものでも種痘医の試験に合格すれば、種痘医としての資格をうることができるようになったのである。

このように種痘医にたいしてはいわゆる一般の医師と区別して免許状が与えられていた。明治九年（一八七六）若松県天然痘予防規則に、

種痘医

内外科医　心得

とはっきり二行にわけての記録があり、その第一条に、

自今天然痘流行頻りに蔓延候処未た管内に種痘医僅少に付昨七年文部省報告第三十三号の旨趣を体認し志願の者へは速かに伝授して免許状を申請すべし、尤願人の性質粗悪にして伝授すへからざる者有之時は其人名届出べし

とあり、又第二条では種痘医は天然痘患者の診察と治療にたずさわってはならないむねを明記している。

種痘医を希望するものは、すでに種痘医の免許をもっている医師に師事して種痘術を学び、習熟したむねの証明書に履歴書をそえて地方庁に願いでることによって、試験のうえ、地方庁から免許状があたえられるという仕組になっている。その書式の一例は次のようなものである。

以書付奉願上候

渋川村　高橋謙吉、前橋桑木町　三浦聖民、前橋相生町　津久井文譲、青梨子　桜井伝三、惣江町　今井周楨

右私共儀、是迄服部文哲之門に入、種痘術研窮致居候処、今般官許を蒙施術致度、連印を以奉願上候、右願之通御容被成下は、有難仕合に奉存候、以上

連名　（前に同じ）

群馬県令　河瀬秀治殿

表8　種痘の実施状況

年次	総人口	被接種数	総人口に対する接種率	善感率	
				初種	再三種
明9年7月～10年6月	34,338,400[2)]	1,659,294	4.83%	96.6%	32.5%
明10年7月～11年6月		1,721,602		95.6	34.6
明11年7月～12年6月		1,347,684		96.9	27.6
昭48年[3)]	108,079,000	3,443,345	3.19	86.6	74.3
川崎市[4)]（昭48年）	1,001,368	46,789	4.67	76.3[5)]	58.5[5)]

注，1）明治9年より12年までの被接種数，善感率は厚生省：『医制80年史』，昭28，p.371による。
2）中野　操：『日本医事大年表』p.211
3）厚生省：『保健所運営報告』（昭48）p.74による
4）『川崎市衛生年報』（昭48）p.80による
5）川崎市医師会：『予防接種に関する年次報告』（昭47年度）p.66 p.68による

（添書）第一大区小三区

医師（文部省種痘御免許）

服部文哲(5)

この際の認定試験は地方庁によってことなるようであるが、福井県の場合は医学所仮規則第一八条によって次のような試験がおこなわれていたことがわかる。

種痘医たらんことを欲し履歴書相添へ本県へ願出づる者は左の九ケ条を以て試問の上学術当器の者へは免状を与ふべし

一、種痘来歴の概略
一、種痘用鍼の法
一、種痘部位
一、小児体質強弱及年令に応じて種痘の点数
一、種痘の経過
一、種痘真偽鑑定の略
一、痘漿は七日乃至八日を以て良期とするは如何
一、不感の者の所置
一、痘苗を貯ふる法(6)

明治八年（一八七五）六月、衛生行政事務は文部省衛生局か

ら内務省第七局に移管されたが、内務省は翌九年に種痘規則を廃止して、種痘医規則および天然痘予防規則を定めた。この天然痘予防規則は、生後七〇日より一歳までの小児にたいする種痘の強制接種を定めたもので、これに違反するものにたいしては罰金を科するという徹底ぶりで、これが昨今まで連綿としてうけつがれていた種痘の強制接種のはじまりである。

種痘医の努力　このような種痘に関する法制の整備にともなって、種痘は目をみはるばかりの普及をしめしている。明治九年から一二年にいたる種痘の実施状況は表8のごとくであって、年間の接種数は一三〇万～一七〇万人と、実数においては現今の約半数をかぞえ、総人口にたいする接種率においては現今のそれをはるかにしのいでいるのは驚くべきことである。善感率は初種痘において九六％をしめし、いきおい再三種において善感率の低値をしめしている。これは当時の痘苗がいかに力価の高いものであったかの証左といってよいであろう。

群馬県における明治一三年の種痘の実施率は種痘児、七〇％余、未種痘児、三〇％内外と推定されている。(7)これまた昭和四一年の接種率（六七・二％）をうわまわっているが、これをもってしても痘瘡の完全撲滅をはかることは不可能であった。

このような高い接種率を達成するためにはらわれた医師の努力はなみなみならぬものがあり、行政当局は種痘の普及政策を遂行するうえからも、これら医師にたいして賞状や木杯を贈ってその労をねぎらっている。

森鷗外の「自紀材料」に、

明治一二年四月、東京府庁父が昨年二千余人に種痘せしを称《ママ》して賞状を附与す(8)

とあり、横浜市福富町にすむ岡村滝七が明治一九年（一八八六）、三三五六名に無料で種痘を施したため、その功績にたいしてときの神奈川県令より木杯一個を贈られたことが文献にみえる。(9)

このような医師の不断の努力と、強制接種という法制上の強いたががはめられているうえに、わが国の学校制度をはじめて体系づけた明治五年の学制の中に、「種痘或は天然痘を為したるもの」以外は小学校入学を許さないむねの規定があって、二重、三重に強制力がはたらいていたことが、このように高い接種率を維持しえた要因といってよいであろう。

接種年齢の推移　現今、種痘の接種年齢は次第にひきあげられる傾向にある。昭和四五年の種痘禍を契機として、予防接種法に明記されている「生後二ケ月から一二ケ月まで」は一片の通達によって二四ケ月までにひきあげられ、さらに昭和五一年三月の伝染病予防調査会の「予防接種の今後のあり方と副作用事故被害者の救済」についての答申では、新しい痘苗（LC16m8）の開発にともない初種痘は三六ケ月から七二ケ月の間におこなうことを定めている。現在のように痘瘡の流行が絶無である時代だからこそ、このような悠長なことをいっておられるのである。痘瘡がくりかえし流行している明治初年にあっては、小児にすみやかに免疫を附与することが喫緊の要事であった。

明治二年二月に駿府四つ足御門外に設立された藩立の駿府病院では、開設と同時に種痘を実施したが、このときは生後五〇日で接種願いを出させている。(10)

明治三年三月の大学東校種痘館規則では、「生後七十五日ヨリ百日ノ者ヲ改メ種痘所へ出サシム」とある。願出の時期をさだめ、後日あらためて種痘を実施しているので、種痘時の年齢はそれを少しくうわまったにちがいないが、大幅にへだたることはあるまい。

明治七年の種痘規則には第八条に、

小児出生七十日ヨリ満一歳迄ヲ種痘ノ善期トス爾後七年毎ニ必再三種シテ天然痘ヲ予防シ且前効ノ存否ヲ検スヘシ

とあって、初回接種を生後七〇日から満一歳までに、追加接種を七年毎におこなうべきむねがさだめられた。こ

表9　接種年齢の推移

法　　令	施行年	初種（第一期）	再・三種（第二・三期）
駿府病院	明2	50日	—
大学東校種痘館規則	明3	75日～100日	—
種痘規則	明7	70日～1歳	7年毎
種痘医規則	明9	70日～1歳	5年あるいは7年
天然痘予防規則	明9	70日～1歳	—
種痘規則	明18	1歳以内	5～7年
種痘法	明42	出生より翌年6月	数え年10歳
予防接種法	昭23	2月～12月*	小学校入学前6月以内 小学校卒業前6月以内

*昭45年に公衆衛生局長通達により24月に改正

れをうけて福井県においては明治八年二月の布令書第二五号で、

種痘ハ毎年四回ト定ム　即チ三ケ月毎ニ一度小児出生七十日ヨリ満一年マテヲ種痘ノ善期トスルヲ以テ右四期ヲ分チ生レテ七十日以上ノ者順次種痘スルモノトス(11)

とその細部にわたる施行方法をさだめている。

ついで明治九年四月に、内務省は種痘医規則を布達した。その第七条で初種痘についてはさきの種痘規則に変更をくわえていないが、再三接種の時期を「五年或ハ七年毎ニ」と改正している。同年五月にいたるや、布達甲第一六号をもって天然痘予防規則を発し、その第一条に、

小児初生七十日ヨリ満一年迄ノ間ニ必ス種痘スヘシ（傍点筆者）

とさだめてここに種痘の強制接種制度の確立をみた。

さらに明治一八年（一八八五）一一月には種痘医規則と天然痘予防規則を廃して、あらたに太政官布告として種痘規則を発し、初種痘は満一歳以内におこなうべきこと、五年から七年の間に再三接種をおこなうべきことをさだめている。

明治四二年（一九〇九）にさだめられた種痘法では、接種年齢を第一期は出生より翌年六月にいたる間とし、第二期は数え年一〇歳と明記している。

これをまとめると表9のようになる。

種痘の接種料金　種痘の接種料は時期により、地域によってまちまちであ

り、明治九年以降、強制接種制度をさだめながらも、なお接種料を徴集している（現今の予防接種法においても、定期予防接種にさいして被接種者から実費を徴集してよいむねの規定はあるが、実際には徴集していない市町村がおおいのが実状である）。

明治四年一一月の文部省達では

既ニ種痘術免状相受候者ハ自今自宅或ハ他ニ於テ社ヲ結ヒ相当ノ謝儀ヲ受ケ博ク其術ヲ可致施行事

とあって、相当の謝礼をうけることをみとめているが、これより一年前の明治三年九月にだされた若松県の種痘布告では、痘瘡の予防には種痘が最良の方法であることを教えさとしたあと、

上より御世話なし下さることなれば医者に謝礼の心つかひすべからず

とさだめ、無料で種痘をほどこすことを布告している。しかしこれも明治九年になると、手数料として五銭を徴集するようになった。

群馬県ではおそらく明治五年頃のこととおもわれるが、

種痘料の儀は貧富により上中下三等に分ち　上等二十五銭　中等拾銭　下等五銭を可納　極貧の者に至りては　代料上納に不及　もっとも右品等の区分は　各村の正副戸長の見込を以　上納可取計候事(12)

これだけの種痘料を納めれば、それ以外に医師への贈物はいっさいしないようにとのべている。

熊谷県においても明治九年七月、種痘規則をさだめ、

種痘初種再三種ヲ受ル者ハ素ヨリ至重ノ性命ヲ保全スルコトナレバ其時々種痘医ニ相当ノ謝儀ヲ致スヘキハ勿論ニ候得共　人人貧富ノ差アリ一定ノ法モ設ケ難ク因テ仮ニ当分上中下ノ三等ニ分チ　上等弐拾五銭　中等拾銭　下等五銭ト定メ戸長ニ於テ其等級ニ随ヒテ取纏メ差送ルヘク最モ極貧ノ者ハ種痘医ノ仁術ヲ仰キ可為無謝事

と規定している。これによって相当の収入が見こまれていたようで、徴集した種痘料は医師や雇人の日当とその他の雑費を支払って、なお余剰金がでれば医師集会所に積立てておいて、その運営費にあててもよいとの規定もみえる。

福井県では明治八年、初回は五銭、再接種は三銭、第三回目は二銭とさだめたが、翌九年にはこれが、初回一〇銭、再三種は五銭と一挙に倍額の値上げが実施されている。

明治九年一〇月の静岡県の種痘規則では、

種痘料　一人ニ付金拾銭ノ事(13)

とあり、明治一二年五月にはこれが改正されて、

種痘料ハ種痘医ノ適宜ニ任スト雖モ痘児一人弐十銭ヲ超過収入スルヲ許サス(14)、

とさだめられた。

以上各地の接種料についての文献をみると、初種痘、一〇～二〇銭、再三接種は二～五銭であることがわかる。貨幣価値の異なる時代にまたがって物価を比較するのはむずかしいことである。今便宜上、米価を基準にしてかんがえてみると、明治一〇年には米一石の値段は四円六一銭であり、昭和五〇年の米価は石あたり三七、七二五円であるので、当時の一〇銭は現在の八一八円にあたることになる。

また当時の他の物価、とくに衛生医療関係の諸費用とくらべると、群馬県の明治一二年の予算では流行病予防費として六〇〇円を計上しており、傭医の日給は一人二〇銭とさだめている(15)。明治一六年に長野県飯田町における雇上げ医師の給与は一人一日、一円三〇銭である(16)。

石川県金沢病院に附置された医学所の授業料（明治八年）は、予科では月額一〇銭、本科は学年によって異なるが、二〇～四〇銭であった(17)。これが明治一二年、金沢医学校になると月額五〇銭になった(18)。

一方医療費についてみると、当時は「薬一日分米一升」が相場になっていた（当時の医療費は診察料をもふくんですべて薬代とよばれていた）。明治九年熊本の公立病院改正規則では、入院費用として一日につき三銭五厘との定めがある（賄費は別）。[19]

これをもってすると種痘の接種料はかなりの額であることがわかる。

(1) 中野操『増補日本医事大年表』思文閣出版、昭和四七年、一九九頁。
(2) 富士川游『日本医学史』形成社、昭和四七年、年表六八頁。
(3) 川崎房五郎『明治東京史話』桃源社、昭和四三年、二〇九頁。
(4) 森鷗外「自紀材料」『鷗外全集』三五巻、岩波書店、昭和五〇年、五頁。
(5) 群馬県医師会『群馬の医史』一九五八年、二九六〜二九七頁。
(6) 福井県医師会『福井県医学史』昭和四三年、二八二頁。
(7) 群馬県医師会、前掲書、二九七頁。
(8) 森鷗外、前掲書、八頁。
(9) 横浜市医師会『横浜市医師会史』昭和一六年、一六〜一七頁。
(10) 土屋重朗『静岡県の医史と医家伝』戸田書店、昭和四八年、三一五頁。
(11) 福井県医師会、前掲書、二六六頁。
(12) 群馬県医師会、前掲書、二九五頁。
(13) 土屋重朗、前掲書、三一八頁。
(14) 同書、三二〇頁。
(15) 群馬県医師会、前掲書、二八三頁。
(16) 小林郊人『下伊那医業史』甲陽書房、昭和二八年、五二頁。

(17)　『金沢大学医学部百年史』昭和四七年、五〇頁。
(18)　同書、七四頁。
(19)　川上武『現代日本医療史』勁草書房、一九六五年、三一～三二頁。

三、幕末・明治初期の感染症対策——ジョージ・B・ニュートンの二大事業——

検梅と駆梅事業

横浜で駆梅に成功　幕末になって攘夷の声がますますたかまり、わが国の浪人が外国人を襲撃して殺害する事件が相ついだ。イギリス海軍は自国の居留民保護のため横浜に駐屯したが、このとき水兵のなかには売春婦に接して梅毒に感染し、軍務に支障をきたすものが続出する有様であった。この状態を憂慮したイギリス政府は、海軍軍医ニュートン（George Bruce Newton 一八三〇～一八七一）を日本に派遣して、梅毒の予防と治療に従事させることにしたのである。

慶応三年（一八六七）ニュートンは横浜に到着した。(1)その詳細な日時は不明であるが、『神奈川県史料』によると、横浜の梅毒病院は慶応三年九月に創設されたとあるので、(2)これ以前であることはまちがいない。

横浜梅毒病院はイギリス側の強い意向によって設立されたものである。そのため院長に就任したニュートンには日本政府から俸給を支払うことなく、イギリス側の好意にすがっていた。しかしそれ以外の病院の要員——開院当初は病院付医師二名、通訳、水夫、定役、同心各一名、門番、足軽各二名——については、遊女や芸妓の揚げ代の歩合をつみたててその給料にあてており、当初の建築費は政府が支出したが、その後の修繕費などは先の歩合をもってこれにあてた。さらに入院患者については、夜具、蚊帳、衣類、食器などはすべて遊女や芸妓の抱主の責任において調達すべきことがさだめられている。(2)

これにたいして抱主たちは、世間がさわがしく景気もよくないので、病院の建設にたいして反対の嘆願書を提出したが、これは受理されなかった。そこで予定通り武蔵国久良岐郡横浜港遊廓吉原町会所（現在の横浜市中区長者町）を仮事務所とし、同じ遊廓の名主佐藤左吉（岩亀楼主）長屋を仮病院として発足した。(3)翌慶応四年（一八六八）六月には同じ吉原町に病院を新築して、六月一八日に開院した。(2)明治六年（一八七三）遊廓が吉原町から高島町に移転するのにともなって、高島町九丁目（現在の西区高島町）の高島嘉右衛門の持ち家を病院として使用した。

ニュートンは率先して病院の運営にあたり、患者の治療に尽力したが、楼主のなかには一週に一度の遊女の検診を拒否するものや、妨害するものもすくなくなく、協力的とはいいがたい状態であった。ニュートンはこのような状況をいたく憤慨して県当局に申し立てたので、明治元年（一八六八）一〇月一日には、「来ル三日ヨリ遊女共名前書ヲ以七日毎ニ一順ツツ呼出シ候間其旨相心得可申」との布達が発せられた。(4)このような妨害や嫌がらせはかなりひどいものがあったようで、長崎における具体的な様子は後にのべる。

梅毒病院発足当初のスタッフは、ニュートンを検梅や治療の取締方とし、旧前橋藩の松山不苦庵を抜擢してその助手とした。(5)明治二年（一八六九）二月松山不苦庵の助手として宮島義信が雇医となり、ついで早矢仕有的、浦井宗一、木下宗伯が雇医となった。(3)明治七年（一八七四）ごろの医員には、浦井宗一、中江愿思の名があり、通弁としては矢野徳兵衛が開院以来その役をつとめていたほか、坂井秋男がおなじく通訳をつとめていた。(6)

ニュートンが梅毒の予防と治療に全力をかたむけた結果、明治元年冬から同三年秋までに二千人あまりの患者が全快するという良好な成績がえられている。(7)

長崎梅毒病院の設立　この成功に自信をもったニュートンは、明治三年（一八七〇）秋に寺島宗則外務大輔に面会して、まず長崎に梅毒病院を設立することをといた。寺島宗則は薩摩藩士でもと松木弘庵といい、蕃書調所教

ってい た。

授手伝いや開成所教授などを歴任して海外事情にくわしかったので、このような計画にたいして正しい理解をもっていた。

外務省は明治三年九月ニュートンにたいして長崎梅毒病院の設立を依頼し、これをうけてニュートンは明治三年一〇月一〇日に太平洋郵船会社のニューヨーク号で横浜を出帆した。船は途中兵庫(神戸)にたちより、一三日に兵庫を出航して、長崎に到着したのは一〇月一四日であった。ただちに病院建設に着手したところ、一〇月下旬には西小島町にある大徳寺境内に仮病院を開設するまでにいたって、幸先よいスタートをきることができた。しかし遊女や抱主たちはこの計画にたいして激しく抵抗した。この様子は古賀の著書にくわしい(8)。

ニュートンと長崎の遊女屋側との間には、検梅の方法について真っ向から意見の対立があった。梅毒に罹患している遊女にたいしては検梅をおこなって治療をうけさせるが、健康なものまで検梅をしいるのは不合理きわまりないというのが、遊女屋側の一致した意見であった。一方ニュートンはこれとはまったく反対の立場で、すでに罹患した遊女だけを対象にするのではなく、感染を未然にふせぐための検梅が絶対に必要だと考えたのである。

さらに梅毒病院運営資金の調達を命ぜられた遊女屋仲間は、あまりに膨大な金額――年間六千両余りといわれている(9)――に、その上納についても頑強に抵抗した。間にはいった長崎県当局は検梅の方法においても、財政的問題でも遊女屋側にかなりの譲歩をしめしたので、ニュートンの立場はいよいよ不利になり、遊女屋側の非難を一身にうけざるをえない立場においこまれた。

すでに長崎を後にして横浜で種痘事業に専念していたニュートンにたいし、不在中をいいことにいわれなき中傷や非難がくわえられた。これはかなり悪質な内容をもち、執拗をきわめていたのでイギリス公使館は、公式文書でこの流言をうちけすよう再三にわたって日本政府に申し入れている(10)。在外公館のトップにあるものが、公文書をもってこのような申し入れをおこなうというのは、かなり異例なこととといわれなければならない。しかしその流言の内容については、この文書にはかかれていない。

ニュートンへの誹謗　その内容をあきらかにする記録ははるかにイギリスに存在した。ロンドンの国立公文書館に保管されているニュートン自筆の書簡に、その内容が具体的に記載されていたのである。(11)この書簡には残念ながら日付がない。しかし書簡にしるされた事実から一八七一年六月二八日から七月一一日（旧暦では明治四年五月一一日から同月二四日）の間にかかれたものであることは間違いない。(12)発信地は長崎、宛名はシナ派遣艦隊司令官ヘンリー・ケレット海軍中将である。

長崎梅毒病院は、ニュートンの長崎滞在中は順調に運営されていた。だからこそ神奈川県の種痘事業推進のため、横浜にたちかえることができたのである。ところがその後の長崎において流布されたニュートンへの中傷や誹謗の流言は、遠くはなれた横浜にいるニュートンの耳にも達した。

最初は自国の兵士の健康をまもるために手をそめた事業であり、ニュートンも命令にしたがって就任した任務ではあったが、医師としての使命感から感染症の予防や治療にはなみなみならぬ意欲をもっていた。その結果としての横浜での成功は、ニュートンにおおきな自信をもたせたにちがいない。だからこそ長崎にも梅毒病院を設立するよう、熱心に日本政府にはたらきかけたのである。

熱意をもって長崎での事業に邁進したニュートンにとっては、いわれなき中傷や誹謗はまさに寝耳に水の感があり、思ってもみないことであった。そのころすでに閉鎖されていた――閉鎖は明治四年三月二〇日――長崎仮梅毒病院を再開するためにも、ニュートンはぜひ長崎に赴かなければならなかったのである。明治四年五月一日に長崎についたニュートンが耳にした流言とは、つぎのようなものであった。

その第一は、「女性にたいして行われる検査は、表面上は疾患の発見をよそおっているが、実は器械をさしこんで子宮から精ある油を採取する――それによってその女性は、永久に不妊症になってしまう――のが目的である。そのようにして採取された油はヨーロッパにおくられ、医薬品として法外の値段で取引されている」というものであった。これは、そのころ長崎に出回っていた中国書からえた知識を基にした誤った見解であろう、とニュートンはのべている。膣鏡を挿入する行為を、このように誤解したにちがいない。

第二の流言は、「おおくの遊女はそのようなひどい手術をうけるよりは、死んだ方がましだと主張し、抗議した。初志をつらぬくためにアヘンをのんだものもおり、そのため数名の遊女が死亡した」というのである。病人ばかりでなく、健康者にも検診をおこなったことが、このような抵抗を生んだ。「アヘンやその他の毒薬によって死亡した遊女は一人もいない。ただ一人死亡したものがいるが、それは水腫によるものである」とニュートンは反論している。

これらの流言は、異国人を忌み嫌うものばかりでなく、その同調者の怒りをかきたてて、さらに悪質な、忌まわしい第三の流言をうむにいたった。「梅毒病院をまかされている日本人の医師たちが、自らの欲望を満足させるために、一番美しい健康な遊女を病院に拘束し、ついに医師の一人はこの少女を陵辱した」というのである。まさに為にする流言としかいいようがない。

ニユートンの死　野村盛秀が長崎県知事をつとめている間は、ニュートンとの関係も友好的であり、仮病院の建設も運営も順調にはこんだ。ニュートン自身の言葉をかりれば、

野村が長崎県知事の座にいるかぎり、この病院は病気の苦痛をやわらげ、性病の感染の有無を検査して、売春婦と比較的安全に交際できるという利益をあたえてくれたので、すべての人からおおいに賞賛されていました。

ところが、

この知事が他県に転任して宮川が後任になってからは、この新任知事が梅毒病院や梅毒抑圧計画に反対して

いることをしって、私利私欲にかられた卑しい心の持主たちは、悪意と中傷にみちた噂を懸命に流布したのです。(11)

ニュートンにとって、宮川房之県知事は決して油断のならない存在であった。(13)

明治四年三月二〇日になって、ついに仮病院は一時閉鎖という憂き目にあう。これをしったニュートンは、急遽長崎におもむいて病院再開をめざして精力的な活動を開始した。(14) 長崎到着一〇日後の五月一一日、その地に駐在する各国領事と宮川県知事をはじめ日本側関係者をまじえての会議が開催された。(15) この席上ニュートンは梅毒病院を緊急に再開する必要がある旨を熱心にといたので、各国領事から熱心な支持をとりつけることができた。ところが宮川県知事だけはこれといった理由もあげずに当面の再開を拒み、かろうじて年内再開の約束をとりつけることができただけであった。心身ともに疲れきったニュートンは、同年五月二四日（太陽暦では一八七一年七月一一日）に長崎大浦海岸通のオクシデンタル・ホテルで急死した。わずか四一歳であった。その墓碑は大浦の外国人墓地にある。梅毒病院が再開されるのは、それから約二ケ月後の六月一六日のことである。

天然痘の予防事業

神奈川県の種痘　明治新政府は明治三年（一八七〇）四月、太政官達をもって全国の各府藩県に布達して、牛痘接種の普及にのりだした。

種痘之儀ハ済生ノ良法ニ候処僻陬之地ニ至テハ今以不相行向モ有之趣ニ付府藩県末末迄行届候様厚ク世話可致候(16)

というなかなかの意気込みである。しかしその障害は接種する医師側にも、接種をうける民衆の側の両者にみとめられた。おなじ布達のなかで「庸医巫祝ノ徒糊口ノ資トナシ鹵莽未熟ノ術ヲ施シ」とのべて、この術に熟達していない医師がただ単に生活の手段として種痘をおこなっているだけで、正しい接種がおこなわれていないことを非難している。

一方接種をうける者のなかにも種痘を正しく理解せず、「等閑ニ打過キ自然ニ罹リ候者有之」という状態であったので、強い態度でのぞまなければ種痘の普及は困難である、と新政府みずからがみとめていた。

このような中央政府の意向を反映して、とくに悪性の天然痘が流行して、おおくのいたいけな幼い命がうしなわれていた神奈川県としては、早急に各地に種痘病院を建設して、天然痘の流行を阻止する方策をうちだした。その計画によると県内各地に種痘病院を建設して、あまねく種痘を実施したいところであるが、それには時間的な余裕がないので、県から医師を派遣して各地で種痘をおこなうことを決定した。明治三年（一八七〇）一一月一五日の布達(17)によると、横浜では吉原町会所で一一月一七日から一二月一六日までに五回、神奈川宿では元本陣の石井源左衛門宅で一一月一八日から一二月一六日までに五回、川崎宿では元本陣の田中兵庫宅で一一月一九日から一二月二四日まで六回にわたって、四ツ（午前一〇時）から八ツ（午後二時）まで接種するというのである。さらに、

診察料其外都テ庁ニテ仕払遣シ候間、難有相心得其最寄生児七十五日後自然痘不致者ハ悉召連罷出種痘可致候。(18)


とあって、生後七五日以後の小児で、天然痘に罹っていないものはすべて出頭して接種をうけるようにとのべ、そのさい接種料は無料にするとさだめている。出張医師としてニュートンをはじめ、早矢仕有的、松山不苦庵の名がみえる。ニュートンが梅毒の検診や治療ばかりでなく、種痘事業にも深く関わっていたことをこれによってしることができる。

神奈川県当局が県内三カ所において種痘を実施する旨を布達したのは、明治三年一一月一五日のことである。

ニュートンはこれをさかのぼる一ケ月前の一〇月一〇日には梅毒病院建設のため長崎におもむいているので、横浜には不在のはずである。長崎の梅毒病院の建設、運営が困難の連続であったころ、神奈川の種痘をかえりみる時間的余裕など、期待できる状況ではなかったはずだというのが従来の解釈であった。

ニユートン横浜へかえる　史料の発掘が不十分であり、さらにその解釈が適切でなかったために、在来はニュートンの横浜や長崎における梅毒病院の成果にばかり目をうばわれて、神奈川県での種痘事業を正しく理解できなかった。しかしこのころニュートンは、神奈川県において種痘事業にも献身的な努力をかたむけていたのである。

それをしめすいくつかの史料をあげてみよう。

さきにあげた明治三年一一月一五日の布達[17]もその一つであるが、さらに一一月一八日づけの、英国公使ハリー・パークス卿から沢宣嘉外務卿にあてた書簡がある。[19]

猶去ル十五日十七日両度面会ノ砌、同所（横浜…引用者注）貴国内疱瘡病院ノ管轄トシテ、我国医師ニュートン氏御用立可申儀申述候

とあるように、横浜にある疱瘡病院にニュートンを派遣する用意があることをのべている。これはニュートンが横浜に滞在していることをしめすものである。

明治四年四月二〇日の東京府大参事北島秀朝から英国副領事ジョン・C・ホールあての書簡によると、

過日御面晤ノ節云々御相談オヨヒ置候梅毒〔病〕院取建ノ一条粗仕度モ整候間、来ル二十二日三字マテニ運上所ニテニュートン氏へ御打合オヨヒ尚実地ノ模様御相談申度候間、貴下ヨリ同氏へ御通達被下度存候

とあって、ここにもニュートンが横浜に滞在していることがしめされている。

さらに、『神奈川県史料』には、

昨年ノ冬天然痘ノ行ワルルヤ、ニュートン及ヒ外医員管下十里部内ヲ巡回シテ、所在ニ出張所ヲ設ケ種痘ヲ施行セリ(21)

との記事があって、「昨年ノ冬」すなわち明治三年の冬にニュートンらが種痘を実施するために、県内を巡回したことをしるしている。

横浜でジョン・ブラック（John Reddie Black 一八二七～一八八〇）が発行していた英字新聞 *The Far East* には、ニュートンが天然痘対策に従事するために長崎から横浜にかえってきたとの記事がある。これこそこの時期、ニュートンが横浜に滞在していることをしめす決定的な史料である。

ここ三年ばかりの間、日本人、外国人双方のために吉原の性病病院設立に尽力し、日本人の医師や看護婦に病院の使い方や適切な運営方法を指導しているイギリス海軍のニュートン博士は、このほど長崎の同様の慈善事業のため不在中であったが、今月（一月）の二日横浜に帰り、ただちの天然痘対策にとりかかった。(22)

一八七一年一月二日は陰暦になおすと明治三年一一月一二日である。この日ニュートンは長崎から横浜にかえってきたのである。後にのべるように一〇日後にはパークス公使主催による委員会が招集される。一一月一五日の布達といい、一一月二二日の委員会といい、ニュートンが長崎から帰着したことによって、事態は急ピッチに進展している様子をしめしている。

時期はすこしくだるが、明治七年十全病院の様子を報ずる *The Far East* にも、

ここ三年間、横浜付近の天然痘は下火になっている。それにつけてもわれわれは、一八七一年から一八七二年にかけてこの流行病が猛威を振るった時期に、精力的な活動をしたあの故ニュートン博士の功績をみのがすわけにはいかない。(23)

というニュートンの種痘の功績をたたえる記事がみられる。しかし文中の年は一年ずつくりあがって、一八七〇

年から一八七一年とするのが正しい。ニュートンは一八七一年七月一一日に長崎で病死しているからである。

種痘委員会とその成果　ブラックが *The Far East* に連載した回顧録に手をくわえて出版した *Young Japan* (1879) にも、種痘事業にたずさわるニュートンの活躍がくわしくしるされており、ニュートンの功績の第一にあげるべきは「国民に強制的に種痘を実施する法律を通過させるために、懸命の努力をかたむけた」[24]ことであるとのべている。

この冬ニュートンは、パークス公使をうごかし強制種痘の実現を目指して、各国公使の連携のもとに委員会を招集した。イギリス副領事ラッセル・ロバートソンが議長になって、

①病人を隔離するために、戸別訪問をおこなうこと、

②強制的に種痘をおこなうこと、

③天然痘患者専門の国立病院を設立すること、

の三点を日本政府に要望することを決議した。

この委員会に出席したのは、ニュートンをはじめ、デュアン・シモンズ（Duane B. Simmons 一八三四〜一八八九）、オートン、ジェイムズ・ヘボン（James Curtis Hepburn 一八一五〜一九一一）などの外国人医師のほか、井関盛良神奈川県令である。

医師たちは細かい点では意見の相違はあったものの、種痘が必要であるという点では完全に意見の一致をみた。井関県令が「政府はこれらの提案全部を実行するように努力する」と発言した[25]。

この委員会がひらかれた日付については、*Young Japan* に記載はない。『神奈川県史料』によれば「去ル貴国十一月二十二日我英国岡士所会議ノ節、閣下ノ命ニ依テ井関知県事出席被致[26]」とあって、委員会開催が明治三年一一月二二日であることを確定することができた。これは西暦一八七一年一月一二日にあたる。

表10　1871年神奈川県における種痘実施数

	実施日	回数	1月	2月	合計	一回平均
神奈川	日曜日	5	156	164	320	64
川　崎	月曜日	6	216	141	357	60
戸　塚	火曜日		356	207	563	
藤　沢	水曜日		150	263	413	
鎌　倉	木曜日		146	72	218	
八王子	金曜日		—	—	—	
横　浜	土曜日	5	60	189	249	50

表11　1871年横浜とその近郊の天然痘発生数

	戸別訪問数	住民数	患者数	死亡者数	致命率
1月15日—20日	7946	34216	—	11	—%
20日—28日	14041	47195	30	9	30
28日—2月4日	12344	51437	39	4	10
2月4日—11日	12344	51437	45	3	6
11日—18日	8510	37308	27	3	11
18日—25日	8401	37308	30	1	3
25日—3月4日	7361	27703	25	2	8
3月4日—11日	4224	15331	23	3	13
計			319	36	11%

さきの布達をうけて県内各地では、ニュートンをはじめとする神奈川県からの派遣医と、各地に在住する種痘医の手によって種痘がおこなわれた。その詳細については『神奈川県史料』にはまったく記載がないので、出先各地の地方文書を丹念に調査しなければならない。川崎宿における種痘の様子は、ごくおおまかながらも先に報告したところであるが[27]、わが国の史料からは県下の有様を明らかにすることは、かなりむずかしい状況であった。

県下の接種状況をしりうる史料は、接種医であるニュートン自身の報告にみることができた。一八七一年三月一五日の日付をもつこの報告書[28]に宛名はないが、文中に「貴下の要求によって、井関知県事が横浜と県下の主な町に、無料の種痘所の設立をみとめた」とあるので、おそらくパークス公使にあてた報告書であろうとおもわれる。

一般大衆にたいする広報を発行し、各地の官員にたいして住民にしらせるよう命令を発したことによって、この制度は確立した。有能な、注意深い県の医師たちによって種痘がおこなわれ、おおきな成功をおさめた。

疑いなく天然痘の犠牲になるにちがいない、おおくの価値ある生命がすくわれたのである。

という文章につづいて、

この二カ月の間、予定された各地におもむき、その地の医師たちの施術を監督した。しかし今ではその医師たちは完全に熟達して、義務を遂行するようになったので、もはや巡回して監督する必要はなくなった。(28)

と、各地の種痘医たちの接種手技になんら問題がないことを明らかにしているとともに、各地でおこなわれた接種状況がしめされている。横浜、神奈川では五回、川崎では六回にわたって種痘がおこなわれたと、『神奈川県史料』にあるので、一回にはおよそ五〇人から六〇人が接種をうけたことになる（表10）。これとともに天然痘の流行状況もくわしく報告されている（表11）のは、さきの委員会の決定を忠実に実行した結果をしめすもので、統計という概念のとぼしかった当時のわが国にあっては、貴重な史料ということができる。

当時の天然痘の流行状況とその対策の成果については、英字新聞にも賞賛の言葉がみられる。

ここ横浜では、非常に激しい天然痘の流行がみられる。病気は減少するどころか、残念なことにむしろ増加している。われわれは読者にいらざる不安をひきおこすのをさけたいと望んでいるが、この問題を隠蔽したり、くすぶらせたままでいるよりは、オープンに議論し、危険を指摘した方がよいとおもう。知識の不足による不注意のため、感染の危険が一〇倍にもなってしまうことがあるのだから……。

とのべたあと、

患者は毎日増加している。真正面からとりくむ心がまえが必要だ。政府の行動を強力におしすすめることが内務卿の義務である、というのがわれわれの考えである。(29)

となかなか手厳しい意見をのべる一方、さきの委員会で決定をみた「種痘病院の建設と戸別訪問は、たしかによい方向にむかっている」と自賛の記事もみられる。

ニュートンはじめ各地の医師たちの懸命の努力によって、種痘はまがりなりにもおこなわれるようになり、天然痘の流行もようやく退潮の兆しがみられ、ほぼ終息の状態をむかえていた[30]。長崎の梅毒病院の運営にあたって、身におぼえのない誹謗や中傷を耳にしたニュートンは、神奈川県での種痘事業が一段落したのをみとどけて長崎におもむいたのである。

ニュートンへの感謝　古賀十二郎は「ドクトル・ニュートンの功労を永久に伝ふ可き記念碑らしいものは、長崎に於て建設せられなかった。また、その遺族へ何程の金員が給与されたか、一向に判明しない」とのべている[31]が、事実はニュートンの死後、遺族にたいして一千円が下賜されている。

ニュートンに慰労金をおくろうと発議したのは、神奈川県である。明治四年七月一一日付の文書には、「ニュートン生存中之給料壱ケ月二八〇ドル三セント、三ケ月あわせて八四二ドル四九セント、およそ一千ドル」を贈ったらどうであろうかとある。一ケ月の給料とは、イギリス海軍軍医としての俸給とおもわれるが、その三カ月分を計上した理由については不明である。外務省から大蔵省への照会書類には、「ニウトン一ケ月給料二百八十弗ニ見積、合高洋銀八千六百八拾弗」との下げ札がみられる。これらの数字を勘案して、最終的には円に換算して一千円が支給された[10]。

ニュートンは自国の将兵の健康維持のためにイギリス海軍から派遣された軍医であって、日本政府と直接の雇用関係はない。自国軍隊の性病予防を目的として設立された梅毒病院の医師として、主として遊女の梅毒の予防や治療という形でわが国の医療に貢献した。この院長職にたいして日本側から給料を支払うことなく、イギリス海軍軍医としての立場を堅持して、出向という形をとっていた。このような立場をかんがえると、ニュートンの死にさいしてとった明治政府の対応は、はなはだ手厚いものであったといってよい。長崎での中傷や誹謗にたいする陳謝の意味もふくまれていたのではないだろうか。

(1)　古賀十二郎『西洋医術伝来史』形成社、昭和四七年、三七六頁。
(2)　『神奈川県史料』五巻、昭和四四年、三八一頁。横浜における梅毒病院の建設については、古賀十二郎の前掲書では「明治元年」としているが、『神奈川県史料』記載の「慶応三年」が正しいものとおもわれる。なお『明治史要』(修史局編、明治九年)にも明治七年七月八日の条に「横浜梅毒病院、慶応三年九月、旧幕府之ヲ設立ス」とある。
(3)　今井忠宗「我国検梅駆梅の端緒」『千葉医学専門学校雑誌』七二号、大正四年、一～二五頁。
(4)　『神奈川県史料』五巻、三八二頁。
(5)　松山不苦庵については、在来の書物ではすべて「松山棟庵」と記載されている。中西淳朗の近年の研究によって、松山棟庵とは別人であることが明らかになっている。
(a)中西淳朗「横浜医学細見」『日本医史学雑誌』三七巻、一九九一年、四四八～四五〇頁。
(b)中西淳朗「その後の不苦庵」保団連第一〇回医療研究集会口頭発表、一九九五年一〇月二一日。
(6)　『神奈川県史料』五巻、三八九頁。
(7)　古賀十二郎、前掲書、三八六頁。
(8)　同書、三九四～四〇六頁。
(9)　同書、四〇〇～四〇一頁。
(10)　「横浜兵庫長崎梅毒病院英国海軍軍医官監督一件」外務省外交史料館蔵。
(11)　Public Record Office F. O. 46/149
(12)　この書簡には、各国公使と長崎県知事が出席して、一八七一年六月二八日にひらかれた梅毒病院再開についての会議の模様がしるされている。
(13)　深瀬泰旦「横浜長崎梅毒病院医師G・B・ニュートンへの誹謗」『神奈川県医師会会報』四六六号、一九九〇年、八九～九〇頁。長崎県知事野村盛秀は明治三年一二月一九日に日田県知事に転出し、その後任として久美浜県知事井田譲が就任した。井田は翌四年一月二八日大蔵大丞に転出して東京にかえった。一月一七日までに権知事に就任していた宮田房之が、権知事のままその後の県政を担当した。宮田が県知事に昇進したのは一一月四日である(『明治史要』による)。

(14) ニュートンの書簡[注(11)]に、一八七一年六月一三日(明治四年四月二六日)に横浜を出発し、長崎到着は六月一八日(四月三〇日)であるとしるされている。この書簡によって明治三年一一月一二日から明治四年四月二六日まで、ニュートンは横浜に滞在していたことが明らかになった。

(15) この会議に出席した各国領事は、ニュートンの書簡によれば、アメリカ領事H・P・マンゴー、イギリス領事A・A・アンズリー、ノルウェー領事J・P・トンプリンク、ベルギー・デンマーク・イタリア領事ジュリアン・アンドリュー、ドイツ領事J・ウエストファール、イギリス領事館補佐官兼通訳J・クインである。

(16) 明治三年四月二四日太政官達無号、厚生省医務局編『医制百年史』資料編、昭和五一年、二三三頁。

(17) 『神奈川県史料』五巻、三九一頁。

(18) 同書、三九一頁。

(19) 同書、三九一~三九二頁。

(20) 『神奈川県史料』六巻、二八二頁。

(21) 『神奈川県史料』五巻、三九五頁。

(22) 大野利兵衛訳編『外人記者のみた横浜―〝ファー・イースト〟にひろう』、横浜歴史研究普及会、昭和五九年、九八頁。

(23) 大野利兵衛訳編『ファーイーストにひろう』(私家版)五号、二頁、一九八一年。

(24) Black, J. R., *Young Japan*, Trubner & Co. London, 1880. ねずまさし、小池晴子訳『ヤング・ジャパン　横浜と江戸』三巻、平凡社、昭和五一年、一六六頁。

(25) 同書、一六七~一六八頁。

(26) 『神奈川県史料』五巻、三九三頁。

(27) 深瀬泰旦「川崎宿種痘館」『川崎市小児科医会会誌』一三号、昭和五六年、三九~四五頁。これは本論集(III-

四）に収録した。
(28) *The Japan Weekly Mail* 一八七一年三月二五日号、一四八頁。
(29) 同誌、一八七一年一月二八日号、四七頁。
(30) 大野利兵衛訳編、前掲書〔注(22)〕、一一〇頁。ここに「天然痘、終息」の見出しで「ここ二週間の報道の中で、われわれがとりあげることのできる最高の報道は、天然痘が死に絶えて、今ではわずかに偶発患者が一人いるだけということだ。日本人の間には、ほとんど常に幾人かの患者がいるが、今や普通以下であると報道してもさしつかえない。したがって、天然痘は終わったといってよい」（*The Far East* 一八七一年二月一六日号）とある。
(31) 古賀十二郎、前掲書、四〇九頁。

四、川崎宿種痘館

はじめに

一九八〇年一一月、川崎の今日の繁栄の原点ともいえる旧川崎宿の一三ケ所に解説板がたてられた。他の都市では歴史的な旧跡には立派な標識がたてられ、先人の業績が大切にかたりつがれているにもかかわらず、川崎市だけはひとりとりのこされている感が深かった。口では文化都市の建設を目ざしてなどと、至極結構なお題目をとなえてはいるものの、真の意味での文化行政が不在であったことは衆目の一致するところであった。

このような行政にまかせてはおけないと、川崎ライオンズクラブがスポンサーになって、有意義な社会奉仕活動の実現を目ざして計画をおしすすめたところ、教育委員会も重い腰をあげて、やっと陽の目をみたわけである。「六郷の渡」からはじまって、「棒鼻」にいたる一三ケ所は、いずれも川崎宿にとって由緒深い場所である。中でも本陣は、宿における休泊施設のうちで、勅使、大名、公家などが宿泊した公的性格をもつ機関として重視されているが、川崎宿には、新宿（現在の川崎市川崎区本町一丁目）に田中本陣（兵庫本陣ともいう）が、砂子（現在の同区砂子二丁目）には佐藤本陣（惣左衛門本陣）があった（もっとも近年の研究によって、脇本陣があったことがあきらかになった）。

田中本陣の解説板にはその末尾に、

明治三年、新政府は悪性の天然痘流行を機に、各地で種痘を行ったが、川崎では一一月から一二月にかけて六回、田中本陣で行う旨の布達が出されている。田中本陣の棹尾を飾る記録というべきであろうか。の文字がみえる。従来の史書にみられなかった事実が、このような形で解説板に挿入されるにいたった流れをたどってみたい。

明治初年の痘瘡の流行と種痘

明治三年は春から痘瘡の流行があった。以前には六〜七年の周期で流行をくりかえしていた痘瘡も、幕末期になると、ほとんど毎年のように流行し、牛痘接種法が移入されたとはいっても、その猛威はけっしておとろえをみせるにはいたらなかった。

これを打開するため、明治新政府は種痘を強力な武器として、この現実にたちむかうことになったのである。明治三年三月、新政府は大学東校に種痘館を設けるとともに、翌四月、太政官達をもって全国の各府藩県に布達して、種痘の普及にのりだした。

種痘之儀ハ済生ノ良法ニ候処僻陬之地ニ至テハ今以不相行向モ有之趣ニ付府藩県末々迄行届候様厚ク世話可致事

嘉永二年蘭医モーニッケが牛痘法をもたらして以来、この良法は日本各地に急速にひろがったとはいえ、接種する医師側にも、接種をうける住民側にも決して問題がないわけではなかった。

「庸医巫祝ノ徒糊口ノ資トナシ鹵莽未熟ノ術ヲ施シ」ているものがあるので、その効果については疑いの眼をもってみられる一方、被接種者の中にも「等閑ニ打過キ自然ニ罷リ候者有之」という状態であった。現状はけっしてなおざりにできないことを、新政府みずからがみとめていたわけである。

神奈川県の実施計画

このような中央政府の意向を反映しながら、とくに悪性の痘瘡が流行して、いたいけなおおくの幼い生命がうしなわれている神奈川県としては、早急に各地に種痘病院を建設して、痘瘡を防遏する必要にせまられ、その撲滅計画を発表した。

それによると、痘瘡の流行によって死亡する小児がすくなくない昨今、県内各地に種痘病院を建設してあまねく種痘を実施したい意向ではあるが、それには日時を要して当座の間にあわないので、とりあえず次のような日割で、早矢仕有的、松山不苦庵、ニュートンの三名を出張させることを決定したというのである。明治三年一一月のことである。

すなわち、横浜では吉原町会所で、一一月一七日から一二月一六日までに五回、神奈川宿では、一一月一八日から一二月一六日までに五回、元本陣の石井源左衛門の邸宅でおこなう。さらに川崎宿では、一一月一九日、二六日、一二月三日、一〇日、一七日、二四日の六回にわたって、元本陣の田中兵庫宅において、午前一〇時から午後二時まで接種するという布達である。さらに、

診察料其外都テ庁ニテ仕払遣シ候間難有相心得其最寄最寄生児七十五日後自然痘不致者ハ悉召連罷出種痘可致候

とあって、生後七五日以後の小児でまだ痘瘡にかかっていないものはすべて出頭して接種をうけるようにとのべ、それらのものには無料で接種するとさだめている。

ここにはじめて、ニュートンをはじめとする種痘医の名と、接種場所としての川崎宿の名が登場したわけである。

ニュートンの来日と梅毒病院

幕末になって攘夷の声がますますたかまり、わが国の浪人が外国人を襲撃して殺害する事件があいついだ。英国軍隊は、自国の居留民の保護のため、横浜に上陸、駐屯したが、このとき水兵などは売春婦に接して梅毒に感染し、軍務に支障をきたすものが続出する始末であった。

この状態を憂慮した英国政府は、海軍軍医ジョージ・B・ニュートン（一八三〇～一八七一）を日本に派遣して、梅毒の予防と治療に従事させることにしたのである。慶応三年（一八六七）、ニュートンは横浜に到着した。その詳細な日時は不明であるが、『神奈川県史料』によると、横浜の梅毒病院は慶応三年九月に創設されたとあるので、これ以前であることはまちがいない。

横浜梅毒病院の設立から数年の間、ニュートンはその病院の運営と梅毒予防に全力を傾注した結果、好成績をあげることができた。横浜における梅毒患者の数はいちぢるしく減少し、明治元年冬から三年秋までに二千人あまりの患者が全快したという。

この成功はニュートンをして、他の都市にも梅毒病院を開設する運動にはしらせた。すなわち明治三年秋になって、ニュートンは寺島宗則外務大輔に面会して、まず長崎に梅毒病院設立のことをといた。寺島宗則は薩摩藩士でもと松木弘庵といい、蕃書調所教授手伝や開成所教授などを歴任して海外事情にくわしかったので、このような計画にたいしては正しい理解をもっていたにちがいない。外務省は同年九月にニュートンにたいして長崎梅毒病院設立を依頼し、これをうけてニュートンは明治三年一〇月一〇日に横浜を出帆して、一〇月一四日に長崎に到着した。

ただちに梅毒病院建設に着手し、一〇月下旬には大徳寺（西小島町）境内に仮病院を創設して幸先よいスタートをきったが、遊女やその抱主たちの強力な抵抗にあって計画は遅々としてすすまず、その経営はますます困難の度をくわえるばかりで、明治四年三月には、仮病院は一時閉鎖のやむなきにいたるのである。

梅毒病院の挫折によって、ニュートンはおおきな痛手をこうむったにちがいない。同年五月二四日（西暦一八七一年七月一一日）に長崎のオクシデンタルホテルで失意のうちにその四一年の生涯をとじた。その墓碑は、大浦天主堂の下をながれる大浦川の上流、川上町の丘の上にある大浦外国人墓地にある。

ニュートンの種痘事業

神奈川県当局が川崎宿ほか二ケ所で、ニュートンの援助によって種痘を実施するむねの布達をだしたのは明治三年一一月一五日のことであるが、これをさかのぼること約一ケ月前の一〇月一〇日には、ニュートンはすでに長崎に赴任して横浜に滞在していない。そして、さきにのべたように長崎の梅毒病院の運営は困難の連続で、ニュートンが神奈川県での種痘事業に従事する時間的余裕など、期待することはできないような事情であったと考えられていた。

史料の発掘が不充分であり、さらにその解釈も適切でなかったため、ニュートンの横浜や長崎における梅毒病院の成果にばかり目をうばわれたことが神奈川県における種痘事業を正しく理解できなかった大きな理由であろう。ニュートンが神奈川県での種痘事業に直接たずさわるのは一見無理のようにみえるが、しかし事実は、長崎にわたったニュートンが困難な梅毒病院の運営の合間にも横浜に足をはこんで、種痘事業に情熱をかたむけているのである。それを裏づけるいくつかの史料をあげよう。

さきにあげた明治三年一一月一五日づけの神奈川県布達もその一つであるが、『神奈川県史料』には、同じ年の一一月一八日付の、英国公使パークス卿から沢宣嘉外務卿にあてた書簡が収録されている。

……猶去ル十五日十七日両度面会ノ砌同所（横浜……引用者註）貴国内痘瘡病院ノ管轄トシテ我国医師トク

トルニートン氏御用立可申儀申述候……

とあるように、横浜にある痘瘡病院にニュートンを派遣する用意があることをのべているのは、あきらかにニュートンが横浜に滞在していることをしめすものである。

明治四年四月二〇日付の、東京府大参事北島秀朝から英国副領事ジョン・C・ホールあての書簡をみると、東京での梅毒病院の設立が計画され、その粗案ができたので、四月二二日午後三時に神奈川運上所でニュートン氏にお目にかかって打合せをしたいから、このむねよろしくニュートン氏につたえてもらいたいという文面である。あきらかにニュートンが横浜に滞在していることを前提とした書簡である。

さらに『神奈川県史料』には、

昨年ノ冬天然痘ノ行ワルルヤニートン及ヒ外医員管下十里部内ヲ巡回シテ所在ニ出張所ヲ設ケ種痘ヲ施行セリ

との記事があって、「昨年ノ冬」すなわち明治三年の冬にニュートンらが種痘を実施するため県内を巡回したことを記している。

ブラックと *The Far East*

日本側の史料のみならず、ニュートンと同じころ来日して、横浜で英字新聞を発行したジョン・R・ブラックもニュートンの種痘事業での活躍を記している。

英字新聞 *The Far East* は一八七〇年（明治三年）五月三〇日に、ブラックによって横浜で創刊された。はじめは月二回の刊行であったが、のち月刊になり、一八七五年（明治八年）八月までつづいた。横浜を中心としたニュースを掲載しているが、ほかに日本の地誌や歴史についての記事もあり、明治初期のわが国の様子をしるうえで貴重な史料といわれている。
ここ三年ばかりの間、日本人、外国人双方のために吉原の性病病院設立に尽力し、日本人の医師や看護婦に病院の使い方や適切な運営方法を指導しているイギリス海軍のニュートン博士は、このほど長崎の同様の慈善事業のため不在中であったが、今月（一月）の二日横浜に帰り、ただちに天然痘対策にとりかかった（一八七一年一月一七日号、大野利兵衛の訳による）。

一八七一年一月二日を太陰暦になおすと、明治三年一一月一二日である。のちにのべるように一〇日後には、パークス公使の主唱によって各国公使との連携のもとに委員会が招集される。一一月一五日付の県布達といい、一一月二二日の会議といい、ニュートンが長崎から帰浜したことによって、事態は急ピッチに進展した様子を目のあたりにするおもいである。

時期はすこしくだるが、明治七年、十全病院の有様を報ずる *The Far East* にも、
ここ三年間、横浜付近の天然痘は下火になっている。それにつけてもわれわれは、一八七一年から七二年にかけてこの流行病が猛威を振るった時期に、精力的な活動をしたあの故ニュートン博士の功績をみのがすわけにはいかない。博士は当時、当局に対して、種痘を強制することを説いた。以後ずっと、この病気は以前に比べて少なくなっている（一八七四年七月三一日号）。

とのニュートンの種痘の功績をたたえる記事がみられる。しかし文中一八七一年から七二年とあるのは、一八七〇年から一七年とするのが正しい。

Young Japan にみるニュートンの活躍

The Far East や *Japan Gazette* を創刊したブラックは一八二七年（文政九年）一月八日にスコットランドに

うまれた。クライスツ・ホスピタルを卒業後、海軍士官となり、のちに植民地のオーストラリアにうつって商業をいとなんだ。

オーストラリアで事業に失敗してから本国にかえる途中、日本に立ちよったところ、日本の魅力にとりつかれて滞在することになってしまった。来日の時期についてははっきりしていないが、一八六一年（文久元年）ごろであろうといわれている。横浜で英人ハンサードによって刊行された週刊英字新聞 *Japan Herald* にむかえられてその編集者となり、のちに独立して *Japan Gazette* を刊行し、一八七〇年（明治三年）に *The Far East* を創刊した。

ブラックは、明治五年にポルトガル人ダ・ローザと謀って東京で邦字新聞『日新真事誌』を創刊した。はじめは「左院御用」を旗じるしとして、左院議事や政府の布告などを掲載し、政府寄りの姿勢をしめしていたが、明治七年民選議院設立建白にさいしてこれを掲載して支持し、民権論興隆の端緒をひらいた。言論圧迫に血道をあげていた政府は、『日新真事誌』の存在がじゃまになり、明治八年一月にブラックを左院にやといいれて、経営から手をひかせてしまった。

政府の民権運動圧迫政策に好意をよせていたパークス公使が政府に味方したため、ブラックはその圧力をうけ、明治九年に上海に移った。しかし同年六月病気療養のためにふたたび横浜を訪れたところ、健康の回復とともに当初の予定を変更して、さきに *The Far East* に連載した「回顧録」に手をくわえて出版することをおもいたった。

こうして完成をみたのが *Young Japan*（Trubner & Co., London）二巻であり、明治一三年に出版された。ブラックはこの年六月一〇日、校正刷に目をとおしている折、脳出血のため死亡したのである。

Young Japan にも種痘事業にたずさわるニュートンの活躍がくわしくえがかれており、ニュートンの功績の

第一にあげるべきは、「種痘を国民に強制的に実施させる法律を通過させるために、一生懸命に努力した」ことであるとのべている。

明治三年から四年にかけての痘瘡流行にさいして、ニュートンは日本政府に種痘に関する意見書を提出するとともに、パークス公使をうごかして、その実現を目ざして各国公使との連携のもとに委員会を招集した。イギリス、アメリカの医師は、文官と陸海軍武官を問わず（もっとも職務上やむを得ないもの一、二名を除いて）、全員がこの会合に出席した。

議長には、イギリス副領事ラッセル・ロバートソン氏がなり、ハリー卿が公使一同にあてた手紙から、検討すべき提案を読み上げた。

それは次の通り—

「次のことを要望する、すなわち

一　病人を隔離するために、戸別訪問をすること。

二　強制種痘。

三　日本政府が天然痘患者専用の国立病院を設立すること。」

この会合に出席し発言したものに、ニュートンをはじめ、シモンズ、オートン、ヘボン、井関盛良神奈川県知事の名がみえる。医師達は細かい点では意見の相違をみたものの、種痘が必要であるという点では完全に一致していた。

井関知事が「政府はこれらの提案全部を実行するように努力する」と発言し、不完全ながらもこれら三項目が実行にうつされたことは、『神奈川県史料』にもみえるところである。

この会合がいつかひらかれたかについては *Young Japan* に記載はないが、『神奈川県史料』によれば「去ル貴国一一月二二日我英国岡士所会議ノ節閣下ノ命ニ依テ井関県知事出席被致」とあって、これが明治三年一一月二二日（太陽暦では一八七一年一月一二日）であることがわかる。

川崎宿における種痘

川崎宿の種痘は、明治三年一一月一九日から七日間隔で、六回の予定で行われることになった。種痘医は英医ニュートンをはじめとして、早矢仕有的、松山不苦庵の三名である。このような布達をうけた川崎宿は、これにどう対処したであろうか。

溝口村の太田東海にたいしては、明治三年一二月に溝口寄場組合村の村人のために、接種の日をあらかじめ定めて、自宅において種痘をおこなうようにとの神奈川県からの申渡書が森家文書にみられるが、川崎宿にたいする申渡の文書は、残念ながら目にふれることはできない。また太田東海が計画した実施日程をしるした、寄場組合村役人による傘下村々への回状も存在していない。

森家文書で川崎宿の種痘にかんする史料は次の二点を見出すにすぎない。

其村々疱瘡前之もの有之候ハハ不残来ル九日川崎宿種痘館可願出且惣代として村役人之内壱人可罷出候此書付村名印江令請印早々順達従留可相返候也

川崎宿種痘館出張

辛未正月二日　　神奈川県

中山顧謹吾印

この文書は、旧本陣である田中兵庫宅にもうけられた川崎宿種痘館に、神奈川県の役人である中山顧謹吾なるものが出張して、種痘の実施について指導、監督をしたことをあらわすものである。すなわち川崎宿寄場組合村三八ケ村に対して、痘瘡に罹患していないものはのこらず、一月九日に種痘願を提出するようにというもので、その実施日については明示されていないが、痘瘡未罹患者の把握と、それにもとづく接種計画をまとめることが目的であろうとおもわれる。

この文書の存在によって、明治四年に神奈川県当局の指導によって、川崎宿において種痘が実施されたことがあきらかになった。

しからば中山顧謹吾の神奈川県庁における地位はどのようなものであったろうか。中山顧謹吾は弘化四年（一八四七）の生れで、徳川末期には足軽であったが、明治維新をむかえて駿河国県令附属として官員の道をあゆみはじめた。明治三年九月駿河国から神奈川県に転じて使部となり、翌四年五月史生に就任した。さきの文書の明治四年には二五歳、使部の資格で川崎宿の種痘館に出張を命ぜられている。

使部、史生ともに、もと律令制下の役職で、使部は二官八省それぞれの役所におかれた雑役に従事する下級の官僚であり、史生は中央、地方の諸官庁におかれ、主として公文書の作製などに従事した官位相当のない雑任の一種である。明治新政府は、律令制そのままの名称を採用し、その職掌内容もほぼ同様のことをつかさどらせた。ともに判任官である。

中山顧謹吾はこのころ信明と改名し、以後明治一一年一一月には愛甲郡長、明治一六年九月には鎌倉郡長に任ぜられ、四等属に累進した。

川崎宿種痘館出張、神奈川県使部中山顧謹吾の触状は、寄場組合の村々を順達して種痘の接種をうけるようよびかけた。これをうけて村役人を種痘館に出頭させる命令書が、森家文書に収蔵されている。

川崎宿より御触至来に付御尊公様にて御仕勤被下成候様御頼申候以上

未正月四日

五郎左衛門

芳三様

この文書は、おそらく大嶋村の五郎左衛門が芳三に当日の惣代として種痘館に出頭するよう依頼している文書である。

明治三年から四年にかけて川崎宿でおこなわれた種痘は、ニュートンをはじめとする神奈川県雇の医師によって、順調に実施されたとおもわれるが、明治四年九月になると、次のような布達が発せられている。

種痘ノ儀ニ就テハ前々ヨリ厚ク御世話有之別テ昨午年冬中ヨリ官員出張種附方致シ遣シ……当年ハ官員出張等不為致其宿村内又ハ寄場組合村内住居ノ種痘免許受候医員開業種付方可致旨相達候……但以来医師手当等ハ不被下候間種痘受候者共ヨリ相当ノ謝礼可致事

すなわち官員の出張をおこなわないので、寄場組合村にすむ種痘医が接種を担当するようにし、無料であった種痘も被接種者より相当の接種料をうけるようにというのである。現今の言葉をもってすれば、まさに「福祉の後退これにすぎるものはない」といいうるであろう。

明治初年に川崎宿寄場組合村の地域にどれ程の医師が存在していたかをしめす史料はない。第五大区（川崎市の多摩区、高津区、中原区の半分をしめる地域）には、明治六年の「当区医務取調書上」によると一九名の医師が開業していたことをしりうる。面積、人口ともほぼ第五大区に匹敵する川崎宿寄場組合村も、約二〇名の医師がいたであろうとの推測は可能であるものの、これらの医師のうち牛痘接種法の手技を身につけていたものが存在していたかどうかは、まったく不明といわざるをえない。

おわりに

明治三年の疱瘡流行にさいして、神奈川県が計画した川崎宿での種痘接種事業は、県当局の強力な支援により曲がりなりにも実施されたことがあきらかになった。

川崎宿の元本陣田中兵庫宅にもうけられた種痘館には、県庁から派遣された英国海軍軍医ニュートンをはじめ、早矢仕有的、松山不苦庵らに接種をうけるため、川崎宿寄場組合三八ケ村からの村民があつまってきた。

明治三年は疱瘡の流行と凶作によって、川崎宿寄場組合の村々は、すくなからざる打撃をこうむったにちがいない。さらに詳細な様相をあきらかにするため、新しい史料の発掘がまたれるところである。

五、天然痘撲滅の長い旅路

牛痘接種法の父エドワード・ジェンナー

天然痘撲滅のドラマに偉大な力を発揮したのは、イギリス人エドワード・ジェンナー（一七四九〜一八二三）の発明した牛痘接種法である。もしこの予防法が存在しなかったならば、ＷＨＯの撲滅作戦も水疱に帰したにちがいない。

天然痘撲滅の長い旅路の話は、まずジェンナーからはじめよう。

「私は牛痘にかかったことがあるから、もう天然痘にはかからないんですって……」

故郷グロスターシャーのサドベリーで開業していたジェンナーは、ある日乳搾りの女からこの言葉をきいて以来、いつも心のどこかにこれがひっかかっていた。

何故牛痘にかかったものは、天然痘にかからないのだろうか。考えぬいてもその答えはみつからなかった。考えあぐんだジェンナーは、恩師のジョン・ハンターに手紙で意見をもとめた。近代実験病理学の父とよばれるにふさわしいハンターは、

「考えないで試してみたまえ。辛抱づよく、正確に」

と実験科学者としての規範ともいうべき言葉をジェンナーにあたえた。

エドワード・ジェンナーは一七四九年五月一七日、バークレーの教区牧師ステファンの三男として生まれた。

五歳のとき、一週間たらずの間に両親をうしなうという不幸にみまわれ、長兄のステファン・ジュニアに養われるようになった。

一七六三年にブリストルに近いサドベリーのダニエル・ラドローについて外科と薬学を学び、ついで一七七〇年にセント・ジョージ病院の学生となって、有名な外科医ハンターの弟子になった。

七年の修業ののち、ジェンナーはバークレーにかえって開業医生活をはじめた。開業医としての評判はかなりのもので、見立てのいい医者としておおくの患者から頼りにされていた。

この頃イギリスでは、天然痘の予防法として、軽い天然痘の膿を皮膚にうえつける人痘接種法がひろくおこなわれていた。ジェンナーも患者からの依頼に応じて人痘接種をおこなっていたが、同じように接種しても、はっきり反応をしめしてよく着くものと、まったく反応をしめさないものがいるのに気がついた。そして着かないものはすでに牛痘にかかったことがある、ということがわかった。

それからのジェンナーは、牛痘と天然痘との関係を解明しようと、地道な実験をかさねていった。まず人痘の代わりに牛痘をうえてみたらと、ジェイムズ・フィップスという八歳ばかりの少年の腕に、サラ・ネルムスの腕からとった牛痘の膿をうえつけた。一七九六年五月一四日のことである。フィップスは悪寒や軽い頭痛をうえたが、一〇日目にはすっかり元気を回復した。それから一ケ月余り後の七月一日に、天然痘患者の膿をフィップスの両腕の皮膚にうえたが、全く反応をしめさず天然痘が発病することはなかった。バークレーの伝承が誤りでなかったことを、見事実証することができた。

ジェンナーはこの例をはじめとして四三例をまとめて、一七九八年に一編の論文として発表した。『牛痘の原因および作用に関する研究』は、数葉の淡彩の図版をもったクォート版で、わずか七五頁の報告書である。ジェンナーはこれをロンドン王立協会に提出したが、協会はその真価をみとめようとせず王立協会員としての名声――このときジェンナーはすでに会員であった――にキズがつくといけないという理由で、受理することを拒んだ。

反対をとなえたのは、王立協会ばかりではなかった。牛痘接種法の効果に黒白をつけようと設立されたロンドン種痘病院の医師ジョージ・ピアソンやウィリアム・ウッドヴィルからも反対の狼煙《のろし》があがった。牧師たちは説教壇の上から、これこそ神を冒瀆するものと非難した。詩人も自らの詩の中で、牛痘をうければ毛むくじゃらな耳や、牛のような尾がはえるぞと脅かした。

しかし牛痘接種法のすばらしい効果は次第に世間でみとめられるようになり、人痘接種法にくらべて安全で効果のある予防法ともてはやされるようになった。

それにつれてジェンナーの名声は、日をおってたかまった。一八〇〇年には国王ジョージ三世に拝謁をゆるされ、オックスフォード大学からは医学博士の称号を授与された。そしてはじめは反対の立場をとっていたイギリス議会も、一八〇二年その功績をみとめて賞金をおくることを決議した。

バークレーの伝承を耳にしたのは、ジェンナー一人ではなかったはずである。多くの人びとがききながしていたこの言葉を、医学の光にてらして、普遍的な事実として確立したところにジェンナーの偉大さがあった。細部にわたる鋭い観察力と、すみずみにまで目くばりした周到な配慮によって実験を成功させたところに、ジェンナーの資質の輝きがあった。

一九九六年には牛痘接種法発明二百年をむかえた。

牛痘接種法に先行した人痘接種法

天然痘を予防するジェンナーの牛痘接種法は、牛痘を人工的にヒトに接種して、天然痘の免疫を附与しようとする試みである。これには先行する人痘接種法という方法があった。

天然痘に一度罹患したものは、その後一生この病いにおかされることはない、という経験的事実は古い昔からいわれていた。それならば自然感染をまたず、ごくかるい天然痘の膿を健康なヒトにうつしてみたらどうだろう、との考えのもとにおこなわれたのが人痘接種法である。

天然痘の発祥の地はどこか正確にはわからないが、おそらくインドあたりであろうといわれている。人痘接種法がうまれたのもおそらくこのあたりであろうが、シナ、インド、あるいはアラビアなどで、きわめて古くから民間に伝承されていた。いまその足どりをたどってみたい。

宋の真宗の時代というから、ちょうど西暦一千年ごろ、中国・四川省西部の峨眉山に一人の仙人がすんでいた。丞相（大臣）の王旦は、この仙人が人痘接種法の名手だという噂をきいて、わが子にこの施術をうけさせようと、これを都にまねいた。

一カ月の遠路をはるばる都にのぼってきた仙人は、王旦の希望をいれて、もっともこのましい天然痘をみつけだして大臣の息子に接種した。

その方法についてくわしくふれた書物は見あたらないが、後代の中国の接種法から考えて、天然痘のカサブタをかわかして粉末にし、それを管にいれて鼻の孔にふきこむ、いわゆる旱苗法であったにちがいない。インドとの国境にそびえる峨眉山の仙人によって中国につたえられたということは、この方法がインドからもちこまれたと考える大きな根拠となる。

清の高宗の命によって編纂された『医宗金鑑』が出版されたのは、乾隆七年（一七四二）である。これは九〇巻におよぶ大部の医書であるが、その巻六〇に「種痘心法要旨」がおさめられている。これによると人痘接種の方法には、

①痘の漿をとってこれを鼻腔にたらす漿苗法。
②天然痘にかかったこどもが着用していた衣服を、他のこどもにきせる衣苗法。
③痘痂の屑を乾燥して粉末にし、これを鼻腔にふきこむ旱苗法。
④痘痂の屑を湿したものを鼻腔にうえる水苗法。
の四種があり、この中で効果がもっとも確実で、よく用いられたのは旱苗法であった。

この旱苗法が中国からわが国にもたらされたのは、延享二年（一七四五）のことである。清の李仁山がこの年の四月に渡来し、その翌年にかけて長崎で精力的にシナ式人痘接種をおこなった記録がのこっている（「李仁山種痘和解」）。

一方西へむかった人痘接種法は、アラビアの文献をとおしてサレルノ医学校につたえられたが、中世の医師たちはこれを正しく評価することができず、無視された状態が長い間つづいていた。

パドゥアで医学を学んだジャコモ・ピラリーノ（一六五九～一七一八）は、一七〇一年にトルコのコンスタンチノープルで人痘接種法の研究をはじめ、一七一五年にその成果をまとめて『接種によって天然痘を発症させる安全な新しい方法』と題してヴェネチアで出版した。

同じパドゥア大学の出身であるエマニュエル・ティモーニも、コンスタンチノープルで経験した人痘接種法について、一七一三年に自らが所属するロンドン王立協会に報告書を提出した。

しかしこれらの文献もヨーロッパの医学界ではとりあげられることはなく、人痘接種法のヨーロッパ移入の功績は、イギリス大使夫人メアリー・モンタギュー（一六八九～一七六二）にきせられる。

少女時代から何一つ不自由なく育てられたメアリーは、早くから父にしたがって華やかな社交界に出入りして、衆人の注目をあつめた。そして文学にも卓越した才能を発揮し、機智と美貌をあわせもった女性に成長した。一七一六年夫がトルコ駐在大使に任命されたので、メアリーも二人のこどもとともに夫の任地におもむいた。ウィットを愛し、いつも心のときめきをもとめてやまないメアリーは、トルコ服に身をまとって、かなりきわどい場所にも出入りして、その様子を故国の友人たちにかきおくった。これによってメアリーは書簡文学者としての名声をかちえている。

メアリーがみたのはこれだけにとどまらなかった。トルコで毎年夏の終わりにおこなわれている人痘接種法が、安全で効果の多大なことをみて、かつて自分も重症の天然痘にかかって眉毛がぬけおちるという恐ろしい経験をもっていたので、ためらうことなくわが子に人痘接種をうけさせた。

任期をおえた夫とともにロンドンにかえったモンタギュー夫人は、これが天然痘を予防するきわめて優秀な方法であることを、おおくの人にといてまわった。メアリーがコンスタンチノープルからかえった三年後の一七二一年の春に、ロンドンは三千人以上の死者をだす天然痘の流行にみまわれた。メアリーはこの機をのがさず、一流の医師の面前で四歳のわが娘に人痘接種をうけさせ、イギリス王室をといて皇太子の子どもにも人痘接種をおこなった。

このような華々しい成果にささえられて、一七四〇年代になると人痘接種法はイギリス全土にひろく普及するようになり、さらには王立内科学会の支援などによって、ヨーロッパ全土にひろがった。

このトルコ式人痘接種法――シナ式とことなり、これはランセットで皮膚に切開をくわえて膿を接種する――がわが国にもたらされたのは、寛政のころである。

緒方春朔の人痘接種法

筑前秋月藩の藩医緒方春朔は、おおくの人の命をうばう天然痘の猛威を目のあたりにして、何とかしてこの病いを克服したいものと日夜念じていた。『医宗金鑑』の種痘編がわが国で抜粋されて、安永七年（一七七八）に『種痘心法』として出版された。春朔はこの書物をよみ、また長崎でおこなわれた李仁山の人痘接種法を目にして、天然痘にたちむかう方策としてこの施術をいつかおこなってみたい、と心に深くひめていた。

緒方春朔（一七四八～一八一〇）は、諱は維章、済庵と号した。父の瓦林清右衛門は久留米藩主有馬頼徸《よりゆき》につかえており、春朔はその次男である。幼いころから学業は衆にぬきんでており、書をよむことをことのほか好んだ。同じ久留米藩の医師緒方元斎の養子となって医の道にはいり、寛政元年（一七八九）秋月にうつって、藩主黒田長舒《ながのぶ》によって藩医に抜擢された。

その年の冬から藩内に天然痘の流行がはじまり、翌寛政二年の春になってますます猖獗をきわめた。そんなある日、藩内のある村に、発疹の数がすくなく、経過も順調の患者がいるときいて、春朔はその家人にたのんで、天然痘の痂《かさぶた》を手に入れることができた。症状もかるく、経過も順調な患者のカサブタは、人痘接種法の痘苗（タネ）としてもっとものぞましい、というのがその当時の考えであった。

春朔はその順痘のカサブタを、かねて用意しておいた陶製の壷にいれ、その口を蠟で密封して、人痘接種を希望するものがあればいつでもそれに応ずることができる、と接種できる日がくるまでの保存に万全をきした。

上秋月の庄屋天野某が、春朔をたずねてきた。

「先生は常々、人痘接種が天然痘をふせぐうえでもっともよい方法である、と説いておられますが、これをお試しになったことがおありですか」

「いや、まだ接種したことはありません。過日、坂口某の家から順痘をいただき、いつでも接種できる準備はととのっているのですが……」

「先生、それではぜひお願いしとうございます。私の家には二人の子どもがおりますが、まだ天然痘にかかったことがございません。この子ども達にぜひうえてやってくださいまし」

『種痘心法』をくりかえしよんでおり、接種の要領も人から教えをうけたり、自分の眼でたしかめたりして、ある程度の自信はもっているものの、新しい施術をためすということには、いささかの躊躇を感じないわけにはいかなかった。

「……」

「たとえ人痘をうえて、それが着かなくとも、身体に害になることはないときいております。もしうまく着くことがあれば、これによって世の中の人びとの苦痛がどれほど軽くなることでしょう。どうぞ意を決してやってみてください」

庄屋のこの励ましの言葉にささえられて、春朔はその二人の子どもにシナ式の旱苗法で人痘接種をおこなった。寛政二年（一七九〇）二月一四日のことであった。

ついで村長本田某の二児にも人痘法をおこない、この四人の子ども達は発疹の数もすくなく、順調な経過をとって治癒した。これを手はじめとして、同僚の藩医から藩士、農家や商家にいたるまで、二月から三月の清明の日にかけて、二百人あまりの子ども達に接種をおこなった。

さらにその後六年間に七百人に接種して「百発百中一つも応ぜざるなし」という輝かしい成果をえた。

この成功を広く世につたえようと、春朔は誰でもわかるように仮名混り文をもって『種痘必順弁』をあらわし、寛政七年（一七九五）に上梓した。これはわが国で出版された最初の人痘接種書として名高い。生き生きとした筆致の文章は、春朔と庄屋のやりとりの様子を眼前に彷彿とさせてくれる。春朔の人痘接種にかける情熱も犇々とつたわってくるし、庄屋の医師にたいする信頼にみちた、あたたかい眼差しも感ぜられる。

緒方春朔のおこなった人痘接種は、すべてシナ式の鼻孔接種であった。トルコ式の人痘接種についても、春朔は長崎におもむいた折、蘭館医ベルンハルト・ケルレルについてくわしい話をきいているのだが、何故かまったくそれを取りあげていない。

『種痘必順弁』によると、春朔は寛政五年（一七五三）の三月に長崎に遊んだとき、町年寄高木清右衛門と共に出島のオランダ商館におもむいた。三年前のシナ式接種の成功によって、春朔は自信をもって商館長ゲイズベルト・ヘンミイをはじめとするオランダ人と対話している。頭の中では『種痘必順弁』の構想が、かなり固まっていたのではないかと想像される。

「オランダに種痘法がおありですか」

春朔の問いにケルレルは、「インゲチンゲハン・キンドルホッケン」と答えたという。通詞は耳なれない言葉にどう翻訳してよいかわからず、「インゲチンゲハン」とは接木のことで、「キンドルホッケン」は天然痘のことだと説明した。この後のくわしい質疑応答によって、シナ式とは異なって、皮膚に傷をつけて痘苗をうえる方法があることを春朔は理解した。

その後春朔は藩主にしたがって出府し、江戸で人痘接種を試みた。諸侯の家臣の子女をはじめ、芝、麻布を中心に接種をおこなったと『種痘必順弁』に記録されている。

馬場佐十郎の『遁花秘訣』

技術というものは自らの手をつかって、身体でおぼえるものである。ただ書物の上だけで理解しても、それが真に役にたつためには、たえざる研鑽によって一旦身体にしみこんだものが、おのずからほとばしり出たものでなければならない。

ここで事あらためて高級な技術論を展開しようとは思わない。ごく常識的に考えているだけである。しかしそうはいっても、技術を理論的にうらづける解説書や手引書が存在するならば、それを無視していいわけはない。

いま話題になっている牛痘接種法がわが国にとりいれられたのは、いく度かの不成功のつみ重ねの上に、ようやく長崎で成功した嘉永二年（一八四九）のことであった。しかしそれ以前のわが国には、この牛痘法を解説した成書が流布していた。その嚆矢となったのが、馬場佐十郎の『遁花秘訣』である。本書は当初写本によって流布されていたので、完成の年は定かではない。序文に文政三年（一八二〇）秋の日付があるだけである。

本書の原本は一八〇三年（わが享和三年にあたる）にロシア皇帝アレクサンドル一世の命によって編纂された。ロシア語の原題は、『牛痘普及により天然痘を完全にのがれる方法』で、ペテルブルグ医学館の出版であるが、著書の名はしるされていない。

文化一〇年（一八一三）ロシアのゴローニンがとらえられて松前の地（現在の北海道）に来航したとき、馬場佐十郎は幕命によってかの地におもむいて通訳に従事した。この折佐十郎がロシア語を学習したことは、ゴローニンの『日本幽囚記』にみえる。

そんなある日、ロシア通詞の村上貞助から「これは松前の中川五郎治がロシアにとらわれの身となっているとき手にいれた本だ」といって、一冊のうすい本をみせられた。佐十郎は早速これを写して、翻訳にとりかかった。標題からもわかるように、一七九八年ジェンナーの発明にかかる牛痘接種法の解説書である。

馬場佐十郎は天明七年（一七八七）長崎に生まれ、のち実兄為八郎貞歴の養子となってオランダ通詞となった。諱は貞由、字を職夫といい、轂里と号し、佐十郎は通称である。早くから中野柳圃の門にはいってオランダ語を学んだが、英語、フランス語、のちにはロシア語にも通じ、まさにその語学力は天才的なものがあった。商館長にあてたオランダ語の書簡をみると、佐十郎が素晴らしい語学力の持主であったことがわかるという。

享和の初め、佐十郎が稽古通詞をつとめていたころ、商館長ヘンドリック・ドゥーフから、イギリスで牛痘接種法が発明されて、人痘接種にまさる有効な手段となっている、との話をきいた。さらに「遠カラズシテ其法ヲ記シタル書冊、舶来アルベシ」ときかされたのである。これはジェンナーの牛痘法を、日本人が耳にした最初であるとされている。

文化五年（一八〇八）三月、佐十郎は二三歳の若さで江戸にめされ、幕府天文台の『万国全図』補訂事業に従事した。同八年（一八一一）蛮書和解御用の開局とともに翻訳官として、忙しい日々をおくることになった。

その二年後、蝦夷地出張のさいに手にいれたのが、さきのロシア語の種痘書であった。かれのロシア語の知識はかなりとぼしいものであったので、その翻訳は困難をきわめた。そのためか「日ヲ積テ、終ニ全編ノ大略ヲ解シ得タ」が、充分気にいったものでなかったので、その後六年間原稿は篋底にねむることになる。

佐十郎がこの草稿にふたたび目を通そうとの思いにかられたのは、文政元年（一八一八）の夏「相州浦賀ニ諳《あん》厄《げ》利《り》亜《あ》ノ商船来リシ時、予、又命ヲ奉ジテ彼船ニ到」った時であった。このとき船長ピーター・ゴードンから牛痘の種法をかいた小冊子と、痘痂のはいったガラスビンをおくられた。佐十郎は国法にそむくのでそれを受けとることを辞退したが、その衝撃はおおきかった。この草稿にさらに手をくわえて出来あがったのが『遁花秘訣』である。そのころ天然痘はいろいろな名称でよばれていたが、その一つに「天花」がある。すなわち天花をのがれるすぐれた方法、との願いをこめて命名されたのである。

本文わずか二四丁の小冊子にすぎない『遁花秘訣』だが、紙面の関係でおおくを紹介するわけにはいかない。ここでは牛痘接種が人痘接種にくらべて、いかにすぐれた方法であるかをとりあげてみたい。自然感染の天然痘にくらべると、「人痘ヲ種ヘテ……発シタル者ハ諸症甚ダ軽ク、固ヨリ死スルモノ少キコト莫大ノ相違」があるが、それでも「一千人ニ種痘スレバ毎ニ死亡ノ者五人アリ」という。それに反して牛痘接種の場合には「人痘ヲ種ヘタル人ニ発スルガ如キ諸症ヲ……発シタル者一人モナク、此他絶テ危症ヲ見シタルコトモナシ」と、その安全性を強調して牛痘法を賞賛している。

牛痘法が長崎に到来した翌年、すなわち嘉永三年（一八五〇）に、三河の人利光仙庵によって『遁花秘訣』を底本として、『魯西亜牛痘全書』が上梓された。この刊本の需要はきわめておおきかったと想像される。

馬場佐十郎は文政五年（一八二二）七月に急に病を発し、その二七日に死亡した。年わずか三六歳であった。

長崎ではじめて牛痘接種に成功した楢林宗建

馬場佐十郎らの努力によって、牛痘接種法が天然痘を予防する力強い手段であることが理論的にあきらかになり、その手技もまがりなりにも、わが国の蘭方医たちの間に次第にひろまってきた。しかしこれはシャドー・ボクシングのようなもので、晴れてリングにあがって思う存分力を発揮したい——早く痘苗を手にいれて実際に子どもたちに接種したい——というのが、医師たちのいつわらざる心境であった。

蘭方医たちの牛痘接種への憧憬は、日毎にたかまっていた。とくに佐賀藩では弘化三年（一八四六）の天然痘大流行を機に、その関心はいやがうえにもたかまった。江戸在府の藩医伊東玄朴は、牛痘苗の移入を藩主に進言し、藩主鍋島直正は長崎在住の藩医楢林宗建にその旨をつたえた。

楢林宗建は出島のオランダ商館に出むいて、商館長ヨゼフ・ヘンレイ・レフィーソーンに藩主の内意をつたえて、牛痘苗の入手方を懇請した。

嘉永元年（一八四八）六月オットー・モーニッケが商館付医師として長崎に渡来し、その折バタヴィア（現在のジャカルタ）から牛痘漿をもってきた。まちにまった牛痘苗を手にした宗建は、早速オランダ通詞末永栄助と西慶太郎の子どもを出島につれてゆき、モーニッケから種痘をうけさせた。しかし二人とも接種に応ずることがなかった。夏のまっさかり、バタヴィアからの長い船旅によって、牛痘漿は腐敗してしまっていたのである。

そこで宗建はモーニッケに提言した。

本邦ノ種法、人痘ヲ種ルニ、毎ニ痘痂ヲ以テス。其痂已ニ数月ヲ経ル者モ亦能萌生ス。依テ考ルニ、牛痘モ亦痂ヲ以テセンコト如何（楢林宗建『牛痘小考』）

痘漿ではなく、痘痂（かさぶた）にしたらどうかと進言したのである。

エドワード・ジェンナーがイギリスで実施した牛痘法は、その施術とともに痘苗が東廻りと西廻りの航路で地球をめぐって、世界各地に伝播していった。

東廻りでフランスを経由してオランダ東インドのバタヴィアに痘苗が着いたのは、一八〇四年のことであった。一方西廻りのルートでインドへは一八〇二年に、中国の澳門《マカオ》へは一八〇五年にすでに痘苗がとどいていた。ジェンナーの発表からかぞえて、わずか六年にして痘苗は東洋にまで到達していたのである。

それがわが国に到達するのに、さらに五〇年近くの歳月を必要としたのは何故だろうか。これは偏に徳川幕府のしいた鎖国政策によるものであった。貯蔵技術のとぼしいその頃にあって、効力をうしなわずに痘苗を確実にはこぶ方法は、植えつぎ以外にはなかった。接種後六～七日で発痘するので、これを他の子どもに植えつぐというのが、もっとも確実な方法であった。しかし鎖国政策によって日本人の海外渡航は禁じられており、婦女子や子どもの日本への入国もゆるさなかったので、植えつぎという方法をとることができなかったことが大幅に遅れた理由であった。

翌嘉永二年（一八四九）六月——このころオランダ船の入港は、毎年盛夏のころときまっていた——長崎に入港したドルトレヒト号は、牛痘漿と牛痘痂をもたらした。

まちにまった痘痂がついに到来した。この日をまちかねていた宗建は、わが子三男の幼児建三郎を出島のオランダ商館につれてゆき、モーニッケから接種をうけることにした。

しかし出島へは丸山遊女以外一切の婦女子の出入りが禁じられていた。そこで表向きは子どもが病気にかかり、いろいろと手をつくしたが一向に快方にむかわないのでモーニッケの治療をうけたいが、何分幼いので乳母とともに出島に出かけたいということにして、奉行所から許可をえた。

嘉永二年六月二六日、出島で建三郎ほか二名の幼児の腕に接種がおこなわれた。モーニッケの接種は、

先ヅ左膊ニ発砲ヲ施シ、泡皮ヲ剝シテ、痘痂五六枚ヲ取テ敷貼シ、硬膏ヲ革ニ攤ベ、以其上ニ盖覆シ、縛帯ヲ施ス。又種痘針ヲ以テ、其右膊ヲ刺コト六七処、痘痂ヲ熱湯ノ蒸気ニ呵シテ軟和ナラシメ、各其刺痕ニ点住シテ、亦硬膏ヲ敷貼シ、縛帯ヲ施スコト、左膊ノ法ノ如シ。

痘痂をもちいたことによって、今度は成功した。その次第を藩主に報告したところ、直ちに佐賀にかえってさらに種痘をつづけるように、と宗建に命がくだったのである。

そしてついに藩主直正の世子淳一郎（のちの直大）に種痘をほどこすことになった。八月二二日佐賀城内において宗建の長子永叔の痘苗を、藩医大石良英が淳一郎の左腕に接種した。この痘苗はのちに江戸の伊東玄朴におくられ、江戸市民を天然痘からすくうためにひろく用いられることになる。

これまでわたくしは楢林宗建を藩医とかいたし、読者の方々も医師としてうけとっておられるであろう。しかし楢林家はそもそも、本木家や西家とともにオランダ通詞の家であった。江戸時代のはじめ、日蘭貿易や外交、文化の交渉の事務にあたった幕府の通訳官であり、商務官である。初代四郎右衛門はポルトガル通詞であったが、のち長崎にうつって鎮山の代にオランダ通詞となった。鎮山は通詞のかたわら商館付医師から医術を学び、元禄一一年（一六九六）以降は医を業とするようになった。楢林流外科の開祖である。

その五代の末にあたるのが宗建である。享和三年（一八〇三）三代栄哲の三男として生まれ、シーボルトに師事して医学を学び、種痘術も身につけた。長崎でわが国最初の牛痘接種に成功した医師として、わすれることの

できない人物である。

雪の栃ノ木峠をこえて牛痘苗を福井にはこんだ笠原良策

天保八年（一八三七）―

福井の町は盛夏の季節をむかえていたが、気温は低く、雨が降りつづいていた……

夏になっても気温はあがらず、その年も耕作物は大凶作で餓死者は増したが、さらに天然痘患者が出はじめ、それはまたたく間に福井藩領内にひろがっていた。

吉村昭『雪の花』（新潮文庫）の冒頭である。

路上には棺をのせた大八車が間断なくゆきかい、その車輪の音を笠原良策は身をきられる思いできいていた。なんとかしたい、何とかしなければ……と思ってはみたものの、さてそれでは何ができるかとなると、何らの手だても思いうかばないのである。

そんなある日、天然痘流行につかれた心身をいやそうと出かけた山中温泉で、大聖寺の大武了玄にあってオランダ医学の素晴らしさをふきこまれた笠原良策は、さらに本格的な修業をつもうと京都・東洞院蛸薬師下ルの日野鼎哉のもとに入門した。

このころの京都は長崎や江戸とならんで、オランダ医学の研修センターの一つにかぞえられていた。師の日野鼎哉もその一人で、温厚な人柄で同じ京都にすむ新宮凉庭や小石元瑞と親しくまじわり、互いに知識を交換して学力をみがいていた。

良策は京都にとどまることおよそ一年、一応の成果をえたので天保一二年（一八四一）三月、鼎哉のもとを辞して福井にもどってふたたび町医として診療にあたることになった。文化六年（一八〇九）生まれの良策、三三歳の春であった。

オランダ医学を身につけたとはいっても、天然痘には何らの新しい治療法はなかった。ただ一つジェンナーの発明にかかる牛痘をうえることによって、この病を未然にふせぐことができるという知識だけは、師のもとで『引痘略』（邱浩川、一八一七年）を目にしたことによって承知していた。

牛痘苗をどうやって手にいれるか——これが最大の難事であった。船旅のことをかんがえると、隣国である清（中国）から送ってもらうのが最良の方法であるが、このようなものを輸入することは国法で禁じられていた。しかし良策にはそれ以外の手だては思いうかばなかった。

時の福井藩主松平慶永は西洋文明の吸収に深い理解をもっており、将軍の親族である御三卿にあたる田安家の出なので、幕府にたいしてつよい発言力をもっていた。しかし町医である良策は藩には何らのつてもないので、藩主あての牛痘苗入手方の嘆願書を町奉行所に提出した。

その後三年間、歳月はむなしくながれた。嘆願書は奉行所の役人によって、にぎりつぶされていたのである。いつの時代でも役人というのは新しいことに目をむけようとせず、おのれの地位をまもるのに汲々としていることにかわりはない。

蘭方医として同じ道をあるいていた藩医半井元沖と親交をえた良策は、このルートで藩主への嘆願書をふたたび提出した。そしてついにこの嘆願書は藩主のみとめるところとなり、時をうつさず老中阿部正弘に提出されて、牛痘苗を清から輸入することが許可されたのである。

師の鼎哉は長崎の唐通事頴川四郎八に入手方を依頼してくれた。一日も早く手に入れたい一心で、良策は長崎にゆくことを決心した。何年かかるかわからないが、座して福井でまつより、長崎に逗留して牛痘苗の到来にそなえようとしたわけである。嘉永二年（一八四九）九月三〇日の朝良策は福井をたち、栃ノ木峠をこえて六日目に京都にはいって鼎哉の邸に出むくと、鼎哉はもはや長崎までゆく必要のないことをつげた。この年の六月にモーニッケによって長崎にもたらされた牛痘苗が、鼎哉の邸にとどけられていたのである。

良策は一刻も早く牛痘苗を福井へはこびたかった。しかし旅の途中で思わぬトラブルがあって、万が一その効力がうしなわれてしまったら、まさに元も子もなくしてしまう。京都で十分に種痘をひろめておけば、そのような場合でも京都からとりよせればよいと考えて、まず鼎哉とはかって京都新町三条北に種痘所を開設した。

そのころ牛痘苗をはこぶ手段は、モーニッケのように痘痂をもちいる方法と、駅伝でタスキをわたしてゆくように、子どもにうえついでゆく方法がとられていた。確実性がたかいので、良策は後者の方法をとることにした。牛痘にたいする庶民の偏見と恐怖から、この接種を納得させ、協力させることにはおおくの困難があった。京都でも、福井でも事情は同じであった。

牛痘苗をうえてから途中までつれてゆく子ども二人を京都で雇いいれた。一方福井からの幼児二人とその両親を京都によびよせ、そして京都の二人の子どもとその両親、さらに良策の都合一三名が京都を出立したのは、嘉永二年一一月一九日のことであった。

良策の「戦兢録」によると、

一九日雨……未後発館　命駕　黄昏宿大津金倉町木ヤ熊次郎宅　西風

廿日寒甚　満浜成凍　発大津……西風頗烈……此夕雨雪前山雪白

廿一日晴夙　輿至越川　初踏雪至米原　雨雪々稍深……西風疾烈　飛雪塞息……

二三日はいよいよ栃ノ木峠越えである。

此間雪六七尺　左右断崖雪団転々而下而処々更起山……日会暮路益暗　歩々悉誤　一丁間凡仆五六次……

二五日午後、ついに福井城下に到着した。

痘苗がもたらされたといっても、その後の接種が順調にはこんだわけではない。理解のない藩の役人と、牛痘接種に恐れをいだいている親たちを相手に、良策はさらに苦闘の日々をつづけなければならなかった。一問一答の形式のカナまじり文で、素人にもわかるように解説した『牛痘問答』は、その一つの表われである。

緒方洪庵と大坂除痘館

福沢諭吉、大村益次郎、佐野常民、橋本左内――いずれも幕末から明治にかけて、日本の国運をになって奔走し、その後の発展におおきく寄与した人物である。かれらなくして、明治以後の近代化はありえなかったであろう。

ここでちょっと頭の体操。これらの人物に共通するキイワードは何か。賢明な読者はよどみなく、「適塾出身者」との明解な答えが頭にうかぶにちがいない。

東の大槻玄沢の「芝蘭堂」や佐藤泰然の「順天堂」とならんで、西の蘭学塾の雄「適塾」は、近代日本の建設に力を発揮した原動力として、ひろくしられている私塾である。この適塾の創始者であり、主宰者が緒方洪庵であることもよくしられている。

緒方洪庵も牛痘苗を渇望していた医師の一人であった。長崎から牛痘苗が京都の日野鼎哉のもとにとどけられたことは、洪庵の耳にもはいった。鼎哉の弟の日野葛民と親しかった洪庵は、早速その痘苗をわけてもらおうと、嘉永二年（一八四九）一〇月晦日一人の子どもをつれて京都にのぼった。

京都新町三條北に日野鼎哉と笠原良策が開設していた種痘所をおとずれた洪庵は、同伴した子どもの腕に接種を依頼した。しかし良策はこの牛痘苗が、幕府の許可のもとに福井藩が手にいれたもので、自分の一存ではいかんともしがたいことを説明して諒解をもとめた。

洪庵の顔には、深い失望の色がうかんだ。その様子をみて、良策は何かよい手だてはないものかと考えをめぐらし、一つの便法を考えついた。牛痘苗を洪庵にわけあたえるのではなく、それを絶やさぬための貯蔵所の役目を担なってもらおうというものであった。大坂にわけておけば、万一京都での植えつぎが失敗におわっても、すぐに取りよせることができる地理的条件を考えてのことであった。

一旦大坂にかえった洪庵は、後日大坂で分苗してあげようとの知らせをうけた。洪庵が種痘事業を決心したとき、京都に出発する以前から、大坂における西洋薬種商の開祖である大和屋喜兵衛にたのんで、大和屋伝兵衛の名義で古手町（道修町）の貸家をかりうけて種痘所にしようときめていた。

この家で分苗がおこなわれたのは、一一月七日のことであった。この日の朝、大坂の町は一面の霜におおわれていた。洪庵は定刻に良策を旅宿にたずねて、その労をねぎらった。良策は礼服に身をつつんで、洪庵とともに古手町の種痘所に駕篭で案内された。座敷には神棚がしつらえられ、医術に関係の深い神々がまつられていた。分苗の儀式は厳粛のうちにすすめられ、京都からつれてきた子どもの痘から、大坂の八人の子どもに植えつぎがおこなわれた。

こうして大坂が牛痘接種法の一つの拠点となって、新しい事業の第一歩がしるされたのである。洪庵はすでに適塾をひらいておおくの弟子をやしなっていたので、その弟子や関係者をつうじてこの痘苗は西日本にひろがった。

緒方洪庵は文化七年（一八一〇）七月一四日、備中国足守にうまれた。父は佐伯源兵衛義実であるが、生まれるとすぐ田上騂之助と名づけられた。洪庵の姓が「緒方」になったのは一七歳で大坂にでて、中天游に師事して医学を学びはじめたときである。天游に学ぶこと四年、師のすすめで江戸にくだって、さらに医学の研鑽にはげむことになる。天保二年（一八三一）二月、江戸の蘭医学の大家坪井信道の門にはいった。信道はことのほか洪庵に目をかけて、よく指導した。洪庵もこれにこたえてよく勉強し、学力もおおいにすすんで塾頭に昇進した。宇田川榛斎、箕作阮甫という名だたる蘭学者にも教えをうけ、学者としての将来は十分に保証されるだけの学力を身につけた。一旦足守にかえり、さらに天保七年（一八三六）には長崎遊学に出発した。長崎では二年間、さらに蘭医学を学んだが、誰について学んだかはよくわからない。

一五年にわたる修業時代をおえて、いよいよ独立して大坂に適塾をひらくにいたった。天保九年（一八三八）のことである。適塾での教育の様子は、福沢諭吉の『福翁自伝』にくわしい。まさに火のでるような切磋琢磨の日々であったことは、よくしられているところである。

洪庵は医師本来の仕事である診療と、適塾の主宰者としての子弟の教育、蘭医学者として『病学通論』をはじめとするおおくの翻訳事業、さらには大坂除痘館の創設や運営と、いくつもの重要な事業をこなした。まさに八面六臂の大活躍といってよい。

万延元年（一八六〇）一〇月、手ぜまになった除痘館は、尼崎一丁目に移転した。この日を記念して、洪庵は『除痘館記録』を草して、除痘館の由来、同志の苦心などを詳細に記録している。

洪庵はこの牛痘法をすべての人びとにおこなうことによって、適切な治療法のない天然痘を予防することを目論んでいた。つねづねかれが口にしていた「道のため、人のため」に、この牛痘法をおこなうことを念願していた。

是唯仁術を旨とするのみ、世上の為めに新法を弘むることとなれは、向来幾何の謝金を得ることありとも、銘々己れか利とせす、更に仁術を行ふの料とせん事を第一の規定とす。

と『除痘館記録』はのべている。

おのれひとりで痘苗を独専するのは、自らの金銭的利益をのぞむためではなく、これが不心得の医師の手にわたり、施術の未熟から乱暴におこなわれることによって、牛痘法の正しい評価がえられぬことをおそれたからであった。

緒方洪庵は文久二年（一八六二）秋、幕府から召されて江戸にくだり、奥医師兼西洋医学所頭取に任命された。江戸でも、お玉ケ池種痘所以来の事業である牛痘法の普及に力をつくした。江戸に出てわずか十カ月後、洪庵は文久三年（一八六三）六月一〇日九ツ半、突然の喀血ののち息たえた。ときに五四歳であった。

お玉ケ池種痘所設立の中心人物伊東玄朴

嘉永二年（一八四九）の夏に長崎にもたらされた牛痘苗は、その到来を渇望していた蘭方医たちの尽力によって、またたく間に全国にひろがった。もちろんそれなりの苦心はあったが、蘭方医たちはその苦労をものともしないほとばしる情熱が内にもえたぎっていた。

当時治療法のなかった天然痘には、発病を予防する牛痘接種こそが、この病から子どもたちをすくう唯一の手段であった。この牛痘接種を先兵として、オランダ医学の優秀性を世に喧伝しようとする意図も、牛痘法に情熱をかたむけた一つの理由であった。

同じ年の秋、佐賀藩主鍋島直正は、江戸出府にあたってさきに大石良英が国許の藩邸でおこなった牛痘苗をたずさえ、九月九日に無事江戸に到着した。同じ佐賀藩医である伊東玄朴は、この痘苗をもちいてまず娘春に接種をおこない、つづいて直正の長女貢姫にも接種した。いずれも善感をしめして成功をおさめた。

玄朴は蘭医仲間にこの痘苗をわけあたえたので、普及の兆しがみられるようになった。その一人江戸深川の小児科医桑田立斎は、その著『牛痘発蒙』で自らがおこなった接種児の数をつぎのようにしるしている。

余が牛痘を植うる事嘉永二年己酉一一月一八日佐賀侯侍医伊東君より痘漿を得しに始まり同三年庚戌一二月

朔日に至るまで種うる所の児その数一千零廿八人にして……

そしてその中、痘を発せざるもの、すなわち不善感であったものは六名で、これに再接種してそれでも発痘しなかったものは四名にすぎなかったという。善感率は実に九九・六％におよんでいる。

水戸藩の内科医本間玄調は、玄朴の友人大槻俊斎から牛痘苗や牛痘書、牛痘針をわけあたえられて、
予欣躍して直に第六児に試むるに果たして吉痘を発し日ならずして全功を成せり実に嘉永庚戌正月一〇日なり続いて牛痘を種る事年々五六百人或は千余人積で数万人に及べり
と『内科秘録』でのべている。本書は元治元年（一八六四）に出版されているので、一五年余りの経験がここにしるされているわけである。

このように蘭方医たちのたえざる努力によって、江戸においても牛痘をうけるものはその数を増していたが、これはあくまでも蘭方医一人ひとりの個人的な努力にささえられていた。江戸以外の土地では、京都でも、大坂でも、福井でも除痘館が設立されていたが、ひとり江戸においてはその必要がさけばれながらも、実現の機会は一向におとずれる気配はなかった。

しかし情勢にすこしずつ変化の兆しがみえはじめていた。安政四年（一八五七）蝦夷地のアイヌの間に天然痘の流行がみられた。蝦夷地経営のために、アイヌの労働力をかりなければならない幕府は、天然痘撲滅の手段としての牛痘接種をアイヌに強制接種する事業を幕府自らの手でおこなうため、同年五月桑田立斎と深瀬洋春を蝦夷地に派遣した。幕府といえども、牛痘接種のはたす役割をみとめないわけにはいかなかったのである。

江戸は将軍のお膝下であり、牛痘法に異をとなえる漢方医学の中心的存在幕府医学館が目をひからせていた。その医学館の総帥多紀元堅が安政四年二月一四日に、また医学館の枢務にたずさわり、多紀氏の大番頭ともいうべき辻元崧庵が同年三月六日に没して、漢方医の勢力は目にみえて低下しつつあった。

江戸在住の蘭方医はこの機をのがさず、江戸にも除痘館を設立しようとする気運がうまれた。下谷練塀小路の大槻俊斎の邸に、蘭方医の有力者である伊東玄朴、戸塚静海、箕作阮甫などがあつまって協議し、安政四年八月幕府にたいして種痘所開設願いを提出しようということになった。種痘所の予定地としては、神田元誓願寺前の川路左衛門尉聖謨の拝領地をかりうけることにし、聖謨自らの名において開設願書を幕府に提出した。

このとき川路聖謨は勘定奉行勝手方の首座であった。勘定奉行は三奉行の一人にかぞえられ、幕府の枢要な地位をしめる職務なので、このような人物を設立社中の準メンバーにくわえることができたのは、この事業が出願の時からすでに成功を約束されていた、といっても過言ではない。このような有力者をこの事業に参画させようとの高度の政治的配慮を意図したのは、伊東玄朴をおいて他の人物を考えることはできない。

安政五年正月種痘所の開設許可があたえられた。そこで伊東玄朴らは江戸にすむ八三名の蘭方医から応分の寄附をつのり、総額五八〇余両を基金として五月七日に開所した。これが「お玉ケ池種痘所」である。

玄朴の門人池田多仲を留守居役として種痘所に居住させ、種痘、診療、鑑定の三局をもうけて当番医をさだめ、江戸市中の人びとに種痘をおこなった。このお玉ケ池種痘所が発展して、今日の東京大学医学部になる。

同じ安政五年将軍家定の脚気が悪化して重態におちいった。嘉永二年蘭方禁止令が発せられて、幕府はオランダ医学を採用するところではなかったが、将軍の病重篤になるにおよんではそのようなことを言ってはおられなかった。そこで七月三日まずオランダ医学解禁の布達があって、伊東玄朴が往診の途上で拉致されるように江戸城に召されて、戸塚静海とともに奥医師に任ぜられた。

玄朴、静海の二人は将軍の病が到底回復の見込みないことがわかっていながら、手不足を理由にさらに四名の蘭方医の追加増員を要請した。あらゆる機会をとらえて、オランダ医学の優秀性をみとめさせようとした玄朴の卓越した政治性をここにもみることができる。

お玉ケ池種痘所連名簿の筆頭人箕作阮甫

お玉ケ池種痘所の創設にあたって、その設立資金を提供したのは、江戸にすむ八三名の蘭方医であった。その拠金者の連名帳の筆頭に名をつらねているのが箕作阮甫である。この名簿の登載序列がどのような基準で決められたのかは不明である。イロハ順でもなく、年齢順でもない。しかし「種痘所発起」など、この種痘所設立の発起をしるした文書にみえる伊東玄朴をはじめ六名の蘭方医は、この名簿の四分の一ぐらいまでにおかれているのをみると、発起にあたって重要な役割をはたした医師が、冒頭部分にしるされているといえよう。

その筆頭に箕作阮甫があるのは、かれがいかに重要な地位をしめていたかを物語っている。

箕作阮甫は寛政一一年（一七九九）九月七日、父貞国の次男として美作国津山に生まれた。兄可貞が一七歳で没したので、その後をついで医学をこころざした。幼少のころから聡明、俊敏であったが、母清子のわが子の教育にたいするすさまじいまでの情熱によって、その才能はさらに磨きがかけられた。

京都での医学の修業ののち、文政二年（一八一九）に帰国して、三年後五〇石で藩主松平斉孝の侍医にあげられた。翌文政六年に藩主の参勤交代にしたがって、はじめて江戸の土をふんだ。江戸では漢学を学ぶために昌平黌の学寮にはいって古賀侗庵に教えをうけ、法眼岡櫟仙院良允に漢方医学を学んだ。

しかし阮甫は漢方医学にあきたらず、同じ津山藩の蘭学者宇田川榛斎について、蘭書やオランダ医学を修めた。一旦は津山にかえったが、天保二年（一八三一）ふたたび江戸に出府し、以後生涯にわたって江戸にとどまることになった。

津山藩は蘭学に深い理解をもっていた藩主のもと、蘭学の権化ともいうべき宇田川玄随にはじまる宇田川一族がおり、その学塾からは坪井信道、戸塚静海などの錚々たる蘭学者が輩出した。

阮甫は江戸本八丁堀松屋町に蘭方医として開業したので、それまでの窮乏生活を脱することができたが、天保五年（一八三四）の火災にあって家財一切をうしなってしまった。その後は開業医の生活を廃して、西洋の書物を翻訳して、それを世間に紹介することによって世の中の役に立とうと決心した。ここに蘭学者箕作阮甫が誕生することになった。

天保一〇年（一八三九）六月、阮甫は津山藩医の身分のまま、幕府天文台の翻訳方にあげられた。天文台というのは、延享元年（一七四四）八代将軍吉宗によって設立された天文、測量、暦術などを司る役所である。阮甫はここで蘭書の翻訳にあたるかたわら、ちょうどそのころ海外との交渉がはじまったので、外交上の往復文書の翻訳にもたずさわった。

嘉永六年（一八五三）六月アメリカ合衆国使節マシュー・ペリーが浦賀に来航した折に、阮甫は「異国書翰横文和解翻訳御用掛手伝」に任命された。その七月今度はロシア艦隊司令官ワシリーウィッチ・プチャーチンが長崎に渡来して、わが国に国交をもとめた。このとき海防掛筒井政憲、川路聖謨が幕命によって長崎におもむいたが、外国の事情にくわしい学者を一行にくわえたいとの念願から、阮甫がその任にあずかった。

阮甫は嘉永六年一〇月江戸をたって長崎におもむき翌七年二月江戸にかえるまでのおよそ四カ月の間、川路と終始行をともにした。阮甫の豊富な海外知識——とくにロシア方面の知識は一頭地をぬいていたといわれる——によって、このときのロシアとの交渉は成功をおさめた。

さらに下田でのロシアとの和親条約締結にさいして、筒井、川路がかの地におもむいた折も阮甫は同行した。川路と阮甫との関係は主従というよりも、海防と列国との和親通商に心をくだく同志といった方がより適切な関係であった。

阮甫は蘭方医として、天然痘や牛痘接種法にたいしてつとに関心をいだいていたが、安政四年（一八五七）の種痘所設立発議のころは、蕃書調所教授としてもっぱら蕃書和解の御用むきに専念していて、医術からは遠ざかっていた。このような阮甫が種痘所設立発起人の一人にくわえられ、しかもその拠金者連名帳の筆頭にすえられたのは、発起人のメンバーと川路との関係をより密接にするためであることはまちがいない。川路に種痘所のシンパになってもらい、幕府へ提出する願書の署名人になってもらうためには、阮甫の力をかりることがぜひ必要であった。このようなきわめて高度な政治的配慮を意図したのは、伊東玄朴にちがいないとの推測はさきにのべたところである。種痘所発起にあたっては、何としても阮甫の力をかり、さらに川路の力をかりることが必要であった。

阮甫の幅広い活動の中で、特筆すべきは著作の分野である。阮甫は西洋の書物ばかりでなく、漢書や和書を蒐集し、これを資料としてさらに自らの考察をくわえて著述した書物は、実におびただしい数にのぼる。そのおよぶ所は医学の領域ばかりではない。地理、歴史、兵学に関し、あるいは言語、風俗に関したものが数多くあり、その他随筆、雑録、詩文にいたる。

医学にかぎって紹介すると、『産科簡明』『医療正始』（伊東玄朴の著書といわれているが、実は阮甫の訳書である）『種痘略観』『泰西名医彙講』などである。阮甫は文久三年（一八六二）六月一七日、六五歳で病没した。

その後の箕作家は学者一族として、今日まで多くの著名人を輩出している。阮甫の長女せきは広島藩医呉黄石に嫁ぎ、呉文聡、呉秀三（東大精神科教授）を生み、文聡の子に健（東大内科教授）がいる。

次女つねは菊池秋坪を養子にむかえて箕作奎吾、佳吉、元八、菊池大麓をうんだ。

三女ちまは佐々木省吾を養子として箕作麟祥をもうけた。

さらに孫のなほは坪井正五郎に嫁ぎ、この後裔にもおおくの学者が輩出している。

お玉ケ池種痘所の設立にあたって、伊東玄朴、箕作阮甫らが幕府に提出した設立願は、勘定奉行川路左衛門尉聖謨が名義人になっている。

神田元誓願寺前拝領屋敷の内松平肥前守家来伊東玄朴儀借地仕度段申聞候に付肥前守家来え問合候処相違無之趣に付由緒御座候間貸遣し可申と奉存候右の場所に於て諸人救助の為め蘭方医師共出張種痘施行致し候儀につき内意奉伺候以上

安政四巳年八月　　　　川路左衛門尉

牛痘接種法は新しい技術である。その正しい技法を身につけることは、牛痘法の将来にもかかわる大問題である。正しい接種がおこなわれず、的確な免疫を附与することができなければ、その後の感染を予防することができず、発病という明白な結果によってその技法の信頼はただちに失墜してしまう。その結果が誰の目にも明らかであるだけに、正しい技法の修得の場としての種痘所の設立は焦眉の急であった。

漢方医の勢力の盛んな江戸にあっては、思うにまかせぬ状況であったが、周囲の情勢は次第に蘭方医たちに有利にかたむいてきた。そこで伊東玄朴らは、川路の拝領地である神田お玉ケ池松枝町続にある元誓願寺前の屋敷の一部をかりうけ、そこに種痘所を建設したいと川路に相談したところ、こころよく同意してくれた。しかし川路も拝領地を幕府に無断で、禁制の蘭方医たちに貸しあたえることははばかりがあると考えて、さきの許可願を提出したというわけである。

川路に種痘所建設のことをつげたのは大槻俊斎だという。しかし発起人の準メンバーのような立場にたって、本人名義で願書を提出してくれるように川路に依頼したのは、もちろん箕作阮甫であろうが、その背後には伊東玄朴の差し金があったにちがいない。

この年川路は勘定奉行勝手方の首座にあった。勘定奉行は三奉行の一人にかぞえられており、幕府の枢要な職務であって、公事方と勝手方にわかれている。現今の制度にひきくらべてみると、閣僚の一員である大蔵大臣にあたるといってよいであろう。このようなトップクラスの官僚を準メンバーにひきいれる力と関係をもっていた人物といえば、箕作阮甫をおいては考えられない。両者の接点はどのような経緯によって、生まれたのであろうか。

川路聖謨は享和元年（一八〇一）四月二五日に、豊後国日田の代官屋敷に生まれた。父内藤吉兵衛は代官所の下級役人であった。文化一〇年（一八一三）一二歳のとき、小普請組川路三左衛門の養子となり、四年後幕府勘定所の登用試験に合格して、幕吏としての歩みをはじめた。

川路は賢明であり、誠実であり、その職務を忠実につとめた。そして才能をみとめてくれる上司にもめぐまれていた。とくに出世の糸口になったのは、天保六年（一八三五）但馬国出石藩仙石家の内紛を手ぎわよく治めた功績であった。その後川路は佐渡奉行、普請奉行、奈良奉行、大坂町奉行を歴任して、嘉永五年（一八五二）勘定奉行に昇進して、幕閣の一員として困難な時期の幕政をになうことになった。

日本洋学史上最大の悲劇といわれる「蛮社の獄」（天保一〇年）は、悪名高い町奉行鳥居燿蔵の筋書きによって事がはこばれた。洋学者としてすでに名声をえていた江川太郎左衛門を、蛇蝎のごとくきらっていた洋学ぎらいの鳥居は、政敵江川をたおすために渡辺崋山や高野長英を血祭りにあげた。

幕吏が崋山の家宅捜索をしたおり、崋山あての川路の書簡が発見された。崋山を中心とする蛮社グループと、川路が交流をもっていた証左であり、洋学とかかわりがあったことを推定させる。事実蛮社グループを構成していたのは、親藩、譜代の為政者層の開明的分子と、幕府の開明派官僚にぞくする知識人であり、川路もこれにくわわっていたので、一時は鳥居の嫌疑をうけたが、証拠不十分で連座をまぬがれている。

このとき箕作阮甫も自宅の板塀に迷路をつくって捕吏にそなえていた。門人に「高野が縛られた時オレは大変あわてた」と語っている。箕作が蛮社グループと何らかの関係をもっていたと思われるので、このころすでに、川路と箕作の接点が存在していたのではないだろうか。

川路がロシアのプチャーチンとの交渉のため、長崎におもむくにあたって同行の箕作にもとめたものは、通訳としての任務だけでなく、豊富な海外知識——とくにロシアにたいする海外知識——をもったブレーンとしての役目も期待していたはずである。

このような関係にある川路と箕作の間には、心をゆるしあった関係でなければみられぬ会話がかわされている。箕作の『西征紀行』によると、

四時前、倉賀野に抵《いた》り、司農に謁し、談《もっぱら》并西洋禁《いみ》の事に及ひ、蘭書の価を減し、天下に公布するの策を論す（一一月二日）

中山道の倉賀野宿（今の群馬県高崎市）でのことで、司農とは勘定奉行の別称である。

耶蘇《やそ》教の書十部計を翻訳せしめて、廟堂の人一見し給はば、哈氏《ハシ》教の是非は明かなるへしといへと、これは行はれさるよしにて、耶蘇教に恠異《かいい》あることなと、頻りに弁せられける（一一月二五日）

耶蘇教とはもちろんキリスト教のことだが、紀元前二世紀ごろに活躍していたユダヤ教の一派ハシディム派の知識を川路がもっていたとは、その知識の広さにおどろくばかりである。川路は牛痘法が長崎に到来したことをしってから、その技法の有効性についてつよい関心をしめし、自らの家族や親戚などに接種をすすめていたという。

このような経緯から、種痘所グループはその建設予定地として川路の拝領地に白羽の矢をたてたのであろう。時の老中は「西洋堀田」とあだ名された堀田正睦であったことも、蘭学者たちに味方した。勘定奉行が提出する願書が、却下されることはありえない。お玉ケ池種痘所の企ては、その計画の当初から成功を約束されていたと

いえよう。

「北天の星」中川五郎治

オランダ商館医オットー・モーニッケによって牛痘痂がもたらされた嘉永二年（一八四九）をもって、わが国の牛痘接種法元年とすることについては、大方の承認をえているといってよい。ではこれ以前に、わが国において牛痘接種法はおこなわれなかったのであろうか。これについては富士川游をはじめ先人の研究によって、いく人かの先駆者が存在していたことがしられるようになった。富士川游の「種痘術の祖の私考」（著作集巻四所収）によれば、長与俊達（肥前・大村）、井上宗端（下総）、小山肆成（紀伊）、中川五郎治（松前）などがそれである。

これまでは、長崎に舶載された牛痘苗をわが国に定着させようと、精根をかたむけた医師の面々を紹介してきた。いずれの医師をみても、そのほとばしる情熱には圧倒されてしまう。今回は医師ではないが、同じ道をあゆんだ功労者として中川五郎治をとりあげる。

明治七年（一八七四）明治新政府が「医制」をさだめるまで、わが国には医師免許制度は存在しなかった。自らの努力によって医学を身につけ、医師としての技量をそなえて自ら医師であることを名のり、周囲も医師であるとみとめてくれれば、医業をいとなむことは一向にさしつかえなかったのである。

中川五郎治は明和五年（一七六八）、南部領川内（現在の青森県下北郡川内町）に生まれた。享和元年（一八〇一）商人栖原屋徳兵衛の世話によって、エトロフ島の幕府会所の番人小頭になった。会所というのは、アイヌと海産物を交易する役所である。

このころロシアは極東において南下政策を強力におしすすめており、エゾ地はその波をまともにかぶる位置にあった。五郎治は文化四年（一八〇七）、エトロフ島に浸入したフォストフのひきいるロシア船にとらえられて、オホーツクに拉致された。

五郎治はシベリアにとめおかれること五年におよんだ。ロシア政府は、測量のためクナシリ島に上陸して日本側にとらえられていた海軍少佐ワシリー・ミハイロウィッチ・ゴローニンの釈放をもとめて、五郎治との交換を条件に日本へ送還することを決定した。

イルクーツクからオホーツクへの帰途、ある商人の家に一泊したさい、五郎治は一冊の本を手にいれた。それは牛痘接種法の本であった。ロシア語がすこしはよめた五郎治は、その内容を理解するとともに、種痘術の手技も身につけることができた。その折の様子は五郎治が帰国後、江戸で幕府の取調べをうけたさいの資料「五郎治申上荒増」には、次のようにしるされている。

ヤコウツカへ着する途中商人の宅に一夜したる節、露西亜の書物多沢之あり。其中に「オスペンネエケニガ」と云ふ書物あり。雪車内にて見度きよし申して右商人に貰ひヤコウツカ、オホウツカにて、医師に附あるき植疱瘡の次第習ひ得たり。

弘前大学松木明知教授の調査によると、二カ月半滞在していたオホーツクにおいて、ニコライ・ミハイラという医師から、五郎治は牛痘術の伝授をうけたとのことである。

帰国のさいに五郎治の所持品はすべて幕府の役人にとりあげられたが、この種痘書ももちろんその中にあった。たまたまこの書は、船長ゴローニン取調べのため松前に滞在していた語学の天才馬場佐十郎の目にとまり、佐十郎によって翻訳された。この翻訳書『遁花秘訣』は、わが国最初のロシア語の翻訳書であるが、出版されずに写本としてつたえられていたところ、嘉永三年（一八五〇）に利光仙庵によって『魯西亜牛痘全書』と改題出版された。

鎖国政策をとっていた徳川幕府の治政下にあっては、たとえいかなる理由によろうとも出国したものは重罪人である。辛苦の末に無事祖国の土をふんだが、五郎治は江戸におくられてきびしい詮議をうけた。幕府の処分は五郎治を松前藩預りとして、他国へでることを禁じた。しかし持前の勤勉さを発揮して実直につとめたので、小使いからのちには手代勤方へと昇進した。軟禁の身分とはいえ、松前藩の下級役人にとりたてられたのである。

五郎治がシベリアで修得した牛痘接種法を、松前でおこなったのは文政七年（一八二四）だといわれている。帰国してから一二年後にあたる。それ以前におこなわれなかったか、史料が存在しないので何ともいえない。しかし最新の牛痘法の知識と技術を修得してきた五郎治が、この間天然痘の流行を目のあたりにしながら、一二年間何らなすことなく腕をこまねいていたとは思えない。

実施の年もさることながら、五郎治が用いた牛痘苗はどのようにして手にいれたのであろうか。帰国の折にもちかえった牛痘苗を使用して、エゾ地で牛痘接種をおこなったとも考えられる。しかし保存法の不備の時代である。帰国した文化九年（一八一二）六月にオホーツクを出発し、江戸での尋問をおえて松前へ帰着するまで、どう短く見つもっても七〜八カ月を要したはずである。この間牛痘苗が活性をうしなわなかったとは考えにくいし、まして携行品は入国のさいにすべて幕吏に没収されているので牛痘苗持込み説は成立しないであろう。

五郎治が函館郊外の大野村に牛をもとめた、という口碑がつたえられている。この牛の乳房に天然痘患者のウミをうえて発痘させ、これ――牛化人痘苗とよぶ――を用いたとの説をとなえるものもいるが、現在のウイルス学からみて、これは不可能である。牛の乳房に生じた牛痘をもちいた――ジェンナーの原法である――と考えるのがもっとも妥当であるが、わが国において牛痘に感染した牛をさがしだすのは仲々むつかしいという難点がある。

三〇年にわたって中川五郎治の研究に従事し、数十編におよぶ論文を発表している五郎治研究の権威松木教授も、この点については「五郎治自身種痘法について資料を何ら残さなかったため、詳しくはわからない」とのべている。

中川五郎治を主人公にした小説『北天の星』（吉村昭）は、文庫本として容易に手にいれることができる。

牛痘接種法の先駆者の一人小山肆成

牛痘苗の長崎舶載以前に、わが国で牛痘接種法をおこなったと考えられている先駆者のうち、前回の中川五郎治につづいて、ここでは小山肆成をとりあげることにする。

小山肆成は文化四年（一八〇七年）に、紀州熊野の久木でうまれた。文化一一年正月、口熊野で天然痘が流行した。八歳の肆成はその惨状を目のあたりにして、医学を学んで郷土の人びとの厄難をすくいたいとの決意をかため、京にのぼってよい師について医学を修める日を夢みていた。

文政五年（一八二二）正月、肆成は一六歳の春をむかえた。長兄文明はすでに上京して、「平安にこの人あり」とうたわれた荻野元凱の長子、荻野徳輿に入門して、漢蘭折衷医学を学んでいた。その兄をたよって肆成は京にのぼったが、京につく直前の六月一九日、兄は二九歳の若さですでに急逝していた。病歿したとも、毒殺されたともいわれている。

岡田南涯（儒学）と高階経宣（医学）に入門をゆるされた肆成は、志半ばで不慮の死をとげた兄の分までもと、入門のその日から猛烈な勉強をはじめた。京で医家として名をなすことは、雄図むなしく逝った兄への供養である。しかし美しい山河の中にすむ熊野の人びとを天然痘の厄災からすくいたいというのが肆成のより大きな望みであった。

中国ではすでに牛痘法がおこなわれ、その手技をしるした書物も出版されているという情報は、肆成も師から教えられていた。遠い西欧にのぞみをかけるより、隣国である中国から牛痘苗を入手する策を講ずべきだ、というのが師の意見であった。

ジェンナーの牛痘苗は、三つの経路をとって東洋にひろがった。

イギリスからヨーロッパ大陸にわたり、コンスタンチノープル、バグダットをへて、一八〇二年にインドのボンベイへ、そして一八〇五年にイギリス東インド会社の医師アレグザンダー・ピアソンによって中国の広東へもたらされた。ピアソンは種痘の沿革、効果、接種の心得などをまとめ、これをジョージ・ストーントンが漢訳して『新訂種痘奇法』(一八〇五)と題して刊行した。

フランス系の痘苗はインド洋のモーリシャス諸島から、一八〇四年にオランダ東インドのバタヴィアに到達した。

スペイン系の痘苗は、スペインから中南米へともたらされ、そこからフィリッピンのマニラをへて、一八〇五年中国のマカオに伝播した。マカオに到来したフランシスコ・ザビエル・デ・バルミスから接種法の伝授をうけたその地の邱浩川は、家人や知人に接種して成功をおさめ、その経験をもとにして『引痘略』をあらわして一八三一年(道光一一年)に刊行したのである。

まちにまった『引痘略』が、師の経宣の手にはいったのは天保一二年(一八四一)のことであった。来訪をうながす使者と一緒に、肆成は鷹ケ峰にある師の隠居所にかけつけ、念願の書を手にすることができた。

『引痘略』はわずか三部だけが中国から舶載され、かねて依頼していた書肆鳩居堂を通じて、その一部が経宣の手にはいったということであった。経宣はこの貴重な書物を肆成にかしてくれるというのである。研究をおこなうにはあまりに老齢なので、すべてを弟子にまかせたいというのが経宣の考えであった。

肆成は夜を徹して『引痘略』をよみあげ、さらに四日ほどかかって全文をうつしとった。よほど漢籍に通じたものでないと理解しがたい箇所もあったが、日本語の慣用にしたがってかきあらためて、その表紙に『引痘新法全書』と書名をしたためた。

此ノ痘種ハ牛ヨリ来ル、故ニ牛痘ト曰フナリ（原漢文）

とあり、牛からえた痘苗を用いていることを明記している。

惟ウニ牛ヲ畜《か》イ、乳ヲ取ルノ家、ヒトリ沾染《せんせん》セズ、医人ソノ故ヲ窮メント欲シ、牛ノ乳ノ傍ニ青藍ノ小疱アルヲミル、形痘ト類《に》ル、ヨッテ悟ル、牛ノ痘ヲ患ウニカナラズ軽シ、コレヲモッテ人ニ伝フレバ必然害ナシト

さらに、

牛痘ノ法ハ全テ苗ヲ養ウニ在リ、此苗始メ外洋ヨリス、嗣イデ後ハ人ヲモッテ人ニ伝エ、連綿絶エザルヲ貴シトス

ることが肝要であるという。

一旦痘苗が手にはいれば、それを人から人へうえついでゆけばよいが、そもそも始めの痘苗をどうやって手にいれればよいのか。外国からの渡来をまっていたらいつのことになるか、皆目見当がつかなかった。自ら痘苗をつくりだす他に方法はない、と肆成は診療の合間をぬって実験を開始した。最初にこころみたのは、人痘痂を牛の鼻孔にふきこむことであった。しかし牛は何の反応をしめすことなく終った。何度こころみても、結果は同じであった。

発想の転換が必要であった。乳房のかたわらに水疱が生じている、いわゆる牛痘にかかった牛をさがしもとめることである。天王寺の牛市にそれをもとめたが、容易なことではなかった。しかし天保一四年（一八四三）二月ついにその牛を発見することができた。

肆成はまず妻に接種した。見事な発痘を生じたので、これを種として京都や故郷の熊野で接種をおこなった。

そして弘化四年（一八四七）二月さきに筆記してまとめておいた『引痘新法全書』（須原屋版）を乾坤二巻として出版した。

このような成功をおさめながら、養女や妻の死、そして肆成も文久二年（一八六二）九月六日に病歿したことにより、肆成の活躍をつたえる文書や記録も散逸してしまい、痘苗もたえてしまった。肆成の業績が医史学界に登場するのは、明治二七年（一八九四）の『中外医事新報』（第三三八号）にのる富士川游の論文「種痘術の祖の私考」が最初である。

漢方医は人痘法にも、牛痘法にも反対の態度をとっていたが、関心がなかったわけではない。天保一四年に医学館世話役多紀元堅が私蔵の医書百部を医学館に献納したが、その目録にこの『引痘略』がふくまれていたことをもってもそれがわかる。

『種痘医小山肆成の生涯』（山本亨介、一九九四年、時事通信社）は、郷土の先覚小山肆成の業績をあたたかくみつめた彰表の書である。

六、漱石の痘痕

漱石の痘痕跡

痘痕のなやみ　夏目漱石（一八六七～一九一六）が自らの顔の痘痕を気にしていたとおもわれる事実はいくつかあげることができる。『吾輩は猫である』には、猫の目からみた苦沙弥先生の痘痕について、全集版で一一頁にわたる記載がある。(1)

主人は痘痕面である。御維新前はあばたも大分流行つたものださうだが日英同盟の今日から見ると、斯んな顔は聊か時候後れの感がある。あばたの衰退は人口の増殖と反比例して近き将来には全く其迹を絶つに至るだらうとは医学上の統計から精密に割り出されたる結論であつて、吾輩の如き猫と雖も毫も疑を挟む余地のない程の名論である。現今地球上にあばたつ面を有して生息して居る人間は何人位あるか知らんが、吾輩が交際の区域内に於て打算して見ると、猫には一匹もない。人間にはたつた一人ある。而して其一人が即ち主人である。甚だ気の毒である。

ではじまり、自分のあばたを気にしている様子を次のように描いている。

……物心がついて以来と云ふもの主人は大にあばたに就て心配し出して、あらゆる手段を尽して此醜態を揉み潰さうとした。所が宗伯老のかごと違つて、いやになつたからと云ふてさう急に打ちやられるものではない。今だに歴然と残つて居る。此歴然が多少気にかかると見えて、主人は往来をあるく度毎にあばた面を勘定してあるくさうだ。今日何人あばたに出遭つて、其主は男か女か、其場所は小川町の勧工場であるか、上野の公園であるか、悉く彼の日記につけ込んである。彼はあばたに関する智識に於ては決して誰にも譲るまいと確信して居る。先達てある洋行帰りの友人が来た折なぞは「君西洋人にはあばたがあるかな」と聞いた位だ。すると其友人が「さうだな」と首を曲げながら余程考へたあとで「まあ滅多にないね」と云つたら、主人は「滅多になくつても、少しはあるかい」と念を入れて聞き返へした。友人は気のない顔で「あつても乞食か立ん坊だよ。教育のある人にはない様だ」と答へたら、主人は「さうかなあ、日本とは少し違ふね」と云つた。

「悉く彼の日記につけ込んである」としているが、かならずしもこれは事実ではなく、文章の綾というべきであろうが、その一例として明治三四年三月三〇日の日記に、

帰リ bus ニ乗ッタラ「アバタ」ノアル人ガ三人乗ッテ居タ[2]

とある。漱石が英国への留学中、第三の下宿先である Flodden Road の Brett 家から Hippodrome の曲馬を見に行ったかえりのバスの中でのことである。ロンドンにも痘痕のある奴がいる、それも三人揃ってバスにのっていたと、あたかも偉大な発見をしたような書きぶりである。

往来をあるきながらふと出合った人に歴然とした痘痕があり、それが何人もいたといっては一種の安堵感をいだいたにちがいない。自分の痘痕と他人のそれとをつい比較してみようとする気持ちが、おのずと身についてしまったのであろうか。

当代の落語の名人といわれた三遊亭円遊も痘痕の持主であった。漱石は自分の痘痕と円遊のそれとはどちらがおおいだろうかと真剣に考えていたことがあるが、はたしてどちらがおおかったか、残念ながらそれについての記載はない。

表12　漱石が「あばた」に罹った年

編著者	書名	年齢	備考
小宮豊隆	夏目漱石	5～6歳（明4～5年）	
夏目和三郎		4（明3）	小宮による
荒正人	漱石研究年表	4（明3）	
江藤淳	漱石とその時代	4（明3）	
夏目鏡子	漱石の思ひ出	5（明4）	
筑摩書房	夏目漱石集	6あるいは7（明5あるいは6）	

去月三十日曇天を冒して早稲田より歌舞伎座に赴く……桝の内より見てあれば……只一軒おいて隣りに円遊を見懸しは鼻々おかしかりしあいつの痘痕と僕のと数にしたらどちらが多いだろうと大に考へて居る内いつしか春日の局は御仕舞いになりぬ(3)

明治二四年七月九日、松山にいる正岡子規にあてた書簡の一節である。

明治から大正の初期にかけて、あばたづらの人が目立っていたことは、痘瘡の流行状況から考えても首肯されるところであり、有名人でもあばたづらは決して珍しいことではない。森鷗外の『独逸日記』に、五〇日の長い旅路のはて、ベルリンに到着したばかりの鷗外が、たまたま欧州兵制視察のため訪独した大山巌陸軍卿と面談したさいの記録があって、大山も痘痕の持主であることをしることができる。

一三日（明治一七年一〇月）。橋本氏に導かれて、大山陸軍卿に見えぬ。背高く面黒くして、痘痕ある人なり。声はいと優く、殆女子の如くなりき。(4)

痘痕の程度　漱石の痘痕はその数や範囲はどの程度であったろうか。

荒正人はその労作『漱石研究年表』において「鼻の頭に痘痕が残る」としるし、(5)江藤淳は「薄いあばたがのこされていた」とのべ、(6)軽症であったとの印象をあたえているが、その典拠はしめされていない。しかし漱石の痘痕はもっと数もおおく、創も深かったようにおもえるのである。漱石自身の言葉をかりれば、

……かくの如くあらん限りの空気を以て頬つぺたをふくらませたる彼は前申す通り手のひらで頬つぺたを叩きながら「此位皮膚が緊張するとあばたも眼につ

かん」と又独り語をいつた。

こんどは顔を横に向けて半面に光線を受けた所を鏡にうつして見る。「かうして見ると大変目立つ。矢つ張りまともに日に向いてる方が平に見える。奇体な物だなあ」と大分感心した様子であつた。それから右の手をうんと伸して、出来る丈鏡を遠距離に持つて行つて静かに熟視してゐる。「此位離れるとそんなでもない。矢張り近過ぎるといかん。――顔許りぢゃない何でもそんなものだ」と悟つた様なことを云ふ。次に鏡を急に横にした。さうして鼻の根を中心にして眼や額や眉を一度に此中心に向つてくしやくしやとあつめた。見るからに不愉快な容貌が出来上つたと思つたら「いや是は駄目だ」と当人も気がついたと見えて早々やめて仕舞つた。(7)

明治三八・九年の『断片』に、

西洋人の痘痕。痘痕不滅。頬をふくらます。気の小さいのをかくす如し

二三間隔つて見る。あたまを五分に刈つた事。小供あばたの意味を問ふ。アバタの数。痘瘡の転居(8)

とあることから『猫』の記載が漱石の想像の産物でないことをしることができる。これをもってすると決して目立たない程度のものでなかったことがうかがえるのである。

漱石の次男、伸六が、うちからこみあげる悲しみをおさえながら父の臨終の場面をしるした文章の中に、漱石の痘痕が決して薄いものでないことをかきとめている。

一ケ月も剃らずにのびた胡麻塩の髭と、毎日見慣れて、父とはもう切っても切れぬ深い記憶につながれた頬一面の醜い痘痕と、突然眼に見えて飛び出した高く尖った顴骨《ほおぼね》と、半ば私等の方へ斜に向けてジッと眼をとじている窶れた広い額とを、私はしばらくの間注視していた。(9)（傍点筆者）

又他の箇所では、朝夕面倒をみていた文鳥を、家人の手ちがいから啄むべき一粒の粟もあたえずに死においやっ

た悲しみから、

この日帰宅した父の傍に、偶然居合わせた一番上の姉の口から、その時鳥篭の前に立止ってしばらく死んだ文鳥を眺めて居た父の眼に、涙らしい光るものが溜って、それが一筋すうっと痘痕だらけの頬の上を伝って流れたと云う話を、私は後になって二度か三度聞いた事がある。(10)（傍点筆者）

さきの漱石自身の言動や記述（小説の主人公への言及もふくめて）と肉親の筆の両者からみて、その程度が、荒や江藤のいうような軽いものでなかったことはあきらかであろう。だからこそ、成人してからこの痘痕を気にして自分の顔を鏡にうつして横からにらみ、斜めから眺めていることがうなずけるのである。

しかし年老いるにしたがって、その醜い痘痕をも客観的にながめるだけの余裕がでてきているのを行徳二郎の日記が教えてくれる。

三月一六日（明治四四年）（木曜・曇）夕方夏目先生許に赴く。いろいろな話の末、昨夏伸六ちゃんのお尻のおできを切った痕形の話から、先生の痘痕の話になった。奥さんが「擦れば少しは好くなるでしょう」と云はれたら、先生は「もうこれでいい、この痘痕は女難除けだよ」と澄ましてゐられる。(11)

明治四四年は漱石四五歳にあたる。

発痘の時期と種痘との関係

尤も主人は此功徳を施こす為に顔一面に疱瘡を植ゑ付けたのではない。是でも実は種ゑ痘瘡をしたのである。不幸にして腕に種ゑたと思つたのが、いつの間にか顔へ伝染して居たのである。其頃は子供の事で今の様に色気もなにもなかつたものだから、痒い痒いと云ひながら無暗に顔中引き掻いたのださうだ。丁度噴火山が破裂してラヴが顔の上を流れた様なもので、親が生んでくれた顔を台なしにして仕舞つた。(12)

『猫』の一節である。

彼は其処で疱瘡をした。大きくなつて聞くと、種痘が元で、本疱瘡を誘ひ出したのだとかいふ話であつた。彼は暗い櫺子のうちで転げ廻つた。総身の肉を所嫌はず掻き挘つて泣き叫んだ。(13)

自伝小説『道草』の一節である。

これらの記述から種痘が原因で疱瘡にかかったことは間違いのない事実であるが、それが何時のことであるか。これについてはいくつかの説があって罹患の年を特定することはむずかしい。

「其処で疱瘡をした」とのべている「其処」とは養父、塩原昌之助が戸長をしていた浅草諏訪町の家であるが、その年月を特定するにたる資料はない。

小宮豊隆の伝記『夏目漱石』によると、「然し是がいつどこでのできごとであるか、はっきりしたことは分らない」としながらも、「漱石の記憶に誤りがないならば、……新宿か浅草へ越して来た後のこと、従って漱石五つか六つかくらゐの時」であるはずであり、又漱石の兄「和三郎直矩の記憶によると、……多分漱石四つの時だったと思ふ」とある。(14)

荒正人の『漱石研究年表』は明治三年、四歳の条に、

浅草三間町の家で、種痘が原因で疱瘡（天然痘）にかかり、鼻の頭に痘痕が残る。(5)

とのべており、江藤淳は、

太政官布告第三一三号によって、種痘の全国実施が定められたのは、明けて明治三年（一八七〇）四月二四日のことである。「種痘の儀は済生之良法に候」といわれたこの西洋予防医学の所産は、しかし金之助の肉体に、かえって消すことのできない痕跡をのこした。……熱がひいてみると、金之助の顔には薄いあばたがのこされていた。(15)

とのべて、それが漱石四歳のことであるとしている。

漱石の妻、鏡子が女婿の松岡譲に口述筆記させた『漱石の想ひ出』には、附録にふした年表でこれを明治四年、五歳のこととしている。[16]

さらに筑摩書房の現代日本文学大系におさめられた夏目漱石集では、

明治五年（一八七二）六歳、養父が夏目家の推薦で浅草の戸長（現在の区長）となり、諏訪町へ転居した。種痘がもとで疱瘡にかかった。（翌年ともいわれる）[17]

とあり、その発症の年齢を特定することはきわめて困難であるが、いろいろな資料のうち、八歳年長の兄、和三郎直矩の記憶がもっとも信頼しうるものと考えられる。和三郎は漱石ともっとも近い関係にある兄という人であり、たとえ伝聞であっても同時代に生きた一二歳の少年の記憶を一級の史料と考えて、発症の年齢を和三郎の言のごとく、明治三年、四歳のことと推定したい。

明治三年三月に布達された大学東校種痘館規則によると、種痘の実施方法として東京府を五〇の区画にわけ、種痘館よりの距離の遠近によって出張所を設けて、本館や最寄の出張所において種痘をうける便宜がはかられていることがわかるが、これらの出張所がどこに何ケ所設けられたかの記載はない。

『武江年表』、明治二年八月二二日の条に、

種痘の事（植疱瘡）官府より厚く御世話在らせられ、右最寄の場所心得居り、疱瘡前の小児出生より七十五日、又は百日迄の間、左の種痘所へ願ひ出で、其の方法を授かり候様御布告之有り（一人分三百文ずつ納む筈）。美倉橋向（元医学館の跡なり。扁額、散華済生蔣潭鰕侶長析とありし）、三拾間堀一丁目、芝赤羽根、小石川三百坂、浅草三間町、深川海辺大工町以上六箇所。[18]

とあって、種痘所が六ケ所にもうけられたことがわかるが、ついで明治四年四月にいたるや、種痘所は五ケ所に

縮小され、その位置も大はばに変更されている。そしてこれも一〇月一三日には廃止されてしまうのである。

四月（明治四年）より、種痘所御改め、美倉橋向、南茅場町薬師内、神楽坂角、芝切通し幸稲荷内、深川御船蔵、以上五箇所に成る。(19)

一〇月一三日（明治四年）、美倉橋外四ケ所種痘所御廃止に成り(20)……

漱石が種痘をうけた年は明治三年と推定され、浅草諏訪町に住んでいた事実は動かしがたいので、浅草三間町の種痘所出張所において接種をうけたものと考えられる。

種痘の合併症と漱石の痘痕

種痘の皮膚合併症　種痘は弱毒性ウイルスワクチンの接種であり、接種後日ならずしてウイルス血症がみられる（接種後三日から一〇日の間に血中からウイルスを分離しうるといわれている）。ついで体内でいろいろな抗ワクチニア抗体の産生が順調におこなわれれば、通常は局所反応と軽度の全身反応を呈する経過に終わってしまう。ワクチニアウイルスは接種局所の細胞で増殖するばかりでなく、ウイルス血症をおこし、全身の細網内皮系で増殖して免疫が完成する。

しかし被接種個体の抗体産生能に異常がある場合に、いろいろな皮膚合併症が発生する。

厚生省の種痘研究班はサーベイランスのための種痘合併症分類基準をもうけているが、このうち皮膚合併症を表13のように分類している。

1～3を広義の generalized vaccinia としてまとめ、重症型とよんでいる。1は免疫不全とくに細胞性免疫の不全状態にある小児に種痘をおこなったときに発症するもので、もっとも重症にして予後のわるい合併症である。接種部位は治癒することなく周囲の皮膚を次第におかして進行し、壊死におちいる。この壊死はしばしば月余にわたってひろがりを増してゆき、同時にウイルス血症により身体各部の皮膚、骨、内臓にも転移巣を形成する。

2は、ウイルス血症によってワクチニアウイルスが全身に撒布されて膿疱を形成するが、瘢痕をのこさず、すみやかに治癒する。本症では血清中のIgGの産生は正常であるが、IgMの産生がわるいといわれている。(21)

3は、湿疹の部位、あるいは湿疹の既往のある部位に集積して痘疱を形成する形である。ケンペC.H. Kempeによれば(22)本症は抗体産生のたちあがりのわるい例におおく、七日から一〇日のおくれがあるとしており、この結果、ウイルス血症が遷延し、血流を介してlocus minorisとしての湿疹部位に集積して痘疱が多数形成される。

単に湿疹を有するだけでなく、抗体産生能の異常の併存が発症をうながすものといえる。

よって全身性痘疱といい、進行性種痘疹といっても、本質的に異なったカテゴリーにぞくする副反応ではなく、被接種個体の免疫産生能の量的差異にもとづく連続的な変化としてとらえるべきであろう。

表13　種痘の皮膚合併症（種痘研究班）

1．壊疽性痘疱または進行性種痘診
2．全身性痘疱
3．種痘性湿疹
4．自己接種または事故接種
5．副　痘
6．種痘性中毒疹
7．二次的細菌感染
8．接触者への感染
9．その他

漱石の痘痕は種痘の副反応か

漱石の痘痕を種痘の副反応として考えると、荒のいうように種痘がもとで「鼻の頭に痘痕が残った」のであれば、これを自己接種と考えてもよいであろうが、事実はさきにのべたように、相当に目立つほどの痘痕なのであるから、自己接種は否定してよいであろう。又痘痕をのこしているところから全身性痘疱であるとも考えにくい。むしろ進行性種痘疹にともなう全身反応の結果といってよいかもしれないが、漱石の接種局所の所見について記載する文献は見あたらない。(23)もし局所が壊死性の変化を呈したならば『道草』などでもそれにふれてしかるべきであるが、そのような記録が皆無だということは、漱石の痘痕を種痘の副反応としてとらえるよりも、当時の流行状況を勘案して、(24)痘瘡の潜伏期に種痘を接種したと考えるのもあながち無理な推測ではないであろう。『道草』でいう「本疱瘡を誘ひ出した」という表現はまさに的を射ているといえる。

痘瘡の治療と「柳の虫」　痘瘡の治療は医学の発達した現代でも適切な方法がなく、いきおい対症療法にたよらざるをえない。

痘瘡患者を隔離する方法は、中国のみならず、わが国でも古くからおこなわれていた。親族をうしなったものが死の忌みとしての喪に服すると同じように、患者をふくむその家族を社会から隔離するというのが当初の考え方であった。(25)しかし文化七年（一八一〇）、橋本伯寿がその著『断毒論』で、麻疹や梅毒とともに痘瘡は伝染性疾患なりとの卓越した見解を主張していらい、徹底的な隔離方法をとって流行をふせごうとした例はおおい。

その一例として長与俊達の事蹟をあげる。文政一三年（一八三〇）一月、大村藩領の痘瘡流行にさいして、大村城下より一里はなれた古田山に病棟を建設し、これに患者を収容して治療に専念した。(26)岩国藩では患者や患家に接触したものを、かなりの期間にわたって城下から特定の避難村へ隔離するという「痘瘡遠慮定」が規定されていた。(27)

痘瘡の治療薬として特効的作用をもつものはなく、その薬品は升麻、防風、荊芥、穿山甲、蟬蛻など数十種におよぶという。(28)この方面の知識にとぼしい筆者には、くわしくのべる力はないが、これらの薬物は発痘の時期により、病の軽重によってつかいわけるべきことを、香月牛山の『牛山活套』によってしることができる。

小児ノ痘瘡ノ症ハ発熱甚シク風邪ノ病ニ紛ル者也。疑似ノ間ニハ升麻葛根湯或ハ香蘇散ニ葛根ヲ加ヘ或ハ藿香正気散参蘇飲ノ類ヲ見合テ可用。

痘出テ毒気甚ク血紅一片ニシテ他界ヲ不分者ニハ神効散ヲ用ベシ。熱甚者ニハ芩連ヲ加ヘ驚怖ノ心アラバ蟬脱連翹ヲ加テ用ベシ。山査子ヲ加フ妙トス。又解毒蕀痘湯ニ山査子ヲ加テ有神効。或ハ人参羌活湯モ有奇効。

痘瘡起脹ノ時節ニ瘡勢弱ク瘡色白シテ頂陥者ハ虚症也。十全内托散ニ丁字肉桂穿山甲ヲ加テ用ベシ。有神効。或ハ保元湯丁字肉桂川芎当皈穿山甲ヲ加テ有神効。(29)

痘瘡の患者に沐浴をほどこすことは古くからおこなわれており、同じ香月牛山の『小児必用養育草』に、

わが日本の風俗にて痘瘡収靨《かせ》ていまだ痂おちざる前に、米泔汁に酒ばかりを加へ、或は鼠の糞二つばかり入て、沸湯となして、その湯にて痘を洗ひ、沐浴すれば痘よくかせて、病者こころよきにいたるなる。これを酒湯といふ。(30)

とあり、これが中国でも、朝鮮でもおこなわれていないことをのべている。

このように適確な治療法が確立されていないために、科学的裏づけのない呪術や呪法がひろくもちいられ、医術が民間医療的傾向におちいるのはやむをえないことであった。

痘瘡になったこどもの枕もとにおいたサンダワラに、赤飯と赤御幣をそなえて、疱瘡神をまつって痘瘡のかるいことをいのった。そして病が快方にむかうと、それを川や海にながすことがおこなわれた。(31)『能美郡誌』によると、小松市附近では、昔は痘瘡になるとサンダワラの上に起上り（人形）を疱瘡神に仕立ててのせ、そのまわりに赤い旗を立てる。マンジュウをそなえ、赤飯をそえて川にながす。これを疱瘡流しといっている。金沢地方でも同じようなイモナガシを今日でも見かけることがあるという。(32)

漱石が痘瘡に罹患したとき、「柳の虫を顔にはわせた」というのも、多分に呪術的色彩のこい民間療法の一つと考えてよいであろう。

手に袋を嵌めて顔を掻かないようにしたんだけど、矢張痒くて耐らんから無理に引掻いた。其結果は鼻の頭に残って居る。又眼っぱに成ると不可けない、それには柳の虫を匐はせると可いと云ふので、柳の虫を取って来てはぞろぞろ顔に匐はせたものだ相である。（傍点筆者）

と森田草平がのべているという記載がある。(5) この「柳の虫」の正体についてはひさしく不明であったが、いろいろの文献を渉猟した結果、筆者なりの結論をえた。

柳の虫は諸種の文献によって、大きく三つにわけることができる。

①疳の虫にきく赤蛙のことをいう。

三好一光の編纂になる『江戸語事典』には、

全体かふいふ性には柳の虫が一番だ。打捨って置くと、鼻の下を赤くして、線香や火鉢の灰を舐めたがるものだから。

という為永春水の『春色梅美婦禰』(五ノ一四)を引用して、この柳の虫が赤蛙であるとの記載がある。(33)

②柳の幹を食害するきくいむしの一種をいう。

『大和本草』に、

木蠹虫　別名蝤蠐ト云　蠐螬ニ似テ節長ク足短ク腐木ノ中ニ生シテ木ヲウチカラクラフ　蠶ニ似タリ　後ニ天牛トナリテトブ　柳虫ハ柳ニ生シテ柳樹ヲ食フ(34)

とある。

きくいむしは一般に甲虫類とよばれる鞘翅目に属する昆虫で、キクイムシ科とナガキクイムシ科の総称である。黒褐色、あるいは赤褐色を呈する体長五粍以下、体の巾は体長の二分の一という、ずんぐりした小さな甲虫である。木にトンネルをほって生活する。マツクイムシ、スギクイムシなど、マツやスギの害虫としてよくしられている。

これが子供の疳の妙薬であることは『小児必用養育草』にみえる。

本邦の医家にも俗家にも、五疳の妙薬多し。虫気の病なれば、同気相求むるの理にや、その薬、多くは虫の類を用うるなり。蜈蚣《むかで》・鱝鰻《やつめうなぎ》・赤蝦蟆《あかがえる》・柳虫・桑虫・恆山虫《くさぎむし》・山蚕《やままゆ》・桑螵蛸《おおじのふぐり》の類を用いて、黒焼きにして用いて、利を得る事多し。(35)

江戸時代には、赤蛙売りが薬用となる赤蛙や柳の虫を小筥にいれ、風呂敷づつみをせおって市中をうりあるいていた。小さい昆虫であり、木の中に巣くっているので、その採集はなかなかむずかしかったのではないだろうか。柳の虫が小児の疳によくきくことはおおくの文献にみえるが、これを痘瘡にも用いたことが『大和本草』にみえる。

小児痘瘡ノ後余毒アリテハレ俗ニヨリト云。瘡ニツクレバ愈ル。(34)

しかし、ここでは疳疾にたいする薬効についてはー言もふれていない。

③コスカシバの幼虫を柳の虫という。

ウグイスなど、生き餌をこのむ小鳥にあたえる餌用昆虫としてしられている、コスカシバ（小透翅）Conopia hector Butler の幼虫を柳の虫とよんでいる。

体長は約二〇ミリメートル、体には一切突起はなく、ほとんど目につかない程度の淡褐色の短い毛でおおわれている。ウメ、モモ、ナシ、リンゴ、サクラなど、果樹の幹の皮下に生息し、それをくいあらす害虫である。六月から九月にわたって羽化し、翅脈の黒い透明の翅をもったコスカシバになる。北海道、本州、九州にひろく産する。

漱石が痘瘡に罹ったとき顔にはわせたという「柳の虫」は、これらのうちいずれであろうか。赤蛙である可能性はまずないといってよいであろう。とすればヤナギキクイムシの柳の虫か、コスカシバの柳の虫のいずれかである。

ヤナギキクイムシは『大和本草』に「瘡ニツクレバ愈ル」とあるように具体的な使用法にはふれていないが、痘瘡の治療にもちいられていたことをしる。しかし森田草平の記載の「柳の虫を取って来てはぞろぞろ顔に匐はせた」という表現は、米粒ほどの甲虫をはわせている情景よりも、二糎にもおよぶ、いもむしにも似たコスカシバの幼虫である柳の虫にいかにもふさわしい。化膿した患部に生じたウジが、膿をことごとく清掃し去るという事実なども、コスカシバ説の裏づけになる。

ではこのヤナギノムシを顔にはわせることに、いかなる意味があるだろうか。

万葉集にも三九首におよぶ歌によまれていることから、柳は昔から日本人にしたしまれていたことがわかる。しかしわが国の山野に自生する柳がないことは、よほど古い時代に中国から渡来したにちがいない。

　青楊の枝きり下し斉種《ゆたね》蒔きゆゆしき君に恋ひわたるかも

万葉集巻一五の歌である。上の句は下の句のユユシにかかる序詞であるが、ここでは柳の枝を苗代田の水口にさして田の神をまつるという、柳の枝がはたしている田の神の憑り代としての機能に注目したい。

中国では古くから観音像の絵には、かならず柳の枝のひたした水盤が描かれている。観音菩薩がこの柳の枝に水をつけて一ふり、二ふりすると悪鬼邪神はおそれをなして逃げだすという。北魏の高陽太守賈思勰の著『斉民要術』に「正月旦取二柳枝一著二戸上一、百鬼不レ入レ家」とみえ、また清明節の日には軒端に柳の枝をさして悪魔や邪霊をはらうとの記載もある。[36] 柳が邪気をはらい、長寿や繁栄をもたらす生命の木として尊ばれていたことがわかる。

このように柳が魔よけの威力をもつと考える古い信仰にもとづいて、柳の木とは直接、なんの関係もないヤナギノムシではあるが、「やなぎ」という言葉の類推からヤナギノムシにも神秘的作用の存在を想定して、それを顔にはわせることによって痘瘡の悪鬼をはらいのけようと意図したのではないだろうか。

一方、柳は麻疹の妙薬として江戸時代からもちいられていた。

　麻疹を治するの聖薬なりとして、称揚せられたるものに、西河柳、芫荽《げんずい》等の薬品あり。西河柳は「本草」に檉《てい》と称するものにして、垂枝柳、観音柳、御柳の別名あり。[37]

これは柳の成分サリシンに由来する解熱作用を期待して、一種の解熱剤としてもちいられている。古くは麻疹と痘瘡とは類縁疾患と考えられていたこともあり、それがヤナギノムシを痘瘡にもちいようとする契機になったのかもしれない。

なおヤナギノムシを治療にもちいたという事実をふまえて、漱石が痘瘡に罹患した時期を推定したい。

コスカシバは幼齢の幼虫で越冬し、その大きさは大小きわめて不同である。とくに幼齢のものは越年がむずかしく、九〇％は越冬できずに死亡する。翌年三月下旬になると活動をはじめ、五月、六月には急速に成長する。この頃から蛹化がはじまり、六月上旬から羽化するが、羽化の時期は最盛期の九月までつづく。[38][39][40]このような経過習性をかんがえると、活潑にうごきまわる幼虫を採取しうる時期は四月から八月頃であることがわかる。

漱石の痘瘡発症はさきにのべたごとく明治三年のことであり、コスカシバの経過習性から考えて、それは四月から八月にいたる期間と推定される。

（1）『漱石全集』一巻、岩波書店、昭和四九年、三三九頁。
（2）同書、一三巻、五二頁。
（3）同書、一四巻、二六頁。
（4）『歐外全集』三五巻、岩波書店、昭和五〇年、八七頁。
（5）荒正人『漱石文学全集　別巻　漱石研究年表』集英社、昭和四九年、二二一頁。
（6）江藤淳『漱石とその時代』第一部、新潮社、昭和四五年、四〇頁。

(7)『漱石全集』一巻、三四六頁。
(8)同書、一三巻、一八二頁。
(9)夏目伸六『父、夏目漱石』文芸春秋新社、一九六四年、二〇頁。
(10)同書、五一頁。
(11)行徳二郎「日記抄」、『漱石全集』月報、一九号、昭和一二年、三頁。
(12)『漱石全集』一巻、三四一頁。
(13)同書、六巻、三九九頁。
(14)小宮豊隆『夏目漱石』一巻、岩波書店、昭和二八年、二七頁。
(15)江藤淳、前掲書、四〇頁。
(16)夏目鏡子『漱石の想ひ出』角川書店、昭和四一年、三七八頁。
(17)『夏目漱石集』一、現代日本文学大系一七、筑摩書房、昭和四三年、四七一頁。
(18)斉藤月岑『増訂武江年表』二巻、平凡社、昭和四三年、一三一九頁。
(19)同書、二三九頁。
(20)同書、二四二頁。
(21)Chandra. P. K. al.: Generalized non-progressive vacciria associated with IgM deficiency. *Lancet* 1: 687-689, 1969.
(22)Kempe, C. H.: Studies on smallpox and complication of smallpox vaccination. *Peliatrics* 26: 176-189, 1960.
(23)自宅で死亡した漱石の遺骸は東京帝国大学医科大学病理学教室にはこばれ、長与又郎教授の手によって解剖にふされた。その範囲は脳と腹部臓器にかぎられた、遺族の希望による特志解剖であった。現在、病理学教室に保存されている解剖録には氏名、解剖年月日、執刀者の名をしるすのみで、剖検所見については「別記あり」との記録以外、何ら記載のないことが今回の調査で判明した。もちろん種痘接種局所の皮膚所見についての記載もない。
脳と消化器系統についての解剖結果は、執刀者の長与教授によって報告された。『日本消化機病学会雑誌』一六巻二号（大正六年）に発表され、『漱石の想ひ出』にも収録されている。
(24) 深瀬泰旦「明治初年の種痘の状況」『日本医史学雑誌』二二巻、昭和五一年、三四六～三五九頁。これは本論集（Ⅲ-二）に収録した。
(25) 富士川游『日本疾病史』平凡社、昭和四四年、一三九頁。
(26) 本田雄五郎「長与俊達先生事蹟」『日本医史学雑誌』一三二一号、昭和一八年、二九～四六頁。
(27) 井上忠「牛痘法の伝播」、緒方富雄編『蘭学と日本文化』東京大学出版会、一九七一年、二七九～二九一頁。
(28) 富士川游、前掲書、一四一頁。
(29) 香月牛山「牛山活套」『香月牛山選集』一、漢方文献刊行会、昭和四八年、二五四～二五六頁。
(30) 香月牛山『小児必用養育草』五巻、元禄一六年、四丁。
(31) 宮本常一「日本の子供たち」『宮本常一著作集』八巻、未来社、一九六九年、一四五頁。
(32) 大島建彦ほか編『日本を知る事典』社会思想社、昭和四六年、四一六頁。
(33) 三好一光編『江戸語事典』青蛙房、昭和四六年、八五七頁。
(34) 貝原益軒『大和本草』一四巻、宝永六年、二〇丁。
(35) 香月牛山、『小児必用養育草』、三巻、九丁。
(36) 大島建彦ほか編、前掲書、八六〇頁。
(37) 富士川游、前掲書、二〇四頁。
(38) 高橋奨『果樹害虫各論』上巻、明文堂、昭和五年、四七八頁。
(39) 内池俊雄「桜桃の害虫について」『昆虫世界』二九巻、一二〇号、大正一四年。
(40) 知久武彦ほか「桃樹害虫コスカシバの羽化時期」『農業及園芸』二九巻、一三一九号、昭和二九年。

七、天然痘は人から人へ伝染する病いである――橋本伯寿の『断毒論』をよむ――

はじめに

一九九九年の夏、作家辻邦生が軽井沢にある洋風下見板の白い二階建の別荘で急死した。わたくしにとっての辻邦生は、夏目漱石とならんで親しくその作品を手にしていた作家の一人であった。

とはいってもこれまでに読んだのは、『安土往還記』や『西行花伝』、『嵯峨野名月記』など数冊にすぎないが、かれの死を機会にこれらをもう一度よみかえしてみたり、今まで手にしたことのなかったいくつかの作品に目をとおしてみた。そのなかの一冊が『銀杏散りやまず』であった。

辻邦生の死と同じころ、作家の江藤淳が自裁した。知名度からいえば江藤淳の方がはるかにたかい。早速町の本屋には江藤淳コーナーがもうけられ、数おおくの再版書がならべられた。その棚のあたりにはおおくの人が屯して、それらを手にとって眺めている姿が、どこの本屋でも見かけられた。

それから少しおくれて数こそ少なかったものの、辻邦生の小説が店頭に平積みにされて人目を引いていた。そのなかにかつて読んだことのない『銀杏散りやまず』をみいだした。

『銀杏散りやまず』

辻邦生は新聞事業の経営者であり、薩摩枇杷の名手であった父の死を契機として、父への思慕たちがたく、その一生を明らかにしようとの思いが日増しにつのったという。この思いは父からさらにさかのぼって、一族の祖先の歴史をたどる旅へと著者を駆り立てた。

辻邦生の家は三代前までは、甲州で数代つづいた医家である。『銀杏散りやまず』を手にとってパラパラとめくると、見なれた江戸時代の医書の名や、医家の名が目についたので、さっそく一本を買いもとめて読みはじめた。そこには甲州の医家である橋本伯寿や、痘科の名医池田瑞仙の業績が数ページにわたってしるされているが、そのなかにはわたくしが承知している知識とはかなり異なった記載が目についた。(1)

たかが小説の記事に目くじらをたてることもあるまいとは思ってみたが、これだけ高名な小説家の記述に事実の誤りがあろうなどとは、だれも思ってもみないだけに、それがあたかも真実であるがごとくに受けとられてしまうのは困ったことだ、と思う気持ちをおさえることができなかった。

『甲州の痘科及種痘』

まず『銀杏散りやまず』にみられる種痘の記述からみてみよう。ここで辻邦生が底本にしたのは、村松学佑があらわした『甲州の痘科及種痘』である。この書がいつあらわされたかについて、辻邦生は明記していない。著者の村松学佑の祖父にあたる岳佑は、『市川大門町誌』によると明治元年（一八六八）に四七歳で病没したとある(2)ので、これから逆算すると文政五年（一八二二）生まれということになる。そこでこの人の孫にあたる学佑は明治の人ということができるので、この書は明らかに明治時代になった書物である。

『甲州の痘科及種痘』には、池田瑞仙が文化初年に甲斐国におもむいたおりに、有志があつまって「痘科同盟会」という勉強会を結成したことがしるされている。

江戸幕府が経営していた医学館の初代痘科教授にあげられたのは池田瑞仙である。その瑞仙の曾祖父にあたる正直は周防国岩国の人で、明から亡命した戴曼公について痘科の術の蘊奥をきわめ、これが家学となって代々の医師につたえられ、瑞仙の代にいたって幕府医学館の初代痘科教授に任命された。

瑞仙には『痘科弁要』や『国字痘疹戒草』などの著書がある。このほかに享保年間にわが国で翻刻された朱選の『痘科鍵』や、葉天士の『治痘論』などの治痘書をもちいて医学館で痘科の講義をおこなっていた。

この池田瑞仙にたいして批判の口火をきったのは、甲斐国市川大門村にすむ医師橋本伯寿であった。天明年間に橋本伯寿は長崎に遊学して吉雄流外科をまなび、往復の道中において各地で見聞した事実をもとに、天然痘の感染をさけるには厳重な隔離が最良の方法であると確信するようになった。

伯寿は天然痘の予防には隔離が最善の方法なので、法令をもってこれを実施してほしいとの請願書を明和九年(一七七二)に、市川陣屋と甲府勤番支配役所へ提出した。この文書の中で、人痘接種はその効果は少なく、かえってこれが原因で痘瘡の流行をまねく危険がおおきいことも強調している。これは暗に当時この治法を得意としていた池田瑞仙を攻撃したことになってしまった。(3)

以上が『甲州の痘科及種痘』の要点である。これを引用した辻邦生は、かれ自身の言葉で次のように要約している。

……全国各地の天然痘流行の実地を見ていた伯寿橋本保節は、もっぱら悪疫処理の面からそれを取扱おうとしている。すでに悪疫が拡がれば、患者を絶対隔離するのが、流行を食いとめる最良の方法であろう。

しかしそれはあくまで悪疫発生という事態を待っての対策であって、あえて悪疫発生の根源まで立ち入ってそれと闘おうとする姿勢を欠いている。その点、池田瑞仙の天然痘対策は、病を以って病を制する予防接種の先駆的考えを取り入れている。ただ池田瑞仙の治療法で問題なのは、予防接種に用いるのが牛痘のごとき軽微の結果で終る痘苗でなかった点である。(4)

辻邦生の立論

辻邦生の記述をわたくしなりにまとめてみると、次のようになろう。

一、池田瑞仙は天然痘の予防法としての人痘接種が得意であった。

二、橋本伯寿は、隔離こそ天然痘の最良の予防法であると考えて、天然痘の予防法である人痘接種を排斥していた。

三、このような意見の対立から、橋本伯寿は池田瑞仙にたいし非難の言葉をあびせるようになった。

このように箇条書きにしてみると、今までにおおくの専書からえた知識とはどうも異なるようである。辻邦生があげた命題についてこれがはたして歴史的事実との間に乖離が存在しないかどうか。これを検証してみようと思いたってまとめてみたのが以下の文章である。

その前に一つお断りしておかなければならないことは、これをもって辻邦生の知識不足を非難しようと目論んでいるわけではない、ということである。医者でない辻邦生が、医学の専門書をなんの疑いもなく引用したのはさほど責められるべき行為ではなかろう。もし誤謬があるとすれば、その誤りの根源は辻邦生ではなく、このような専書をあらわした村松学佑にあるといえよう。

話は横道にそれるが、あれこれ資料に目をとおしている折に『山梨医家列伝』という一冊の書物にであった。山梨県在住の四五名の医師の簡単な経歴をまじえた評判記とでもいいうる小冊子である。ここに東山梨郡岡部村の辻保順の名がみえた。(5)

辻家の当主は代々保順をなのっているので「辻家由緒書」によってみると、これは幼名を希太郎、諱は隆盛という四代保順である。その記述はつぎのようであった。

君叔父あり、曽て和蘭陀に航し、大医「シーボルト」に就き医術を研究し大に自得する所あり、帰朝の後開

業し遂に克く今の名声を博せしと云ふ、君旦夕傍らに在り、浸染浅からさるものあり、以て今日の地を為したるならん(5)

まず系図をみても隆盛の叔父にあたる人に医師はみあたらない。またたとえいたとしても、嘉永三年（一八五〇）生まれの隆盛の叔父がオランダに渡ったとはとうてい考えられず、ましてシーボルトに師事したなどとはまさに夢物語といわざるをえない。

これ程ではないにしても、蘭方医というと長崎に留学し、オランダ医学の大家シーボルトに教えをうけたという記述は、よく目にするところである。近年アメリカ留学がはたして事実であったか否かの問題でしばしばテレビに登場してお茶の間をにぎわした熟女がいたが、これと軌を一にする話しといってよいであろう。

このような評判記の類には、時にこのような荒唐無稽な記述にであうことがあるので、かなり心して読まなければならないというよい例である。

人痘接種

天然痘に一度かかったものは二度とかかることはない、という事実は古くから経験的に知られていた。もしそうであれば健康状態の良好なときに軽症の天然痘患者の膿を人工的に植えつければ、もはや天然痘にかかることはなかろう、との考えに発展することはおおいにありうる。ヒトの天然痘の膿を人工的に接種する方法は、人痘接種法とよばれている。

『痘疹心法要訣』や『治痘十全』によると、古くから人の天然痘を接種する方法がもちいられていたとのことである。宋の真宗の時代に、四川省の西部にある蛾眉山に一人の仙人がすんでいた。丞相の王旦はこの仙人が人痘接種の秘術を身につけているときいて、自分の息子に接種をうけさせるためにこの仙人を京師にまねいた。

一ヶ月かかって遠路はるばるやってきた仙人は、王旦の息子の様子をきき、これは人痘接種をおこなうのに適していると判断して、翌朝接種をおこなった。接種後七日目に発熱し、一二日目には膿疱がすっかり乾いて、無事施術が完成した。これをみた王旦は心からの喜びをかくしきれなかった。(6)

古代インド人やペルシャ人は早くから人痘接種法を採用していたので、インドとの国境にそびえる蛾眉山の仙人によってこれがシナにつたえられたということは、インドからもたらされたものにちがいない。また『張氏医通』に、近頃人痘接種がおこなわれるようになり、揚子江の北部からはじまって燕や斉にひろがって、最近では揚子江の西岸でもおこなわれているとある。これをみれば清の初期からはじまったことがわかる。

しかし張琰が『種痘新書』の序において、「余ガ祖聶久吾先生ノ教ヲ承テ痘ヲ植ウ。箕裘（父祖の業をつぐこと）已ニ三世」とのべており、『蕁郷随筆』にも「安慶ノ張氏、種痘法ヲ伝ルコト已ニ三世」とあって、(7)この方法が明の時代にはじまり、清の時代になって盛んに行われるようになったともいえよう。いずれをとってみてもその起源を明解にしるしたものはなく、杳としてつかみ所がない。

シナの医書の中で、種痘の見出しをつけて詳細にのべているのは『医宗金鑑』がもっとも早い。清の乾隆帝の命によって編纂されたこの書は、内科七四巻、外科一六巻、あわせて九〇巻で、乾隆七年（一七四二）の出版である。その第六〇巻に「種痘心法要旨」がおさめられている。これによると人痘接種の方法として、

①痘疱の漿をとって、これを鼻腔にたらす法（漿苗法）
②天然痘にかかった子どもが着用していた衣服を、他の子どもに着せる法（衣苗法）
③痘痂の屑を乾かして、これを鼻腔に吹きこむ法（旱苗法）
④痘痂の屑を湿したものを鼻腔にうえる法（水苗法）

の四種があるという。

これらの方法は、いずれも鼻腔に接種しているところに特徴がある。このうちもっともよく用いられたのは、効果も確実といわれた旱苗法であった。(8)

人痘接種法のわが国への伝来

この旱苗法は『医宗金鑑』が刊行された三年後の延享二年（一七四五）四月に渡来した清の李仁山によって、わが国にもたらされた。李仁山は抗州の人であるが、その素性については諸書によって区々である。古賀十二郎は「詩文に長け、絵事を善くし、種痘科に妙をえている」とし、(9)池田霧渓も「抗州府ノ種痘科李仁山ト云者」とのべているが、(10)緒方春朔はただ単に「唐山ノ商客」としかしるしていない。(11)富士川游も「李仁山が何人につきて、その法を得たるかは、未だこれを明らかにすることを得ず」として、(12)はっきりとした記載はなく、どれをもって正しいとするかむずかしいところである。

翌延享三年（一七四六）の春、李仁山は長崎でシナ式人痘接種を精力的におこなった。この時の記録は、通詞の平野繁十郎、林仁兵衛の二人によって「李仁山種痘和解」として一本にまとめられて奉行所に提出された。(13)長崎奉行松波備前守正房は、長崎の医師柳隆元、堀江道元に、この種痘法の伝習、修得を命じている。

四月に渡来した李仁山は翌年の春まで種痘をおこなっていないが、これには確たる理由がある。シナ式人痘接種は、適切な時節や天候にしたがっておこなわなければならない、といわれている。(14)その時節は一一月の冬至のころから、三月の清明のころまでのおよそ百日間の季節がよろしい。そのうちでも正月下旬から二月中旬までがもっとも適している。五月から九月までの間は絶対に接種してはいけない、と『痘疹心法要訣』はしるしている。これにもとづいて李仁山は、翌年の春まで待ったものと思われる。

李仁山から手をとって教えられた柳隆元と堀江道元は、その後二度、三度と長崎で人痘接種をおこなったが、結果は不発であったと『種痘必順弁』にはしるされている。一方堀江道元の著作『弁医断』では、二〇人に接種したがすべて出痘して、李仁山のいうような経過をとった。その手法には水苗法と旱苗法の二法があり、接種すればかならず発痘して、一人として失敗はなかったとしている(15)。

両書ともすこしく誇張があるように思われる。いずれにしても人痘接種法がわが国につたえられ、次第におこなわれるようになったことだけはまちがいない。

痘科の名医　池田瑞仙と池田霧渓

医学の細分化にともなって臨床各科が誕生したのは、歴史に照らして明らかなことである。それぞれの病いは、その症状や経過によって多彩な様相を呈するが、その病いをおおく手がけた医師は、診断にも熟達し、治療にもおおくの成果をあげられるようになる。このようにして、内科や外科、さらには小児科、眼科などの臨床各科が誕生した。

各科のなかでもさらに個々の病いにも目がむけられるようになって、それぞれの病いの診断や治療に練達した医師が誕生する。とくにしばしば遭遇するにもかかわらず、治療に手を焼くことがおおい病いについては、その傾向は強いといえよう。現今でもこの傾向は継続しており、難病ともいえるアレルギー性疾患やリュウマチ性疾患では、専門にあつかう医師が誕生し、診療科として標榜する医師がおおくなった。

人類誕生の時期から苦汁をなめさせられてきた天然痘についても、事情はまったく同じである。天然痘は古代エジプトから人類を苦しめてきた。紀元前一一五七年に死亡したエジプト第二〇王朝のラムセス五世のミイラの顔にも、天然痘の跡をしめすアバタがみられる。

この病いをいかに難病として扱わざるをえなかったかは、その多彩な病名にもみられる。わが国の史籍に天然痘の流行がはじめてしるされたのは、奈良時代の天平七年(七三五)である。『続日本紀』に太宰府管内から流行がはじまって、全国各地におよんだとある。このときこの病いを「豌豆瘡」(わんずかさ)といい、俗に「裳瘡」(もかさ)とよんだ。

現今ではこの病いはWHOの不断の努力によって地球上から根絶されたので、医学の教科書に名をとどめているにすぎないが、戦後早い時期には「天然痘」や「痘瘡」(とうそう)がもちいられ、巷間では「疱瘡」(ほうそう)が耳慣れた言葉であったことは、記憶しておられる方もおおいだろう。(16)

おおくの医書に照らしてみると、病名の由来もさることながら、病名の多様性には驚くばかりである。度々引用している富士川游の『日本疾病史』には、内外の医書からあつめられた三〇余りの病名が列記されている。さきの「豌豆瘡」などのほかに、「虜瘡」「天下瘡」「天瘡」などがみえる。(17)

時代の経過とともに天然痘の専書があらわされるようになり、これを専門に治療する、いわゆる専門医としての「痘科医」も誕生した。

明は打ちつづく内乱の末、桂王の永暦一六年(一六六二年、わが国の寛文二年にあたる)に清によって滅ぼされた。このころ、おおくの明人がわが国に亡命してきたが、その中に戴曼公という医師がいた。戴曼公は明の抗州の人で、字は独立という。龔廷賢について医を学び、痘科の術をもっともよくした。儒学をすて医術を業としてわが長崎に来航し、さらに東行して周防国の岩国に移りすんだ。岩国藩医池田正直は戴曼公について痘科の秘術を体得し、痘科医としての名声は四方にひびいていた。もっとも正直が岩国藩に実在したことを証明する文献はなく、曾孫瑞仙が池田家伝説をつくりあげた可能性もあるといわれている。

池田正直は痘科を家学として、その子信之、孫正明に相伝させた。曾孫瑞仙——名は独美、錦橋と号した——は享保二〇年(一七三五)五月二二日に生まれ、岩国において桑原玄仲について内科と小児科をまなんで、外科もよくした。しかし家学である痘科の奥義をきわめ、これを後世につたえるのがわが任務と確信するにいたって、この術一筋に学業に励んだ。大坂にでて痘科としての名声をほしいままにし、ついで京都に上りここでもその名声はいやが上にもたかまった。

瑞仙の名声は幕府のきこえるところとなって、寛政八年（一七九六）一二月には江戸に召されて幕府医官にあげられ、翌寛政九年正月二日に京都を出立して、一三日に江戸に到着し、二百俵で召し抱えられた。同年三月に、幕府は医学館に痘科の講座を新設して、瑞仙をその初代教授として抜擢した。ここにわが国最初の痘科を専門に教授する教師が誕生したのである。

その折に瑞仙と対談した多紀永寿院元悳が幕府に提出した文書には、瑞仙の並々ならぬ自負と決意がみられる。

京都医師　池田瑞仙

右瑞仙儀昨十六日於医学館対談仕承り紕候処、大人科にも小児科にも無御座候、唐人戴曼公伝来痘瘡科にて候、是は則独立禅師と申候唐僧に御座候、右流儀は一家の学にて大抵は口授口伝のみに御座候、乍去痘瘡の書処《（ママ）》候処は取長捨短申候、依之痘瘡家の書物弐拾四五家の書物中より撰取候間、一家立候流儀にては御座候、尤其内にて論は痘科鍵ヶ《（ママ）》重取、法は活幼心法を重に取申候事の由申聞候、右の趣にて痘科鍵を講書に為仕候哉、又は会読に為仕候哉に奉存候、会読の方却て可然奉存候、尤猶又追々可申上先此段御届申上候、以上

正月十七日　　多紀永寿院(18)

本文書は医学館督事多紀永寿院より、若年寄堀田摂津守正敦に提出された文書である。これによって多紀永寿院の口を通してではあるが、自らは内科でもなく小児科でもない、戴曼公から直接に伝授された痘科の家だ、と声高らかに宣言している。それもただ伝授されただけではない。おおくの痘科医が著した書物から長をとり短をすてて、一家を創建したという自信にみちた様子が明らかに読みとれる。その中でも痘瘡論については中国・明

の朱巽の『痘科鍵』を、技法については同じく明の聶尚恒の『活幼心法』をとくに取りあげて講義をおこなうつもりである、とのべている。この二著はおそらく師の戴曼公の推薦にかかるものであろう。もっとも『痘科鍵』については、京都に滞在しているときから講義に利用しており、かれがもっともよく利用していた痘科書である。この『痘科鍵』は享保一五年（一七三〇）に和刻出版されているので、おおくの需要があったとみてよいであろう。

このように述べてはいるものの、さらに瑞仙自身も『痘科弁要』や『国字痘疹戒草』など数多くの痘瘡についての専書をあらわしている。瑞仙は文化一三年（一八一六）九月六日に八二歳で病没した。

瑞仙の後をおそって痘科の教授に就任したのが、瑞仙の養子になった池田霧渓である。霧渓は天明四年（一七八四）の生まれで、名は晋、字は柔行で、霧渓はその号である。上野国久方村の村岡常信の子で、二〇歳で江戸の出て池田瑞仙の門に入って医をまなび、後にその養子となった。文政四年に医学館の教授に就任し、安政四年（一八五七）八月一八日に七四歳で病没した。(19)

霧渓にも『続痘科弁要』『古今痘疹類篇大成』など痘科の専書がおおいが、ここでは著書の一つである『種痘弁義』をとりあげて、霧渓が人痘接種や牛痘接種についてどのように考えていたかを検討したい。

池田霧渓の『種痘弁義』

本書の表紙の題箋には「種痘弁義　完」とあり、扉は「霧渓池田先生著／種痘弁義／安政五年戊午二月　養幼斎蔵版」である。安政四年仲秋の日付をもつ海保漁村の序文につづいて目次がおかれ、本文は二二丁、掉尾には安政五年季春の日付をもった丹波元佶の跋文がある。奥付はない。(20)

海保漁村はその序において、種痘——もちろんここでは人痘接種をさす——は有害であってなんら益なき術であり、それが生みだす惨禍については計り知れないものがある。本書は小冊子ではあるが、時流にすこしも動かされることのない、ちょうど黄河の中に屹立して流れに動ずることのない「中流砥柱」のごときものである、とのべている。海保漁村は文政四年に江戸にでて、大田錦城の門にはいり、安政四年に多紀元堅の推薦で医学館儒学教授に就任した。医学館では著者池田霧渓の同僚であった。(21)

跋文を書いた丹波元佶は多紀元佶である。(22)そもそも多紀氏は『医心方』を編纂した平安時代の名医丹波康頼の後裔なので、跋文ではその由緒ある姓を用いたにちがいない。多紀元佶は安政四年一二月に家督を相続して医学館督事を命ぜられ、ついで奥医師になり法眼に任じられているので、跋文をかいた年には医学界の頂点に位する一員となっていたことになる。のち法印に昇任し、永春院と称した。

西洋医学の学説の弊害には限りないものがある、とくに種痘においてもっともはなはだしい、と本書は人痘接種の得失を論じているが、その内容は精緻をきわめている、というのが丹波元佶の跋文のおもな内容である。

本文に目をやると、著者は次のように明言している。

予素ヨリ、種痘ノ術ヲ行ハズ、其説ニ於テモ亦未タ甚コレヲ講究セズ、近日所謂ル、牛痘ナルモノニ至テハ、尤モ敢テ断シテ此ヲ行ハス（一丁オ）

という。本書においてすべて同じであるが、ここにいう「種痘」とは、人痘接種をさしていることはいうまでもない。ここに本書の立場が鮮明に表現されており、すべてが言いつくされていると思う。また痘科を家学としている医学館教授池田霧渓としては人痘接種はもちろんのこと、牛痘接種についても反対の立場を堅持している様子がうかがえる。しかしこれら種痘法の利害得失について質問をうけることがおおいので、それに答える義務があると考えて本書を執筆したとものべている。

人痘接種法にたいしては、

吾静眼ヲ以テコレヲ観レバ、曷ゾ天ニ順ヒ時ニ隋テ、強テコレヲ為サザルノ愈レリトスルニシカンヤ（五丁ウ）

と反対の立場を鮮明にしているが、人痘接種がわが国に伝来した経緯について詳細にのべているのは公平な態度というべきであろう。わたくしがさきにしるした人痘接種法の歴史についての記述は、これの引用である。さらに「選苗」や「蓄苗」についても詳細な記述があり、人痘接種を実施すべき時期や、適応の選択についても記載がある。人痘接種の方法として旱苗種法、水苗種法、漿苗種法、痘衣種法などがあることにも言及し、その手技を記述している。

牛痘種法への言及もあり、その手技についても詳細にのべている。邱浩川の『引痘略』をくわしく読んでいることは明らかである。人痘法に反対の立場をとる霧渓は、牛痘法についても強い反対をうかがわせる記述である。牛痘法を攻撃する語調は、人痘法の記述とはまったく異なって、さらに強い調子をおびている。反対の立場ながら人痘法はもちろんのこと、牛痘法についても霧渓の知識と理解はかなり深いものがある。これを要するに、人痘法にたいしても、牛痘法にたいしても、すべて種痘法にたいして終始反対の立場を堅持して記述をすすめていることは間違いないところである。

ただその種法についてあまりに詳細な記述があるので、読む者にあたかも、著者霧渓が種痘擁護論の立場にたっているような錯覚をあたえる可能性がなきにしもあらずである。このような点が、松村学佑をして『甲州の痘科及種痘』の中で、池田瑞仙が人痘接種推進派であるとみられるような記述をした原因かもしれない。

『断毒論』出版の経緯

「断毒論」には三種類の流布本がある。一は漢文の『断毒論』上下二冊。そしてその附録ともいうべき『翻訳断毒論』一冊、さらに『国字断毒論』とその附録の二冊の合計五冊である。その書名からみて、それぞれが独立して出版されたと理解されてきた節がみられるが、その出版事情についてはさほど簡単ではない。

本論においては順天堂大学医学部山崎文庫所蔵本（以下山崎本という）と、北里研究所東洋医学総合研究所医史学研究室所蔵本（以下北里本という）について考察をすすめてゆくことにする。

山崎本『断毒論』の封面には「三巴先生著／断毒論　全　附翻訳一巻／東都書肆　文刻堂慶寿堂　発行」と記されている。「三巴」は橋本伯寿の雅号である。印の「竹蔭医寮」とは本書の版心の記述から、伯寿の書斎名であることがわかる。江戸の書肆「文刻堂」と「慶寿堂」が版元である。

ここでは「附翻訳一巻」という文字に注目したい。この表記から「断毒論全」とは、「翻訳一巻」をふくむものと解するか、あるいは「全」とは二冊で「翻訳一巻」はあくまでも別冊附録であると解するか。すなわち「全」には「附」がふくまれるか、ふくまれないか、どちらであろうか。これだけの表記からは、どちらが正しいとはいえないのではなかろうか。

著者橋本伯寿自身はどのように考えていたか、その点をいくつかの史料について考察してみたい。まず『断毒論』そのものの記述から、いくつかをひろってみよう。

『断毒論』の凡例には、「前編加句読、後編以国字訳之」としるされており、漢文をもってあらわされた二冊が前編であり、国字をもってあらわされた附録は後編である、と述べている。これによって三冊をもって一連の刊行物であると、著者自身が考えていたことは明らかである。

北里本の題箋には「断毒論　天」と「断毒論　地」、そして「翻訳断毒論　人」と記載されている。書名は異なってはいても「天地人」と一括して表記していることは、これらが三冊本であることをしめしている証左といえよう。また北里本の『翻訳断毒論』の大尾にはつぎのように記述された近刊案内がふされている。

この書続編ともに全部となして発行すべきを、一日はやく世に流布せば、世上に非命の死を免ることの一日はやく出来んなど、知己のすすめいなみがたく先この三巻を前編とせり

これによると、「続編」もふくめて四編全部を一括して発刊するつもりであったが、一日でも早く刊行すればそれだけ非命にたおれる人が少なくすることができるではないか、という知人たちの勧めによってまず『断毒論』と『翻訳断毒論』をあわせた三巻をもって前編とし、一括して発刊したという経緯が語られている。

江戸の出版事情

江戸時代の出版事情理解のために、まずそれについて簡単にふれておきたい。[23] 江戸時代というと幕府の権力によって強力に統制されていたと考えがちであるが、実状はかならずしもそうではなかった。

享保六年（一七二一）に江戸で書物屋仲間が公認されて、仲間内から行事（行司）をだし、出版が予定された書物の内容を検閲する自主規制がおこなわれていた。まず草稿を開版願いとともに仲間行事に提出する。そこで法度の趣旨に抵触するものがないか、また類版や重版など仲間うちの権益を脅かす恐れがないかの吟味をうける。問題がなければ、彫版にとりかかり、すべての版木が完成した段階で完成品と草稿とを提出し、再度行事の吟味をうける。そこで売り広めてもよろしいという許可証である添章に割印をうけて売り出しが可能になる。その割印をうけた書籍の記録簿が「割印帳」である。これはもちろん内容を吟味するという目的もふくまれていたが、他面においては、仲間共通の不利益となる重板など一切の不正出板を防止することができた。このような経過をへて売広めをおこなってもよいというお墨付きをもらうわけである。

この状態がおよそ百年つづいていたが、文政四年（一八二一）に暦書や天文書、オランダ書の翻訳物などの出版は、江戸町年寄の奈良屋（館市右衛門）を経由して北町奉行所に届けをだしてここで許可をうけるようになっ

た。ちなみに江戸の町奉行のもとで、江戸町人を代表した町役人としての江戸町年寄は樽屋、喜多村、奈良屋（館氏）の三家があり、幕末まで世襲でつとめた。この間、書物関係の事務はすべて館氏が担当していた。しかしさきの分野以外の書物は、依然として書物屋仲間が自主検閲をつづけていた。

さらに、天保の改革の一環として天保一三年（一八四二）に書物屋仲間が解散させられ、新刊書はすべて幕府の検閲をうけることにあらためられた。館氏経由で町奉行に草稿本を提出し、その内容によって諸機関に回付されてここで検討が加えられて出版が許可された。すなわち暦書、天文書、西欧の翻訳書は天文方が、医学書は医学館が、他の分野の草稿は学問所（湯島学問所）が検閲を担当した。書物の出版は天保一三年を境におおきく変更されたといえよう。『断毒論』の出版は文化年間のことで、まだ書物屋仲間が存在していた時期であり、自主規制の時期であった。

弘化二年（一八四五）にオランダ医書の検閲が天文方に移管され、すべての西欧翻訳書は天文方の所管となり、安政三年（一八五六）に蕃書調所が開設されて、翻訳書の検閲は天文方からここに移管された。

このころの江戸における出版書肆の開版販売許可の公式記録簿が『享保以後江戸出版書目』[24]にのる「割印帳」である。ここには享保一二年（一七二七）三月から文化一二年（一八一五）三月一六日にいたる八八年間に、割印がおこなわれた一二〇三部の書名があげられている。これによって当時の出版状況の大略をうかがうことができる。

文化八年（一八一一）六月二五日の条につぎのような記事がある。

〈文化八年未六月二五日割印〉

西村源六
若林清兵衛

須原屋茂兵衛
代元助
和泉屋新八
和泉屋幸右衛門
角丸屋甚助
行事

文化七庚午年八月
断毒論　全三冊　橋本保節著　板元売出　西村源六
墨付百壱丁　松本平助(25)

すなわち『断毒論』が三冊本として文化七年八月に出版されたこと、三冊の合計は一〇一丁であること、それを検閲する行事は六名であり、版元は西村源六、松本平助であることなどが明記されている。(26)

実際の出版の時期が割印の時期に先行しているが、これはつぎのように考えられる。江戸町年寄を経由して町奉行所に提出された草稿に問題がなければ、検閲に関わった機関の印をその表紙に捺印して、町奉行所を経由して申請者に返却されてから版木の彫刻にかかるという制度が実施されたのは、さきにものべたように天保一三年以降のことである。

それ以前にはむしろこれとは逆に、割印が先行していた時代もあった。宝暦八年（一七五八）一二月二四日の申定めに、

此以後新版物改メ御出被成候ハハ本文之所壱枚ニ而茂彫出来不申物者割印致不申候、序跋奥書等之彫出来不申分者割印致し置、行事江添状預り置、不残出来之上見届致置候添状相渡申候、本文者壱枚にても出来不申内者割印致置候事者相成不申候(27)

とある。これによれば、新たに出版しようとする際には開版願いの草稿の吟味をへたのちに版木の彫刻にかかり、草稿本文や奥書、序、跋の版木が全部完成して、あらためて行事の提出したものにたいして割印が行われていたことがわかる。このような定めにしたがえば版木の完成が先行しているので、刊行年の記述の方が先行している書物が見られるわけである。文化八年六月二五日に割印を受領した書物は一六部をかぞえるが、このうち七部はすでに割印以前に出版の準備がととのっている。

このように三冊を一括本としてみると、つぎのような状況も容易に理解できる。すなわち『断毒論　天』には封面、あるいは扉、または序文はあるが刊記はない。一方『断毒論　地』や『翻訳断毒論』には扉や序文を欠いているが、刊記は存在する。封面や扉、序文などは第一冊目に付し、それ以降の巻には付すことがない。反対に跋文や刊記、奥付などは最終巻に付して、それ以前の巻にはこれを欠く。現今の書籍が複数の巻をもって構成される場合に、扉、奥付がそれぞれの巻に付されているのとは大分趣を異にするといえよう。

現今わが国で出版される書籍では奥付をつけることが慣例になっており、そこに出版年が明記されている。江戸時代の和書の刊行年も、同じ考えで刊記や奥付にしるされた年月をもって表記するのが慣例になっている。しかし時に刊記や奥付を欠く場合があるので、その際は序文や跋文の年記をもってそれにかえることもある。その際には「何年序刊」とか、「何年跋刊」と明記するのが望ましいといわれている。しかしそれをも欠く場合には、本文中から証拠をもとめて推定したり、別の資料によって判定できればそれに従うこともある。

さてそれでは『断毒論』の刊行年をどのように考えたらいいだろうか。山崎本の封面の欄上に「文化己巳冬鐫」とある表記をもって、文化己巳年、すなわち文化六年を出版年としている論者もいるようである。しかしこれは「文化六年の冬に版木の彫刻にかかった」ということを明示してはいるが、発刊の年とするのにはいささか無理があるといわなければならない。『断毒論』を二冊本と考え、その下巻に刊記を欠くために、苦肉の策としてこれをもって刊行年と推定したのではないだろうか。

さきの考察によって『断毒論』は三冊本であり、その末尾の刊記、すなわち「文化七庚午八月朔」をもってこの書物の刊年と考えたいのである。しかしこれは山崎本についていえることであって、北里本には「文化辛未秋発兌」との刊記があるので、これは文化辛未年、すなわち文化八年を刊行年とするのが正しいといえよう。よって現在のところ『断毒論』には、文化七年と文化八年の二種類の刊本が存在するということができる。正確には「文化七年刊」本と「文化七年刊・文化八年修」本の二種類というべきであろう。

『国字断毒論』について

つぎに『国字断毒論』についてふれよう。まず書名から考えてみたい。

現代の活字本では書名は一見簡単のようにも思えるが、ときにはその扱いに困惑する場合もないわけではない。表紙、あるいは背表紙にふされた書名と、扉や奥付に表記された書名と完全に一致しないことはまま経験することであり、これらのすべてが完全に一致する方がめずらしいといっても過言ではなかろう。

副題をもつ書名であれば、表紙や背表紙ではそれを省略することは至極当然であり、扉にすら省略してしまうこともある。そこで一応の取り決めとしては、奥付の題名をもってその書物の正式な書名とするというのが現今の慣例である。

和本の場合はどうか。これは現代の活字本よりも、さらにあちこちに書名がちりばめられているといってもいいかもしれない。題名はおおきくわけて「外題」と「内題」に分類できる。外題は本の表紙に直接書いたり、印刷した書名である。あるいは題箋に印刷したり、手書きをしたりして、表紙に張りつける。

内題はその存在する場所によって、見返題（封面題ともいう）、扉題、序題、凡例題、目録題、巻首題、尾題、跋題、版心題などがある。これらはいずれも内題とよぶべきものであるが、本文の巻頭にしめされた巻首題をもって狭義の内題ということもある。これらすべてが同一の表記でかかれている場合は問題ないが、そのようなことはむしろ希で、おおくの場合はそれぞれに相違あることの方がおおい。

ではどの題名をもって正式な書名とするか、これにはおおくの議論があるようである。大きく分類すれば、外題によるべしという「外題主義」と、内題、とくに巻首題をとる「内題主義」とにわかれる。外題主義は、外題こそ書物の顔であり、読者にもっともアピールするものだから、書名は外題によるべしという。内題主義はその作者の命名によることがおおく、外題は版元の売らんかなのコマーシャル・ベースの発想による意図的な命名がおおいという。

どちらの立場にたつかは、それぞれの学者によって異なるようである。中野三敏は内題主義が現在優位に立っているとの事実を認めながらも、外題が確認できるものは、なにはともあれ外題を採用すべしという。外題が物理的に確認できないものに限っては、内題もしくは目録題簽であることをことわった上で、その書名とするのがよいとのべている。(28)

一方、東洋の書誌学では、書題は内題をとるということになっているという内題主義にたつ論者もいる。この場合の内題とはもちろん本文巻頭にしるされた巻首題である。(29)

さて『国字断毒論』は二冊からなる。その書名の外題は、山崎本は『国字断毒論』「上」「下」であるが、北里本では『国字断毒論』「乾」「坤」である。さきにのべたように山崎本の題簽は後補されたものなので「乾」「坤」の方が正しいといえよう。しかし北里本も乾の巻の内題は「国字断毒論」であり、坤の巻は「国字断毒論附録」である。

『国字断毒論』発刊の意図

つぎに『国字断毒論』の発刊の意図について考察をくわえてみたい。

橋本伯寿は『断毒論』執筆の当初から、漢文だけの書物では人びとに広くよんでもらえないので、仮名表記の巻をあわせて発刊することを目論んでいた。これは先にもふれたところであるが、『国字断毒論』の凡例においてつぎのようにのべているところからもさらに明らかになる。

先に断毒論を著し、痘瘡、痳疹をやまざる為方をくはしく説明といへども、漢文なれば人ごとには読やすからず、痘瘡、痳疹は人間生界の大厄なれば、おしなべて人の知給はんがために、国字にて本書漢文のあらましをしるし、世に公にせん事を欲す

とあるように、伯寿は常々、おおくの人に読んでもらえるとは思えない漢文の書物を、国字——これには「かな」とルビがふされている——に翻訳して出版しようとの意図をもっていた。

このような意図のもとに『翻訳断毒論』をふくめて三冊本として文化七年に刊行したことは、さきにのべたところである。そして第四冊目の断毒論として、『続翻訳断毒論』を近日中に刊行したいとの意図をもっていたことは、さきにもひいた北里本『翻訳断毒論』の大尾にふされた「近日出板」の広告文にみることができる。そこにはさきの文につづいてつぎのように記されている。

先この三巻を前編とせり、続編には世上いかほどあしき痘瘡流行の中にても、其毒氣に香触ざる為方又は貴人の免やすき理、並に疱瘡神信仰の弁其外世上にて心得ちがひのある事を細に演説し、続て発行す、かならず此前編に合て見給ふべし

くりかえすがさきの三巻とは『断毒論』（二冊　漢文表記）と『翻訳断毒論』（一冊　漢字仮名まじり表記）である。これによれば引きつづいて第四冊目として『続翻訳断毒論』を出版したい、というのが伯寿の目論見であっ

た。

さらにこれを裏付ける資料として山崎本『断毒論』（下巻）の巻末に、「節斎著作目録」として『省方類鑑』『節斎医話』『金瘡口授』『続翻訳断毒論』の四冊の書名があげられている。『省方類鑑』については『断毒論』の凡例において、

此ノ書ハ毒氣を断ツヲ以テ一大本意トナス、故ニ唯病原ヲ説クニシテ治方ヲ記サズ、方ハ別ニ省方類鑑中ニ載ス

とのべていることから、すでに発刊されていると考えられる状況をしることができ、『続翻訳断毒論』については「嗣刻」の文字がふされている。これによって近日中に『続翻訳断毒論』を出版する意志のあることを鮮明にしている。

しかし実際には『続翻訳断毒論』は単独で出版されることなく、『翻訳断毒論』とあわせて二巻本として、書名も『国字断毒論』とあらためて刊行された。そこで断毒論には『断毒論』『翻訳断毒論』『国字断毒論』の三種類、五冊が存在することになってしまったのである。

『国字断毒論』と『翻訳断毒論』は同板木を使用

『国字断毒論』の第一丁をみると、巻首題は「国字断毒論」であり、版心題も同じ「国字断毒論」である。巻首題次行の著者名などの表記は『翻訳断毒論』においては、

男　橋本力作　筆授
甲斐　市川　橋本保節著　門　田中見龍
人　川手見貞　同校

であるが、一方の『国字断毒論』では、

男　橋本保節　筆授
甲斐　橋本伯寿著　田中見龍
江戸　溝部益有山閲　門人　川手見貞　同校
有泉見淑

が同じスペースの中に彫り込まれている。三行分のスペースに四行分の文字を収めているので、文字の大きさは後者の方が幾分小さい。

そしてこの表記に六行の本文がつづくが、これが両書においてまったく同一であり、寸分違わず一致している。これによって『国字断毒論』の第一丁は、巻首題と版心題、および著者名などの表記を埋め木して印刷したか、あるいは本文の部分は覆彫りにして、さきの部分だけを別に彫刻した版木を新調して印刷したか、そのどちらかであろうと推測できる。

第二丁以下をみると、版心題は「翻訳断毒論」であり、尾題も「翻訳断毒論」であり、巻末の刊記「文化七庚午八月朔」の文字もそっくりそのまま残っている。これによって『国字断毒論』は『翻訳断毒論』の版木をそのまま使用した刊本ということができる。そのためこの刊記はまったく信用することはできないといわざるをえない。

予告では『続翻訳断毒論』は単独で刊行しようとの意図をもった記述であるものの、実際には『翻訳断毒論』の書名が『国字断毒論』とあらためられ、さらに『続翻訳断毒論』も『国字断毒論附録』とあらためられて二冊本として出版された。このように当初の計画を変更して、二冊本として発刊したのはどのような意図にもとづくのであろうか。さらにおおくの読者を獲得するためには、「続編」だけでなく通読に便利な二巻本として発刊する方が読者により親切であり、著者の意とするところがより的確に読者に浸透すると考えたからではなかろうか。事実『国字断毒論附録』の内容は、まさにその名のとおり正編の足りないところをおぎなっており、二冊をもって完結していることがよく理解できる。

二冊を同時に発刊するためには、さきに刊行した『翻訳断毒論』の版木を利用すれば経費の点でも軽減され、時間的にも短縮がみこまれるのでこのような挙に出たのであろう。それにしても最小限の労力によって『国字断毒論』(二冊本)を刊行したのはいいが、版心題や尾題に「翻訳断毒論」という書名がのこる無様な刊本が流布するという醜態を演じてしまったのである。

山崎本『国字断毒論』に刊記はないが、北里本には「文化十一年甲戌秋七月」の刊記がある。これによって本書は文化一一年の発刊と考えてよいであろう。

蛇足ながら北里本『国字断毒論　乾』にある封面に記述についてふれておきたい。ここには「三巴先生著／国字断毒論／東都書肆　文刻　慶寿　千鐘　二酉　四家　発行」とある。文刻堂や慶寿堂は『断毒論』の版元としてすでにのべた。「千鐘」は千鐘房をいい、江戸最大の書物問屋である日本橋通一丁目の須原屋茂兵衛である。「二酉」は二酉堂で、須原屋弥三郎である。(30) 本書はこの四軒の版元の共同出版であり、坤の巻にある刊記の版元とも一致している。

橋本伯寿について

『断毒論』の著者橋本伯寿は甲斐国市川大門の人である。(31) 名は徳、字は伯寿、或いは保節、三巴あるいは節斎と号した。江戸にでて医を学び、「天明のはじめ長崎に遊歴して吉雄氏の門に在て阿蘭の外科を学し頃」(32) と自らしるしているように、長崎に遊学して吉雄耕牛に入門してオランダ医学を学んだ。また「予長崎に遊学せし比、中野忠雄に従ひ医書および天学書和解の時、フルブリュッケを見る事を得たり」(33)とあるように、当時の最高の蘭学者である中野忠雄(34)にも蘭学をまなんで、算数、天文学、医学等のオランダ書に通じていた。『断毒論』のほかに、『省方類鑑』『節斎医話』などの著書がある。天保一二年（一八三二）一二月に死亡したが、行年は不明である。

『国字断毒論附録』にある花渓大機の跋文によると、橋本氏の祖先はもと甲州の武田氏の出である。寿永年間にいたって安田義定が遠江国の牧の責任者に任ぜられ、その一族の中で橋本郷に住居した集団が橋本姓を名のったという。中世になって橋本外記が甲府に移住し、徳本知足斎の教えをうけて医師となった。これが伯寿の祖先であり、伯寿の家には幾冊かの徳本の医書がのこっている。外記の子である橋本善が市川郷にうつり、これからかぞえて四世の後裔が伯寿であるという。

『新撰洋学年表』の文化一四年（一八一七）条に、

甲斐医人橋本善也薬舗白根勇蔵相謀醸造葡萄酒醸法は和蘭法に従ひ新に甘酸二種を造り是秋是を江戸に送り販売すと云ふ(35)

とある。『国字断毒論』にのる石坂宗哲の序文に、甲州市川の橋本伯寿が善也と名乗っていたことがしるされているので、わが国で最初にブドウ酒の醸造を手がけたのは、いまわれわれが話題にしている橋本伯寿であるといえよう。

『国字断毒論』をよむ

橋本伯寿は『断毒論』をあらわして痘瘡や麻疹を免れる方法を説いたが、漢文では広く読んでもらえないので、それを読下しにして仮名混じり文であらわしたのが『国字断毒論』である。

痘瘡、麻疹は時候の流行病ではなく、梅瘡や疥瘡と同じく伝染病なので、伝染の根を絶ってしまえばこの世の中からこれらの病いを絶つことができる。これが本書を『断毒論』と名づけた理由である。ここで流行病と伝染病を画然と分類しているのは、なかなかの卓見というべきだろう。

ここで説く医説は古今の医書や世の中の人の心得とはおおいに異なり、痘瘡や麻疹が伝染病であることをあげて、昔からいわれているこれらが天行時疫の病いであって、胎毒を発したものだという医書の説が誤りであることを明らかにするのが本書の第一の目的である。人間の生来の毒気は一種ではなく数限りなく存在するもので、これによって万病がおきるということを明らかにするのが第二の目的であり、生気と毒気の混和の状態によって病がおきることを明らかにするのが第三の目的である。これ以上のことは漢文の書――『断毒論』のこと――をみてほしい、とむすんでいる。

本書には目次はないので、本文にある見出しを列記してみる。本文には付されていないが、ここでは便宜上番号を付した。

①発端　一丁オ～二丁ウ
②痘瘡の濫觴　二丁ウ～五丁オ
③麻疹の濫觴　五丁オ～七丁オ
④梅瘡の濫觴　七丁オ～一〇丁ウ
⑤疥瘡の濫觴　一〇丁ウ～一二丁ウ
⑥方土の異気　一二丁ウ～一五丁オ
⑦天稟の毒気　一五丁オ～一八丁オ
⑧一生一患の弁　一八丁オ～二三丁オ

⑨万病万毒の弁　　　　　　　　　二三丁オ〜二四丁オ
⑩痘瘡を避る弁　　　　　　　　　二四丁ウ〜二八丁ウ
⑪麻疹を避る弁　　　　　　　　　二八丁ウ〜三〇丁ウ

とりあげられている疾患は、痘瘡、麻疹、梅瘡、疥瘡の四病であることは、この目次からも明らかである。

本文にしたがって内容を検討していこう。

①発端　一丁オ〜二丁ウ

これははしがきであり、序論ともいうべき部分ながら、疾病の発症論を検討しながら結論ともいうべき「寒暑温涼気運にかかはらず、人より人に伝染する病なり」とのべている。その意味で本書の中でもっとも重要な部分であるといってよいだろう。最初から充分心して読み進まなければならない、との緊張感を強いられる部分である。

古今痘瘡を其年の気運時候にて流行時疫と心得、又一生に一度にかぎるを奇妙不思議の病なり（一丁オ）と世間ではいってはいるが、決して不思議な病いではないという記述から、この書物ははじまる。「痘瘡の気運時候にて病やまひにあらず」（一丁ウ）というのが著者の解釈である。

昔から今日にいたるまで、痘瘡を病んだことのない土地として、信濃国、木曽国御岳、木曽国秋山郷、飛驒国白川郷、美濃国岩村領、伊豆国八丈島、越後国妻有庄、紀伊国熊野、周防国岩国、伊予国露の峯、土佐国別枝、肥前国大村、同国五島、肥後国天草島などをあげている。これらの土地に痘瘡の流行がみられなかったのは、

是全神仏の加護にもあらず、薬を用るにもあらず、唯痘瘡を病ものを其土地へいれず、痘瘡のある所へは通行せざる故なり（二丁オ）

としている。現今の言葉でいえば、感染経路を遮断することによって感染を予防することができると明言してい

るわけである。感染予防のためにとるべき第一の手段として、交通の遮断をあげている。

右の如く避きらひさへすれば生涯のがるる病なれば、気運時候にてはやる時疫にあらず、土地の気にて起病にもあらず（二丁オ）

という。伯寿は病いを分類して、気運時候によって流行する「時疫」と、土地の気によって生ずる病いの二種類とする。かれの言葉をかりれば、「其年の気運時候の病は、寒暑温涼の中にさまざまの悪気おこりて人の病となる」とあって、「気運時候の病」とは四季の移り変わりの経過にともなって生ずるさまざまな「悪気」が人体に侵入して病いが発生すると解釈している。「悪気」がきえてしまえば、その病いは自然に治癒してしまうという。悪気は人の目にもみえず、人の病いとなっても形がみえないので、「無形の邪気」と名づける。また痘瘡のように臭気もあり、形もあるものは、「有形の毒気」とよんでいる。

此毒気は寒暑温涼の過不足にもかかはらず、人より人に伝染して世の中に絶る事なき悪毒の病なり、是に類する病は麻疹、梅瘡、疥瘡なり、是も寒暑温涼気運にかかはらず、人より人に伝染する病なり、是を有形伝染の四病という（二丁ウ）

と、有形の毒気を説明している。

「気」とは中国医学、とくにその生理学においては基本的な概念であり、普遍的な概念である。これは荘子「知北遊篇」にある「人の生や、気の聚まれるなり。聚まれば則ち生と為り、散ずれは則ち死と為る」という道家の生命観にもとづいている。気とはあらゆる生命の根源である。「生命力」といってもいいかもしれない。

この気が集まったり、散じたりして、あらゆる生命現象の営みがおこなわれるという。生命現象ばかりではない。天地の間には気が充満しており、万物は気からできているともいわれている。気の運動によってあらゆる天地の現象が発現すると解釈しているので、天地の中の一つの存在に過ぎない人間も、当然気の凝集したものにほかならない。

森羅万象あらゆる場面に充満している気を、邪気――あるいは悪気、毒気――と、正気に分類する。荘子のいう「人の生命は気が凝集したものだ」とは、正気を指していることはいうまでもない。正気が充実して、留まることなく循環すれば健康がたもたれる、と考えるのが『黄帝内経』以来の中国医学の基本的思考である。

一方邪気が人体の気に感応して体内に侵入すれば、これがすなわち病いであると解釈する。邪気を無形と有形に分類し、「無形の邪気」による病いでは、身体の外表に表出しないので目にふれることはできないが、「有形の邪気」は表出する症状を呈するのでこのように名づけたものと思われる。ここで問題にしている四病は、この有形の邪気が侵入し、これがまた他の人に伝染する性質をもっているので、「有形伝染病」と名づけた由縁であるとしている。近隣周囲に同じ病いが多発した場合、これを流行病というが、流行する病いがすべて伝染病ではないことも伯寿は明言している。

②痘瘡の濫觴　二丁ウ～五丁オ

この章から⑤疥瘡の濫觴までは、四病の歴史的経過をのべている。それぞれの病いの流行の歴史をかなり詳細にしるしているのは、伯寿がおおくの書物に目をとおして、広く資料を蒐集していることをしめしている。前章の「発端」において痘瘡をはじめ四病の発症論について多方面から論じつくしているが、その部分は後にゆずって、いまは流行の歴史についてのみ目をとおすことにする。

痘瘡は中国では東晋の元帝の建武元年に、虜を攻めたおりにこの国にはじめてつたえられ、わが国では聖武天皇の天平七年にはじめて流行した、としるしている。

これにつづいてかれ一流の伝染論を展開している。

あらゆる人、病つくして病べき人なければ、又異国より伝来までは病人なし、是気運時候にもあらず、土地

の気にもあらざる証拠なり（三丁ウ）

この病気は感染すべき人が存在しなければ、気運や時候がそのように運ばれていても、土地に邪気が存在しても、この病いが発生することはない。この病いを感応すべき人がいなければ、たとえ周囲の状況がそのように準備されていても発病することはない、といっている。

前にもいふごとく其病人にちか寄、其にほひを嗅、其衣類、玩物、食物等にふれざれば、生界のがれやすき病なれば、其年の気候のみだれにてはやる無形の邪気とは各別にて、伝染してのみ病という事を、人ごとに能々弁給ふべきなり（四丁オ）

患者に近寄って匂いを嗅いだり、衣服などにふれなければ、けっして伝染することはないことを強調している。

時疫も伝染しやすきものなれども、多は貧窮にて苦労する人の、又は平世身持のよからぬ人にうつりて、さもなく人びとにうつるものにはあらざるなり（四丁オ）

ここで突如として「時疫」という言葉が出現し、これが「伝染するものだ」という。これによって文脈の流れは撹乱され、それまでの明解な議論に混乱が生じ、理解は一層困難になる。

一方痘瘡の原因が胎毒にあるという説は古来から強力に主張されており、むしろ当時にあってはこの説が主流を占めていたといってもよい。この胎毒説にたいしても、伯寿は反対論を展開している。

唐山の医流も、此病の陰陽沴乱の毒気を異国より伝来て人間に絶ざるをしらず、胎毒の偽説を千古不易と心得て、東晋のいにしへより今にいたる千四百七十余年の間、其年の気運の時疫にて、人の一生に一度かならずまぬかれがたき病なりと、数多の医書にしるせしは何事ぞや、笑べきの甚しきなり（五丁オ）

「唐山」には「もろこし」と振り仮名がふされている。もちろん中国をさす。たまたまその年の気運によって時疫を生じ、それによって痘瘡が発症するのだという説が、中国で最初の痘瘡が発生してから一四七〇年余りの間におおくの医書に記載されてきたのは、笑止千万ではないか。痘瘡は気運によって生ずる時疫ではないのだ、というのが橋本伯寿の主張である。

③麻疹の濫觴　五丁オ～七丁オ

麻疹も痘瘡とおなじく古なき病にして、其始は異国の毒気を人より人に伝染て、痘瘡の国郡をめぐる如く、数多の大国を廻、古今かぎりなき人を殺病にして、時候疫癘とは各別なるものなり（五丁オ）

麻疹も痘瘡と同様に古くから存在した病いで、人から人に毒気が伝染して多くの人を殺戮してきた。このような伝染様式なので、時候や疫癘とは別の病いであるという。

ついで日本における麻疹の流行については、欽明天皇一三年、敏達天皇一四年にその流行がみられたという。

国々の人残なく病つくせば、病べき人なき故に此病たえて、又しばらくすれば外国より伝来て流行するなり、……是則傷寒時疫の如く其年の気候の沴《みだ》れにてはやる病にあらざる故に……（六丁ウ）

気運時令の病にあらざるゆえに其病者にちかよらず、衣類、器物、食物などをよく禁制し、流行の地にゆかざれば人の生涯決て病事なき病なり（七丁オ）

麻疹も人から人に伝染する病いである。ここではこの伝染病が、時運時令の病いとはまったく別の種類に属するものであることを強調している。

④梅瘡の濫觴　七丁オ～一〇丁ウ

これも痘瘡や麻疹と同様、人から人へ伝染する病いである。これは一四九四年に亜墨利加（アメリカ）から斯䁗私（イスパニア）へ、さらには意太里亜（イタリア）、拂郎察（フランス）、都逸（ドイツ）につたえられた。そして日本へは後土御門天皇の明応三年（一四九四）に長崎に上陸した。このときには「ポック」という病名でよばれていたという。

これにつづいてこの病いの治療について詳細にのべているが、ここでは省略する。

⑤疥瘡の濫觴　一〇丁ウ～一二丁ウ

ここには病名の由来と文字の問題が論じられている。

およそ文字は古より体もさまざまにかはりし故に、誤字もあり、俗字もあり、あるひは其物と其字と違しもありて、正しからざる字おおし、字は物の名なり、名正からざれば物もあきらかならず、物と名とをあきらかにするは学者の専務なり（一一丁オ）

こんな議論は原因論で緊迫している状況の中では、ちょっとした息抜きになる。もちろん本疟も伝染する病いであることを強調している。

⑥方土の異気　一二丁ウ～一五丁オ

およそ天地の間に万物を生ずるは、其土地土地の陰陽の気に自然と其の物を生ずべき気ありて生ず（一二丁ウ）

万物が生ずるのは、その土地の陰陽の気の中にそのものを生むべき気があるからだ、という。すなわちその土地の気によって、万物は生ずるという。その土地に毒を生ずべき気があると、毒をふくんだ物が生まれる。烏頭、巴豆、水銀、よ石、斑猫、鴆鳥などは、その土地に毒の気があるのでこのような毒をふくむものが生まれる。病いも同じだという。その土地にふくまれる毒気によって、さまざまな病いが生ずる。

虐の多土地には年々虐おほし、水腫の多土地には歳々に水腫おほし、是則人の病とならざる以前に其々の病となるべき気は、陰陽のうちに定てあるなり（一三丁オ）

天地陰陽の気のなかに、すでに毒気を生ずべき気が存在する。その気によって、その土地でまずその病いが生じ、それが人によって毒気のない土地に伝えられるのである。痘瘡をはじめ四病も同じだという。

痘瘡、麻疹、梅瘡、疥瘡の類、有形無形悪毒の病は、人の気血にやどりて、何の国の人にも伝、寒傷、時疫の類は、其年の陰陽の時令にて聚も、散るも定まりなければ、其気もとのごとく清ば、其邪気もおのづから消失て病人なし、是則無形の邪気なるゆえなり（一三丁ウ）

痘瘡をはじめこれらの四病は、人の気血にやどってどこの国へも運ばれていく。しかしこれらの病いも、運ばれていった土地の気とその病いの毒気が相応しないと、蔓延することはないという。これをみると単に病の毒気だけでは蔓延せず、その土地の毒気と相応してはじめて病いがはびこるのだという。

⑦天稟の毒気　一五丁オ〜一八丁オ

痘瘡の原因として、おおくの医書には次のような説があげられている。

一、けがれた産血をのんだことによる。

二、父母交合の欲火の結果である。

三、天行時疫によって胎毒を誘発する。

ある季節に多発する病いを総称して時病という。これには伝染性、あるいは流行性のものが少なくないので、昔は時行といった。大流行した場合には天行、あるいは天行時疫などともいったとのべている。このようにその定義には判然としない部分があり、それぞれの場合に応じて解釈していかなければならないことを物語っている。

これらは医師たちが思い思いに自己の説をとなえているので、どれが真実の説かはさだめがたい。未生以前に内に兼ねそなえている気と、外にある気と感応することによって病いは発症するのだが、その感応するところは人によって濃淡、厚薄、有無が異なる。この内に備わったものを「稟賦」といい、「性質」ともいい、これが天稟である。この天稟にも毒をふくんだ部分があり、それを「天稟の毒」という。この天稟の毒に濃淡、厚薄があるので、痘瘡や麻疹、梅瘡、疥瘡のような「伝染病」にも感じないものがいる。このような人は「其身中に病べき毒気のなきゆえ」なのだという。伝染病の患者にふれても、身内に病むべき毒気がなければ感染することはないという。

万病すべて病と病ざるとは、其人の天稟性質によるものなれば、畢胎毒といはんか（一七丁オ）

といっている。

一方でそういいながら

万病は常に身中にあるものぞと心得て、病ざるやうに其身を慎を第一とすべきなり（一七丁ウ）

という。これ明らかに矛盾している。さきの四病は外界からの侵入である筈なのに、ここでは万病の元は身中にあるとのべているからである。

ここにみるようにこれらの議論はかなり混乱していて、理解に苦しむところがおおい。もうすこし整理して記述してくれないものかと残念な思いにかられる。こちらの理解力の不足をかえりみず、こういっては何だがいくら読んでも、すんなりと頭にはいらないような議論の連続なので、かなりの努力を強いられる。

⑧一生一患の弁　一八丁オ〜二三丁オ

万病は看、一生に幾度も病むものあれば、一生一患にあらずとおもふはことわりなけれどもさにあらず（一八丁オ）

おおくの病いは一生のうちに一度だけしか罹患しないと思っているようだが、実はそうではない。梅瘡や疥瘡などのように、何度でも罹患する病いがあるが、これは初めに感染した折に、毒ができらないで身中にのこっていて、その毒がおりおりに発出するからであるという。

痘瘡は毒気甚猛烈なる故に、一度其気に感ずれば正気と毒気と鋭戦て発熱煩悶し、痘瘡正気に追われて皮外へ発すれば、正気やすらかにして熱気解す（一八丁ウ）

病いとは、正常の気（正気）が邪気によっておかされた状態である、というのは古くから中国医学における疾病発症論の説くところである。これはあらゆる疾病にあてはまる理論なので、たとえ伝染性の疾患であろうとも、この理論の範疇から逸脱することはゆるされない。

一たび病ば天稟の毒気おのずから尽て、生涯二度病ざるなり（一九丁オ）

生まれつき体内に蔵していた毒気が、病いの結果尽き果ててしまうと、その後に痘瘡の患者にふれても二度と病むことはないことを、再感染をおこさない理論的根拠としてあげている。

万病ことごとく天稟にある毒気を発しつくしてのちは、外より毒気に触ても身中に感応すべき毒気なきゆえ、病の起べきやうはなきなり（二〇丁ウ）

病いが内外の気の感応によって発病するとは、これまた古くからの発症理論で、内にある毒気だけでは発病せず、内外の気が感応することが必要であるという。その譬えとして

鳥銃の発勢にことならず、鳥銃の中に火の起べき火薬あれども、外より火気の感応なければ、鳥銃さびくさるまで火焔を発する事なし（二一丁オ）

と述べている。まことに面白い譬えをひいているものと、感心せざるをえない。

病いに緩急、軽重、安危などの千変万化の変化があるのなぜか。それに答えて、人の天稟や毒気には濃淡や厚薄がある、また人の正気と毒気とが程良く混和したり、混和しないことがある、この二つによって病いの状況が規定されるのである、とのべている。

⑨万病万毒の弁　二三丁オ～二四丁オ

たとへ、いか程おもき痘瘡を病ても、素より痘瘡を病べき毒のみ尽て一毛ほども身の為にはならず、身中にふくめる諸の毒気は少も減ずる事なし（二四丁オ）

痘瘡に罹患しても、後に麻疹に罹患することがある。これは一方の病に罹患したといっても、他の病の毒は抜けることがないからだという。毒は一種に限られているわけではなく、それぞれの病いにはそれぞれの毒があるからである。

これにつづいて、この万病万毒説にしたがえば、必然的にそのころ吉益東洞がとなえていた「万病一毒論」にたいする反論となる。

近頃一派の医流、謾に万病一毒の説をなして多の人をまよはせり（二四丁オ）

古医方の雄吉益東洞は、思弁的傾向の強い後世方の医学を排して、万病はすべて一毒より生ず、薬ですらことごとく毒であると説いて、その過激な言動は温補の説を奉じていた世間を驚かせた。まさに伯寿の説はこの「万病一毒説」の対極にある説といってよいであろう。

⑩痘瘡を避る弁　二四丁ウ～二八丁ウ

痘瘡が発病するのは、痘瘡の毒気に触れるからである、というのが伯寿の基本的な立場である。そしてこの毒気は遠くまで運ばれる危険があることを、例をあげて論証している。

その一例としてあげている八丈島の感染例は、きわめて興味深いのでここに引いてみよう。天明七年に八丈島にある樫立村の百姓幸助は、ある日海岸に打ち寄せられた枕箱をひろいあげた。中には錦絵や土人形などが入っていたので、家に持帰って玩具としてわが子に与えたところ、たちまち痘瘡に感染してしまった。家中のものが残らず感染し、さらに村中の人々にも感染が拡大しておおくの村人が死亡した。さらには中野郷にも蔓延してしまったという。痘瘡が感染する病いであることを例証している。

このように毒にふれれば発病する病いなので、これを人工的にうえる方法が広くおこなわれていることを紹介している。すなわち人痘接種法である。

張氏医通、医宗金鑑等の書に種痘の術を載、其術は痘瘡の痂をとりて無病の児の鼻の中に入れば、十日をすこさず《ママ》痘瘡を病なり（二六丁オ）

この人痘接種法は必ずしも有効な方法ではないので、奨めるわけにはいかないと次のようにのべている。

たとひ病べき身にても、病べき由縁を遠ざくれば病事なく、病べき身なればとて強て病は、黴ものなればとて湿地に置とおなじ事にて、其害は目前なり、かかるわずらわしき業をせんより、一向に此病を病ことなくはいかばかりめでたからん（二六丁ウ）

痘瘡の患者と接触しなければ感染を防ぐことはできるのだから、その方法をそれぞれの土地でおこなうことが必要で、人痘接種のような煩わしい方法をとることはないのだ、とこれを排斥している。

ではどうしたら痘瘡の感染を防ぐことができるのか。それについてもっと具体的な記述がほしいと思うのは、おそらくわたくしばかりではないと思う。むしろ伯寿自身がそれをよく知っていたに違いない。そのためその欠を補う意味で、のちに『国字断毒論附録』を上梓したのであろうと思う。そこでは大部分をついやしてその方法をのべているので、これについては後にふれることにする。

⑪麻疹を避る弁　二八丁ウ～三〇丁ウ

ここでは麻疹が痘瘡と同じ伝染病であることを力説している。麻疹を「天行気運の疫癘」であるとして、伝染病だと説く医書を今までにみたことはないという。

「天行気運の疫癘」とは天行時疫とおなじ意味で使用している。これは「時病」ともいい、ある季節に多発する病いの総称である。本来は伝染性、または流行性のものが少なくないので、昔は時行といい、大流行となった場合には天行、天行時疫などといったのだが、ここでの議論をよむと、その定義に混乱がみられるように思える。

一般に本書においては術語が曖昧に使用されている恨みがあり、そのために読みすすむのにかなりの忍耐を要求される。

『国字断毒論附録』

次に『国字断毒論附録』にうつろう。さきにも記したとおり、本書の題箋には「国字断毒論　下」とある。しかし内題は「国字断毒論附録」なので、本書の正式な書名は『国字断毒論附録』が正しい。序文はなく、いきなり本文にはいる。

⑫痘神の弁　一丁オ～五丁オ

ここでは「痘神」（とうそうがみ）についてくわしく述べている。痘瘡という病いが、「とうそうがみ」の仕業によって流行するのではないとはっきり断定している。神の仕業ではないのだから、決して逃れられないことはないという。

痘瘡神をまつる習俗はこのころ全国各地に見られるようになり、伯寿のすむ甲斐国でも甚だしくなってきたという。

痘瘡六日にあたる夜より、親族縁者はもとより、夥く人を招其家の心々に僧、社家、修験者を請じ、赤白の紙を数多きりまぜて神棚を飾、痘瘡重き軽しの差別もなく祭さざめき、親族知音よりおもいおもいに当世の錦絵、干菓子、餅、酒或ひは絹布、衣類など我ましに贈きたるを、痘瘡病の寝処のあたり処せくまで飾かけて、其品の多を其家の面目とす（二丁オ）

このような派手な風俗が国中に蔓延しているので、その費えの多さは計り知れないものがある。このようにしたからといって、痘瘡が決して軽くなるどころか、かえって重くなって、死亡するものさえでる始末である。このように祭りを派手に行うことによって、人の出入りもはげしくなり、かえって「毒気さかんに蔓延、流行の勢かならず速」かになってしまうので、即刻廃止すべき悪習であると排斥している。

⑬痘瘡穢気不浄を好弁　五丁オ～七丁オ

痘瘡を病むものが穢気不浄の気にあたると、一気に変症をおこして悪化してしまうのをみて、痘瘡が穢気不浄を嫌うと思っているようだが、実は痘瘡が穢気不浄を好むからこのような急変をおこすのだ、と説いている。

ここで橋本伯寿は痘瘡の発症理論を説いているので、それに注目してみたい。

元来痘瘡の毒気は人の呼吸につれて口鼻より入て五臓六腑に透、一身の経絡に浸りたり、已に正気を傷んとす、正気は其毒気を外へ追出さんとす、此時正気と毒気と挑戦ゆへに、一身の気血悩乱して忽熱気を発す、……痘瘡のみにかぎらず、万病すべて邪気は正気を亡さんとして、正気は邪気を身中に在せじと挑戦なり、総て正気と邪気と人の身中にて戦をなずけて病といふ、おもふに人の身中は病の戦場なり（五丁ウ）

病を内外の気の感応ととらえるのは、中国医学の古くからの伝統である。これをさかのぼると、『黄帝内経』の時代に達する程の歴史を有していることはさきにのべた。

⑭貴人痘瘡麻疹を避やすき弁　七丁オ～九丁ウ

「伝染の由縁なくてこの病をやむ理は決してなき事なり」というのがこの病いの特徴である。だから感染するのを防ぐのは、さして困難なことではないという。尊い血筋の家柄で世継ぎが感染して、家筋が断絶してしまうのは、嘆かわしいことだという。その例として武田家や蒲生家をあげているが、封建の世という時代故にこのような発言も許されたのだというべきだろう。子どもの命に、身分の上下はないはずである。

⑮痘瘡禦方　九丁ウ～一八丁オ

ここにも本書を執筆した意図があらためてかたられている。

古今の医書を渉猟する事三十年、遂に痘瘡、麻疹、梅瘡、疥瘡の四病は、陰陽沴乱の悪気ある方土の異気にして、外国より伝来し病なるゆへに、避て病ざる理を発明し始て此書を著し、疱瘡、麻疹にて世上の人の非命に死する殃なからん事を希なり（一〇丁ウ）

断毒論』を執筆した翌文化八年に、伯寿のすむ近郷に疱瘡が流行したが、かれのいうことを信じて一六人の小児が疱瘡の罹患をのがれることができた。その疱瘡の防ぐ方法を列記して役にたてたい一心で、この『国字毒論附録』一編を追加して発刊したとのべている。

伯寿は「疱瘡禦方の心得」を一五ヶ条にまとめている。つぎにはそれを読んでみよう。

一、あらためて疱瘡の伝染に、三種の方法があることをのべている。第一は疱瘡病の患者に近づいて、その熱気を鼻にいれたときであり、第二は疱瘡にかかった患者がふれたものにふれると感染する。第三は疱瘡患者がいる家の食物で伝染する。

二、とにかく流行をのがれるよう心がける。田舎でも、都会でも、その流行は三〜四ヶ月で静まるものなのだから、なんとしてでも流行をのがれるようにする。

三、疱瘡は伝染する病いであり、もしこれに感染すると死亡することもあり、アバタ面にもなることがあり、失明することもあるのでその恐ろしさをよくいいきかせる。

四、疱瘡の流行があるときは、親類縁者に全快するまでは贈り物をしないようつたえる。

五、軽い疱瘡に感染すれば軽く経過するということはない。病いの毒気は感染した人によるので、軽い疱瘡だから感染していいということはない。

六、旅行の途次で疱瘡の流行があるときは、その旅籠には宿泊しないようにする。

七、路上で疱瘡に遭遇したときは、その臭いを嗅がないようにする。もし嗅いでしまったら鼻孔を水で洗うのがよい。もし水がないときは、唾で鼻孔をぬらす。

八、痘瘡が流行しているときは、飴や菓子などすべて買い食いを禁ずる。
九、痘瘡の流行時には、祭りや芝居などの人のおおく集まる場所には行かないようにする。
一〇、痘瘡の流行時には古着を買わないようにする。もし購入したときは、一夜水にひたして洗濯してから使用する。
一一、痘瘡の痘痂が落ちてのち、風呂にはいれば伝染することはない。
一二、痘瘡の流行時には、手習いなどの稽古事は遠慮した方がよい。痘瘡に罹患して稽古をやすむよりは、はるかに勝ることである。
一三、痘瘡の流行時には銭湯にはいらない。
一四、主持ちのものは、痘瘡を避けるべきか否かを主人に伺いをたてるべきである。
一五、痘瘡に感染したものがあれば、人里離れた土地に小屋をたてて、それ以前に痘瘡に罹患したものを雇って介護させる。子どもが生まれたら、毎日一銭ずつ蓄えておいてこれをその費用にあてる。
これらの項目をよんでみると、まことに周到な配慮のもとに筆をすすめている様子が、手にとるようにわかる。とくに第一五項にいたっては、将来の発病にそなえて万全の策を講じておくことの大切さを教えている。
さらに麻疹の伝染も痘瘡にかわることはないので、予防法もそれに準じておこなうようにとのべた後、
麻疹は毎度外国より伝来するゆえに、大抵二十年来を隔てて流行すれば、生涯三度、四度の流行をさへ禦ば、仮令麻疹にて死すべき命にても、六七十年の齢をたもつ理なれば、痘瘡よりも禦やすし（一七丁ウ）
として、麻疹の方がむしろ予防が容易であるとしている。
これを要するに、橋本伯寿のつぎの言こそこの書を刊行した真の目的であるといえよう。
痘瘡、麻疹、流行の時のみ意を用れば、一生決して伝染せず免やすき病なり、古より痘瘡、麻疹の全伝染、

毒気に因ことを一言半句も説ものなく、只天行時疫にて胎毒を発すといへる医書の偽、遂に世上の習俗となって人間生涯一度の大厄となれり、医は病人に薬を与るのみにもかぎらず、いまだ病ざるを治すといへる古人の教もあれば、身の鄙陋を回顧ず、世人是より狎《(ママ)》痘の習俗あしきを知て、避痘の風俗とならん事を希のみ（二七〜一八丁オ）

橋本伯寿が精魂こめて執筆した『断毒論』の内容を要約すれば、痘瘡を始めとする四病はすべて感染する病いである、という一語につきる。それまで誰もが指摘しなかった伝染説を主張したのである。それらの病いを防ぐ唯一の方法は、患者の隔離以外の何者でもないことも付言している。

池田瑞仙と橋本伯寿の確執

これまでに見てきたところから、痘科を家学とする池田氏が痘瘡の治療に秀でていたことは明らかであり、予防法としての人痘接種や牛痘接種にたいしては、終始反対の態度をしめしていたことも明らかになった。

一方、予防法としての人痘接種法にたいする橋本伯寿の見解も、池田瑞仙と同じ反対の立場であった。この点に関しては両者の間に意見の対立はなかった。それではこの点以外に両者が対立するような論点が存在していたのだろうか。

もう一度『甲州の痘科及種痘』に立ち返って考察してみたところ、何度よみかえしてもその記述には予防的措置としての人痘接種法以外に相違点があったことを見出せなかった。

辻邦生は、「池田瑞仙の天然痘治療法に対する反撃の火が甲州の医師の中から上がることになるのである(36)」とのべているが、『甲州の痘科及種痘』では、

（橋本伯寿が）法令を以て之を実施せんことを請願せる長篇の文書中に、人工種痘も効少くして却て流行を招

来する誘引の危険多きを縷述し、暗に当時此法を以て得意とし盛名ある池田瑞仙を攻撃せし(37)との記述がある。すなわち池田瑞仙が得意とした人痘接種にたいして、伯寿が攻撃したとよめるのである。しかし事実はこの点について両者に相違点はなく、『甲州の痘科及種痘』の記述は明らかに誤認といわざるをえない。『断毒論』にみるように伯寿は自らの見聞にもとづいて、隔離こそ痘瘡を予防する唯一の処置であるとの信念を披瀝しているに過ぎない。池田学派も人痘種痘を排斥しているのだから、この点に関しては意見の相違はまったく存在しないのである。

ただ一つ気になるのは、「治療が病気治癒に何の効果もあがらなければこれが対立の火種になる」との辻邦生の記述である。「病気治癒」の手段の中に、人痘接種以外のなにかの方法がふくまれていたのだろうか。人痘接種以外にこの両者に対立点があったと主張する松村学佑の根拠はなににもとづくのか。この点に関しては、手持ちの文書では解明する根拠を見出しえない。

しかし伯寿が瑞仙を攻撃したため、池田氏側はその対抗措置として『断毒論』のすべての版木を押収するという挙にでたという。(38)かなり強引な行為というべきだろう。このような手荒な強行手段をとらざるをえないほどの対立点があったとすれば、それは痘瘡の原因についての意見の相違以外には考えられない。さきにも述べたように、痘瘡の原因について橋本伯寿は伝染説をとなえていた。一方、池田瑞仙は、

淫火の毒、飲食の毒、相混りて、人の体中に伏し隠れ、不正の外気に感じて発すること、時をまつという説、穏なり(39)

とのべており、池田霧渓も、

痘は別に一種の毒にして、世の所謂胎毒とは異なり、故に小児生来一の小瘡を発したること無くして痘甚だ重き者あり、又久しく胎毒瘡を発し、其毒尽きて児も亦痘を免るること能はず、是其胎毒と別なることを知

るべし、痘瘡は必ず癘気も亦一種別の気にして所謂傷寒、温疫、感冒等の邪気には非ざるなり[40]とのべているように胎毒説、あるいは胎毒・時疫説をとなえていた。これを要するに、池田学派は連綿として感染説をとったことはないのである。

両者にみられた意見の相違とは、人痘接種に対する見解ではなく、痘瘡の原因についての見解の相違であったといえるではなかろうか。両者の対立はこれ以外には考えられないのである。

おわりに

天然痘の予防手段としての人痘接種法は、他に適切な方法がなかった当時にあっては、かなり広く採用されていた。接種によって死亡することもあり、またこれが感染源となって新たな患者が生まれるいう可能性があるとはいえ、それを上回る自然感染の死亡例がみられるので、いきおいそれに頼らざるをえなかったのである[41]。しかしそれでもこの方法に強力に反対する医家もいた。幕府医学館痘科教授池田瑞仙や池田霧渓、『断毒論』の著者橋本伯寿などはその旗頭であったといえよう。この点においては両者の意見に相違は存在せず、天然痘の原因についての見解の相違が、両者を対立させるにいたったということができよう。

(1)　辻邦生『銀杏散りやまず』は平成元年(一九八九)九月に新潮社から初版が刊行され、平成七年（一九九五）六月に新潮文庫におさめられた。本論では、新潮文庫版を使用した。
(2)　同書、一九六頁より引用。
(3)　同書、一八九～一九〇頁。
(4)　同書、一九一頁。
(5)　鈴木唯美『山梨医家列伝』明治二五年、二九～三〇頁。

（6） Wong, K. Chimin & Wu Lien Teh: *History of Chinese Medicine*. 2nd ed., 1936, National Quarantine Service, p.215-216.
（7） 富士川游『日本疾病史』平凡社、昭和四四年、一四九頁より引用。
（8） 同書、一四九頁。
（9） 古賀十二郎『西洋医術伝来史』形成社、昭和四七年、四一三頁。
（10） 富士川游『日本医学史』形成社、四七七頁より引用。
（11） 緒方春朔『種痘必順弁』寛政七年。
（12） 富士川游『日本疾病史』一五一頁。
（13） 富士川游『日本医学史』四七七頁。
（14） 池田霧渓『種痘弁義』安政五年、七丁オ。
（15） 古賀十二郎、前掲書、四一六頁より引用。
（16） 痘瘡の歴史と人痘接種法については、つぎの書に簡単にまとめてある。深瀬泰旦「天然痘、その流行と終焉」、酒井シヅ編『疫病の時代』大修館書店、一九九九年、九二〜一一八頁。これは本論集（Ⅲ-一）に収録した。
（17） 富士川游『日本疾病史』九三〜一〇〇頁。
（18） 「幕府医学館秘要録」『医談』六八号、明治三四年、五〜六頁。
（19） 池田氏の事跡については以下の諸書にくわしい。
・森鷗外『渋江抽斎』鷗外全集、岩波書店、第一六巻、昭和四八年、その一四〜その二〇。
・池田霧渓「池田君行状」五弓豊太郎編『事実文編』巻四五
・森鷗外『伊沢蘭軒』鷗外全集、第一七巻、昭和四八年、その八七〜その九〇、その二一八〜その二四一、その二三一〜その二三二、その三〇五
・浅田宗伯『皇国名医伝』下巻、二四丁オ〜二五丁ウ。
・竹岡友三『医家人名辞書』南江堂、昭和六年、二五〜二七頁。

(20) 池田霧渓『種痘弁義』安政五年、順天堂大学医学部山崎文庫蔵。
(21) 森潤三郎『多紀氏の事蹟』思文閣出版、昭和六〇年、一四九頁。
(22) 同書、四二頁。
(23) 江戸の出版取締については以下の論文を参考にした。
・森睦彦「徳川幕府の洋学書の翻訳出版規制」、緒方富雄編『蘭学と日本文化』東京大学出版会、一九七一年、一一三～一二二頁。
・森睦彦「幕府諸機関の記録に現れた「和蘭字彙」の出版経過」『蘭学資料研究報告』一七五号、一九六五年、一～八頁。
(24) 朝倉治彦・大和博幸『享保以後江戸出版書目　改訂版』臨川書店、平成五年。
(25) 同書、四二三頁。
(26) 版元の西村源六は江戸・本石町四丁目十軒店の文刻堂であり、享保中期から文化ごろまで盛んな出版活動をおこなっていた書肆である。医学や算学などの学術関係、仏教や神道などの宗教関係、料理や華道などの教養関係など、あらゆる分野の出版を手がけていた。松本平助は江戸橋四日市の慶寿堂である。また「竹蔭医寮蔵」の印は、版心下象鼻にある文字と一致しているので、これは蔵版者印といえよう。
(27) 朝倉治彦・大和博幸、前掲書、解説、七頁。
(28) 中野三敏『書誌学談義　江戸の板本』岩波書店、一九九五年、二四四頁。
(29) 林望『書誌学の回廊』日本経済新聞社、一九九五年、九一頁。
(30) 千鐘房は日本橋南一丁目の書肆須原屋茂兵衛であり、二酉堂は日本橋北室町三丁目の書肆須原屋弥三郎であるが、上里春生はその著『江戸書籍商史』では、二酉堂は嘉永四年に復活した書物問屋で、「古組」に「芝神明町　二酉堂　和泉屋新八」と記載している。この差異については不明である。
・上里春生『江戸書籍商史』名著刊行会、昭和五一年、一三八頁。
(31) 橋本伯寿については『明治前日本医学史』第五巻、一九七八年、四三〇～四三一頁、および土肥慶蔵『世界梅毒史』形成社、昭和四八年、一三九～一四一頁によった。

(32) 橋本伯寿『国字断毒論附録』一〇丁オ。

(33) 橋本伯寿『国字断毒論』七丁ウ。

(34) 中野忠雄(一七六〇～一八〇六)は志筑忠雄、あるいは中野柳圃としてしられた江戸中期のオランダ通詞、蘭学者である。ケプラーやニュートンの天文学に通じて、『暦象新書』で地動説を紹介し、オランダ語の最初の文法書『和蘭詞品考』をあらわした。

(35) 大槻如電『新撰洋学年表』柏林社書店、昭和三八年、一〇二頁。

(36) 辻邦生、前掲書、一八九頁。

(37) 同書、一九〇頁より引用。

(38) 宗田一も『朝日日本歴史人物事典』(朝日新聞社編、一九九四年、一三一一頁)でこの点にふれているが、その根拠についてはしめしていない。

(39) 池田錦橋『国字痘疹戒草』文化三年、富士川游『日本疾病史』一一七頁より引用。

(40) 池田霧渓『治痘要訣』嘉永四年、富士川游『日本疾病史』一一七頁より引用。

(41) 人痘接種の副作用については、さきの「天然痘　その流行と終焉」(16)において考察をくわえた。たとえ接種後に死亡例がみられるとはいえ、天然痘の自然感染による死亡率にくらべれば、その発生率ははるかに低率であることを確認した。

Ⅳ 医史学は閑人のものか

――あとがきにかえて――

新しい学問の誕生

新しい学問がつぎつぎに誕生している。その一つに「生理人類学」がある。生理学という古くからある学問については、その内容についてわれわれはある程度の輪郭をえがくことはできる。人類学という近年盛んになった学問にも、おおよその理解は可能であろう。しかしこの二つの術語を連結した生理人類学となると、相当の解説をくわえてもらわないかぎり、しっくりした理解が得られないのが実状であろう。

暮らしの中での快適さとは何かを、データをもとにして考えていこうというのが生理人類学の基本的な考え方である。衣類の着心地の良さを肌触りや感触といった主観的な判断だけでなく、心電図や脳波を駆使して客観的に分析して判定する。衣服、住居、飲食、生活のあらゆる分野で、このような手法を駆使して実験に基礎をおいた快適さを追求する方法を生理人類学的手法と呼び、この手法をもちいて人間を理解しようとするのが生理人類学である。すでに生理人類学会も組織されている。

このようにある程度の解説をあたえられれば、なるほどとうなずけるが、その内容まで的確に理解することがなかなか困難な学問が増加している。在来から存在する学問の領域の枠をこえ、いくつかの領域を横断的にとらえて人間を研究しようとする学問が台頭してきたのが近年の傾向であり、学問の変容と進歩のテンポが早いのも、現代の特徴であるといっても過言ではあるまい。

新しい革袋を造って、それに新しく造った酒をもろうとする動きとともに、古い酒も新しい革袋に入れて変容させようとするのも、これまた学問の新しい動向である。周辺科学の輝かしい成果を自家薬籠中のものとして、新しい成果を得ようとする動きである。このように学問研究の細分化にともない、新しい学会が年を追うごとに増加して、日本学術会議への登録学会数は一九八五年の七四二から、一九九九年の一、三五六と四五％も増加したという。

古い学問の変貌

一方、古くからある学問も、表記は昔のままであっても、その内容は驚くほどの変貌をみせている領域もある。たとえば解剖学は一六世紀から医学のもっとも基礎的な学問として、今日まで連綿として形態学としての存在を主張してきた学問であるが、現今では顕微鏡や電子顕微鏡などの機器の助けを借りるばかりでなく、機能的な研究方法も加味して新しい展開をみせている。

医史学もその例にもれない。在来の文献学を中心とした学説史や医療史の研究から、実験器具や医療機器などを視野に入れての研究が生まれている。さらにはその当時の人々が自らの身体をどのようにみてきたか、あるいは疾病というものをどのように考えてきたか、といった社会に根ざした身体観や疾病観の変遷を研究する分野も新しい医史学として存在が認められている。

そのような気運にあるにもかかわらず、定年退職した教授が暇にまかせて自らの家に伝来した古文書をひっくり返しているのが医史学だ、といった極端な誤解は別にしても、これに近い理解しかもっていない人に出会うのはさほど稀なことではない。医史学とは果たして、そんな暇人の手慰みなのだろうか。

医史学は決して新しいジャンルの学問ではないのだが、なかなか市民権が得られず、世間に浸透していない。世間様ばかりではない。身内の医学界においてさえ、医史学を正当に理解している医師が果たしてどのくらいいるだろうか、と疑問に思うことがある。

ここで医史学の本質や重要性をくどくど講釈しようとは思わない。自らの国の歴史を正当に理解しない国民が、どのような末路をたどるか、自らが専攻する学問の歴史的経緯を知らずして、その学問の現在のあるべき姿を理解できるだろうか、と言うにとどめておこう。

医史学教育の貧困

欧米の医科大学では、医史学研究所や医史学教室をもたない大学は一流の大学ではないという伝統がある。その一例として、公立新見女子短期大学石田純郎教授がベルリン自由大学の例をあげているが、この大学の医史学教室には、三人の教授、五、六人の常勤研究者、二〇人の大学院生、そして数人の秘書がそろっているという。さすが医史学の伝統を忠実に受けついでいるドイツの大学であるとの感を強くする。

ひるがえってわが国の現状をみると、全国八十の医学教育機関で、医史学教授はわずかに順天堂大学の酒井シヅ教授一人である。医史学の講義がおこなわれていない大学もあり、たとえ講義があっても年間わずか数時間というお粗末な大学も少なくない。以前は年間一五コマほどの講義がおこなわれていた大学もあったが、先年医科大学のカリキュラムが改訂されて、教養学部としていわゆる基礎的な教養科目を学ぶ前期二年と、基礎医学や臨床医学を学ぶ後期四年のいわゆる専門学部の区別が撤廃されてから、以前からみられた教養科目の軽視はさらに拍車がかかり、専門学科の多様性という名目のためにその切りすてが公然とおこなわれるようになった。その煽りを真っ先に受けたのが医史学である。医学概論という曖昧模糊とした名称のカリキュラムのもとに、ホンの一部分の位置しかあたえられていないのが医史学である。

一つの学問にはかならず歴史があり、その学問を対象とする歴史がある。その学問が現代におよんだのは、歴史的に発展した結果であるからである。たとえば文学の領域においては、文学の歴史を専門に研究し、その成果を講義し、それを学ぼうとする学生がいて、文学史という学問の領域が存在する。経済学の分野においても経済学史がある。さらには歴史学の分野においても、歴史学の歴史、すなわち史学史という研究分野が存在するといった具合である。ひとり医学の領域においては、医史学が正当にあつかわれているとはいいがたい。

貧困の原因

なぜ日本では医史学が尊重されないのか。このような現状にたちいたったのは、明治以後のわが国の大学、とくに医学教育の歴史に由来するといえよう。

『解体新書』出版後にわが国の医学をリードしたのは、オランダ人医師であった。長崎出島にあったオランダ商館付医師として来日したフランツ・フォン・シーボルトをはじめ歴代の医師たちは、れっきとした博士号を所持した大学出の医師であったが、幕末になって来日したオランダ人医師たち、ポンペ、ボードインなどは、オランダのウトレヒト陸軍軍医学校出身者が多かった。近代的医学教育の鼻祖といわれているポンペ・ファン・メールデルフォールトは、一八五七年に来日し、長崎ではじめてオランダ式の近代的体系的医学教育をおこなった。この際、かれが採用したカリキュラムは、ウトレヒトの軍医学校でかれ自身が受けた医学教育に準拠していた。ポンペと交替したアントニウス・ボードインは、軍医学校の出身者であるばかりでなく、十五年にもおよぶ軍医学校での教育経験をもっていた。

ボードインはオランダによる日本医学のコントロールをねらい、配下の人材をつぎつぎと呼びよせた。石田教授の研究によると、一八七一年までに来日したオランダ人医師一一名のうち、一〇名がウトレヒト陸軍軍医学校出身の軍医であったという。わが国の医学が、いかに色濃くオランダ医学の影響を受けているかがうかがえる。

ご一新になってもこの事情はさしてかわらない。東京医学校、すなわち今の東京大学医学部が明治初年に受け入れたシステムも、ドイツのプロシャ軍医学校のものであったという。軍医という職掌柄、医学の言わば実用一点張りの色彩をおびた部分のみをとりいれ、医学とは何かを思索し、追究するに必要な医学哲学や医学概論、あるいは医史学といった学問をなおざりにして、切りすててしまったのが軍医学校のカリキュラムである。これを移入したわが国の大学では、必然的にこれらの学問は不問にふされて今日におよんでいる。

戦後間もなくのころに大学を卒業した私達からみると、現在の社会が要求している医学知識の量はあまりに厖大である。それだけの量の知識を見につけなければ、国家試験という難関を突破できないとすれば、入学当初から専門科目の講義や実習をはじめなければならないであろう。医師国家試験に直接関係のない、医学哲学や医史学といった科目を視野に入れたカリキュラムなどは、望むべくもないというのが現状なのである。

医史学への開眼のために

近年、医師にたいする社会の風当たりはつよい。医の倫理の問題が世間をにぎわしている。臓器移植とそれに関連した脳死の問題、多胎児を選択して中絶してしまおうとする多胎児分別中絶の問題など、いわゆる生命倫理に関する医師の対応である。さらには道徳上の問題として、必要のない子宮摘出をおこなったと弾劾された某病院事件や、保険請求に際しての架空や水増しなど、多くの問題がジャーナリズムによってとりあげられている。

ことは医学界ばかりではないようである。医師とならぶ専門職業と言われている弁護士の世界でも、いろいろな事件が明るみに出て、司法試験に職業倫理に関する課目をくわえるべきだといった議論も新聞紙上にお目見えした。

倫理や歴史の試験を課すことによって、直ちに職業倫理が向上するほどことは単純ではないが、このような知識や思考に馴染むことによって、ゆとりのある職業活動を営むことができるといえるのではないかと思う。

さらに医史学の他の問題点を指摘しよう。百歩ゆずって医史学の必要性を認めたものの、医史学という学問の性格からそれを研究する困難さによって、だれでもこの道に入れるというわけではない。医学部出身者でこの学問に目をむけるものが稀である一方、歴史学からのアプローチも及び腰である。二つの分野の知識をかなりの程度身につけるには、相当な努力と忍耐強い修練が必要である。医学部出身者は医学の知識や理解はそれなりにできているだろうが、歴史学の基礎的知識や解析的手法を身につけているものは稀有にひとしい。一方、歴史畑の学者は、歴史学についての知識や手法は十分身についていようが、医学的な知識や医学の思考方法については限られているのが現状である。そのため、医史学の研究は歴史学からのアプローチは稀で、現在のところ医学部出身者がイニシアティブをとっている。

本来、歴史学は学際的知識を要求される学問である。とくに近年にいたっては文献学にスタンスをおきながらも、考古学や木簡学などの埋蔵文化財についての知識なしにはかぎられた成果しか得られないのが実状であろう。医史学ではその上に医学の知識が要求される。

教職者の影響

日本医史学会は総会の回をかさねること百回をこえ、日本の医学関連学会のなかでも古い歴史をもつ学会の一つに数えられている。その歴史をたどると、明治二五年に創立された私立奨進医会に端を発し、昭和三年には現在の日本医史学会と名称を変更し、昭和九年には入澤達吉理事長らの尽力によって日本医学会第一分科会として名誉ある地位をあたえられた。当時の役員の顔ぶれをみると、各大学の基礎や臨床の現職教授が顔をそろえていて、これらの人たちが医史学という学問の重要性を十分理解していたことがよくわかる。しかし、現今の会員構成をみると現職教授の参加はあまりに少なく、その落差の激しさにおどろくばかりである。

現在医史学会の中核にいる東京大学医学部の卒業生から、学生時代の解剖学の講義の合間に歴史的事実を織りまぜて学生に語りかけた小川鼎三教授の影響によって医史学への目がひらかれた、と聞くことが多い。現今のような教えるべき教科が多岐にわたっている状態ではそんな余裕はないよ、という声が聞こえて来そうであるが、要は教育者の医史学という学問についての理解と、それに抱く情熱の度合いによって、学生たちの医史学への認識に差違が生ずることは必然である。

しかし、医史学の重要性を認識しないまま成長した医師が、この学問の本当の意義を理解することはなかなか困難であろう。現今の学級崩壊の一因が、集団生活における協調や忍耐の必要性を認識しなかった母親に起因するのと軌を一にしていると言えようか。この悪循環を断ち切るのは、医史学に理解と情熱をもった教育者の出現に待つところが大きい。

一九九八年、岡山でひらかれた第二回日本医学会特別シンポジウム「医と教育」において、その一環として「世界の医史学教育の現状」のセクションがあった。これに参加した岡山近辺の医学者や医師たちの反応として、医史学の重要性とともに、医史学の学問としての面白さも認識できたというコメントが聞かれた。医史学にたいする潜在的な意欲をかきたてて、それをいかに持続させるか、いまやその方策を真剣に考えるべきときである。

最後に、もう一度「自らが学ぶ学問の歴史を知らずして、その学問の正しい理解は得られない」という言葉をのべて、稿をおわりたいと思う。

三〇年におよぶわたくしの医史学の成果のうち、天然痘や牛痘接種法に関連した論文をまとめたのが本書である。歳月のいたずらに長いわりには、その成果たるやまことに微々たるもので、あらためてこのような形にまとめてみると、その貧弱さ加減にむしろ失望の方が先だってしまう。

これらの論文は、順天堂大学医史学研究室において医史学の最高権威である恩師小川鼎三先生や、小川先生亡きあと研究室の指導教授となられた恩師酒井シヅ先生からいただいたご指導やご助言の賜である。お二人の碩学から直接にご指導をいただいた幸運を、いまさらながら深くかみしめている。そのご指導にたいして心からの感謝をささげるものである。

またおおくの先学や知友の激励や助言がこれらの成果を生みだすにあたっておおきな支えとなった。たとえわたくしの成果が微々たるものであっても、おおくの方がたからいただいた学恩にはあらためてお礼を申上げなければならない。発表の都度、それぞれの論文においてその末尾に謝辞をしるしたが、ここにあらためて心からの感謝の意を表するものである。肩書きはいずれも発表当時のものであって、現在のそれと異なる場合もあることをおことわりしておく。

荒正人先生、池田允彦氏（日本放送協会報道局）、岩崎鐵志先生（静岡県立大学短期大学部）、遠藤正治先生（岐阜県立華陽高等学校）、太田良海先生、緒方富雄先生、金井圓先生（東京大学史料編纂所）、熊井保先生（東京都公文書館）、小林孝雄先生（桐光学園高等学校）、佐脇栄智先生（川崎市総務局文書課）、島峰徹郎先生（東京大学医学部病理学教室）、津田進三先生、手塚悦子氏、戸塚武比古先生、服部伊楚子先生（農業技術研究所病理昆虫部）、三輪修三先生（川崎市産業文化会館）、山田訓康師（総禅寺住職）

本書を構成する諸論文の発表年月は以下のようである。記載内容に齟齬のある場合は、発表の後期の論文をもって正しいものと判断していただきたい。

Ⅰ　問題の所在　書下ろし

Ⅱ　お玉ヶ池種痘所の成立と発展

一、お玉ヶ池種痘所の成立と発展　書下ろし

二、お玉ヶ池種痘所開設をめぐって

本稿は「お玉ヶ池種痘所開設をめぐって」（『日本歴史』三八八号、一九八〇年）と「お玉ヶ池種痘所開設をめぐって　その二――川路聖謨と斎藤源蔵」（『日本医史学雑誌』二六巻四号、一九七七年）の二編にあらたな史料を追加して一篇とした。

三、歩兵屯所医師取締手塚良仙光亨

本稿は「歩兵屯所医師取締手塚良斎と手塚良仙」（『日本医史学雑誌』二五巻三号、一九七九年）と「手塚良仙光亨知見補遺」（『日本医史学雑誌』二七巻一号、一八八一年）を編集して一篇とした。

四、歩兵屯所医師取締手塚良斎政富

本稿は「歩兵屯所医師取締手塚良斎と手塚良仙」（『日本医史学雑誌』二五巻三号、一九七九年）と「歩兵屯所医師取締手塚良斎政富」（『日本医史学雑誌』三一巻四号、一九八五年）を編集して一篇とした。

五、川崎の蘭方医家太田家の事蹟　『文化かわさき』六号、一九八〇年

六、歩兵屯所の医師たち――『医学所御用留』から――『日本医史学雑誌』三一巻三号、一九八五年

七、史料との出会い――歩兵屯所医師取締手塚良仙とその一族――『日本医史学雑誌』三六巻四号、一九九〇年

八、歩兵屯所医師の医療活動――わが国軍医制度の濫觴――『東と西の医療文化』（吉田忠・深瀬泰旦編）思文閣出版、二〇〇一年

九、お玉が池種痘所留守居役池田玄仲　『日本医史学雑誌』三五巻三号、一九八九年

一〇、江戸幕府寄合医師添田玄春の日々の暮し　『川崎市小児科医会会誌』三三巻、二〇〇一年

III　天然痘の流行と牛痘接種法

一、天然痘――その流行と終焉――『疫病の時代』（酒井シヅ編）大修館書店、一九九九年

二、明治初年の種痘の状況　『日本医史学雑誌』二二巻四号、一九七六年
三、幕末・明治初期の感染症対策――ジョージ・B・ニュートンの二大事業――　『横浜と医学の歴史』（三杉和章・杉田暉道編）横浜市立大学一般教育委員会　一九九七年
四、川崎宿種痘館　『川崎市小児科医会会誌』一三号、一九八一年
五、天然痘撲滅の長い旅路　『JMS』八号、一九九四年から一九号、一九九六年まで
六、漱石の痘痕　『日本医史学雑誌』二三巻一号、一九七七年
七、天然痘は人から人へ伝染する病いである――橋本伯寿の『断毒論』をよむ――　『川崎市小児科医会会誌』三二号、二〇〇〇年

Ⅳ　「医史学は閑人のものか」『スキエンティア』創刊号、二〇〇一年

本書の出版にあたっては、思文閣出版の長田岳士氏と後藤美香子さんには一方ならぬお世話になった。収録する論文の選定からはじまり、編集、校正と、なれないわたくしにたえざる激励とおおくの助言をあたえていただいた。心から感謝申しあげる。

二〇〇二年八月一五日

深瀬　泰旦

深瀬泰旦（ふかせ・やすあき）

1929年神奈川県川崎市生まれ。1954年東京慈恵会医科大学卒業。1955年東京慈恵会医科大学小児科学教室に入局、小児科学とくに腎臓病学を専攻。1961年深瀬小児科医院を開業し現在に至る。1978年順天堂大学医学部医史学研究室において医史学を専攻する。東京慈恵会医科大学非常勤講師（医史学）、東邦大学医学部非常勤講師（医史学）などを経て、現在、日本医史学会常任理事、日本小児科学会名誉会員。
著書に、『検査を築いた人びと』（時空出版、共著）、訳書に、シンガー／アンダーウッド『医学の歴史』（朝倉書店、共訳）などがあり、「お玉ケ池種痘所」「歩兵屯所附医師」など、幕末から明治初年にかけての医療史関係の論文多数。

天然痘根絶史《てんねんとうこんぜつし》――近代医学勃興期《きんだいいがくぼっこうき》の人《ひと》びと――

2002年9月28日発行

定価：本体8,500円（税別）

著　者　深　瀬　泰　旦
発行者　田　中　周　二

発行所　株式会社　思文閣出版
京都市左京区田中関田町2-7
電話 075－751－1781（代表）

印刷所　株式会社　同朋舎
製本所　株式会社　新生製本

 ISBN4-7842-1116-0 C3027 ¥8500E

人名索引

う

え

か

き

し

す

せ

な

に

ぬ

ね

み

む

め

も

や

ゆ

よ

ら

り

れ

ろ

わ

事項索引

か

き

く

け

こ

さ

し

す

せ

そ

た

ち

つ